アレルギー性
気管支肺アスペルギルス/真菌症の
診療の手引き

第2版

編集

「アレルギー性気管支肺アスペルギルス/真菌症」研究班

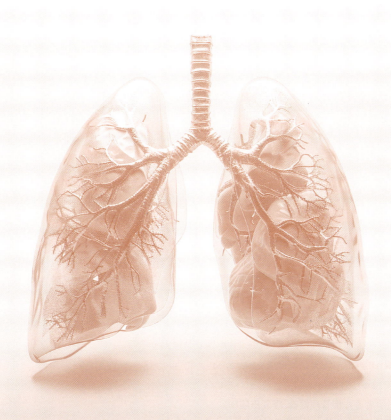

医学書院

アレルギー性気管支肺アスペルギルス/真菌症の診療の手引き

発　行　2019 年 6 月 15 日　第 1 版第 1 刷
　　　　2022 年 3 月 1 日　　第 1 版第 2 刷
　　　　2025 年 3 月 15 日　第 2 版第 1 刷ⓒ

編　集　「アレルギー性気管支肺アスペルギルス/真菌症」
　　　　研究班

発行者　株式会社　医学書院
　　　　代表取締役　金原　俊
　　　　〒113-8719　東京都文京区本郷 1-28-23
　　　　電話　03-3817-5600(社内案内)

印刷・製本　真興社

本書の複製権・翻訳権・上映権・譲渡権・貸与権・公衆送信権(送信可能化権を含む)は株式会社医学書院が保有します.

ISBN978-4-260-05714-1

本書を無断で複製する行為(複写,スキャン,デジタルデータ化など)は,「私的使用のための複製」など著作権法上の限られた例外を除き禁じられています.大学,病院,診療所,企業などにおいて,業務上使用する目的(診療,研究活動を含む)で上記の行為を行うことは,その使用範囲が内部的であっても,私的使用には該当せず,違法です.また私的使用に該当する場合であっても,代行業者等の第三者に依頼して上記の行為を行うことは違法となります.

JCOPY　〈出版者著作権管理機構　委託出版物〉
本書の無断複製は著作権法上での例外を除き禁じられています.複製される場合は,そのつど事前に,出版者著作権管理機構(電話 03-5244-5088,FAX 03-5244-5089,info@jcopy.or.jp)の許諾を得てください.

執筆者一覧 （五十音順）

浅野浩一郎	東海大学呼吸器内科学・教授
石黒　卓	埼玉県立循環器・呼吸器病センター呼吸器内科・副部長
伊藤弘毅	防衛医科大学校内科学講座（感染症・呼吸器）
植木重治	秋田大学大学院総合診療・検査診断学・教授
岡田直樹	東海大学呼吸器内科学・助教
小熊　剛	東海大学呼吸器内科学・教授
亀井克彦	千葉大学真菌医学研究センター・特任教授
木村孔一	北海道大学病院呼吸器内科・講師
桑原和伸	藤田医科大学内科学第2・講師
白石良樹	東海大学臨床薬理学・准教授
鈴木純子	国立病院機構東京病院呼吸器内科・地域医療連携部長
田中　淳	東海大学呼吸器内科学・講師
田村厚久	国立病院機構東京病院呼吸器センター・呼吸器センター長
友松克允	東海大学呼吸器内科学・講師
豊留孝仁	帯広畜産大学獣医学研究部門・准教授
福冨友馬	国立病院機構相模原病院臨床研究センター・臨床研究推進部長
福永興壱	慶應義塾大学医学部呼吸器内科・教授
古橋一樹	浜松医科大学医学部附属病院感染制御センター・センター長
蛇澤　晶	国立病院機構東京病院臨床研究部
松瀬厚人	東邦大学医療センター大橋病院呼吸器内科・教授
宮田　純	慶應義塾大学医学部呼吸器内科・講師
矢口貴志	千葉大学真菌医学研究センター・准教授
柳　宇	工学院大学建築学部・教授
吉川　衛	東邦大学耳鼻咽喉科学・教授
我妻美由紀	独立行政法人国立病院機構災害医療センター臨床検査科・副技師長

第 2 版の序

　アレルギー性気管支肺アスペルギルス症 (allergic bronchopulmonary aspergillosis：ABPA)，アレルギー性気管支肺真菌症 (allergic bronchopulmonary mycosis：ABPM) は，主に成人喘息患者あるいは嚢胞性線維症患者の下気道に腐生した真菌 (糸状菌) が，Ⅰ型アレルギー反応とⅢ型アレルギー反応，好酸球活性化に伴う粘液栓形成を誘発して発症する慢性炎症性気道疾患である．真菌感染症と異なり，菌体は気管支内腔の粘液栓内に限局しており，気道組織への浸潤は認められない．

　Aspergillus fumigatus (アスペルギルス・フミガーツス) および他のアスペルギルス属真菌 (*A. flavus*, *A. niger*, *A. oryzae* など) で発症することが大半を占め，これらアスペルギルス属真菌によって発症した場合は血清学的にも類似した応答を示すことから ABPA と総称することが，2024 年の国際医真菌学会 (International Society for Human and Animal Mycology：ISHAM) の ABPA ワーキンググループにおいて確認された．一方，*Penicillium* (ペニシリウム) 属，*Schizophyllum commune* (スエヒロタケ) などアスペルギルス属以外の糸状菌で発症した場合に ABPM と診断する．

　臨床的には喘息患者が中高年以降で咳嗽，喀痰，血痰などを呈し発症することが多く，気管支の鋳型状をした粘液栓の喀出は特徴的であるが，無症候で血液検査や胸部画像検査での異常を契機に診断されることもある．末梢血好酸球数の増加や高 IgE 血症がみられ，真菌特異的 IgE/IgG 抗体・沈降抗体，真菌に対する即時型/遅延型皮膚反応が陽性となる．画像所見では，移動性の浸潤影，中枢性気管支拡張，中枢気道における気管支内粘液栓，特に傍脊椎筋組織よりも高い CT 値を呈する高吸収粘液栓が特徴的である．経口副腎皮質ステロイド薬 (以下，ステロイド薬)，抗真菌薬による 4 か月程度の治療が標準であるが，約半数の症例で治療中あるいは治療後に再発する．顕在例以外にも重症喘息などと誤診されている潜在例が多く，放置すれば肺の線維化から呼吸不全に至る．

　2013 年度に厚生労働科学研究費補助金難治性疾患等克服研究事業 (免疫アレルギー疾患等予防・治療研究事業) の一環として「アレルギー性気管支肺真菌症の診断・治療指針確立のための調査研究」班が設置された当時は，この疾患に関する知見の多くは，環境や背景疾患が大きく異なる南アジア (インドなど) や欧米でのものであり，わが国での体系的検討は行われていなかった．また，当時汎用されていた診断基準の診断感度が低く，診断・治療の遅れにつながっていた．以上の理由から，2019 年にわが国の実態に即した診療指針として，研究班の構成員を中心に ABPA/ABPM の新しい診断基準や最新の知見をまとめた「アレルギー性気管支肺真菌症の診療の手引き」初版が発刊された．同書で初めて紹介された日本発の診断基準は，その後の検討で感度・特異度の高さが検証されて ABPA/ABPM 診断精度の向上につなが

り，国内外で多くの臨床医・研究者によって使用されている．また，海外で複数のランダム化比較試験が実施され，経口ステロイド薬，抗真菌薬による標準治療の効果と限界についても明確となった．しかし，標準治療の成功率の低さ，再発率の高さなど，まだまだ課題は多い．

　厚生労働省研究班は 2015 年度から日本医療研究開発機構（AMED）の免疫アレルギー疾患等実用化研究事業に移行し，2016〜2018 年度の「アレルギー性気管支肺真菌症の新・診断基準の検証と新規治療開発」研究班，2019〜2021 年度の「真菌関連アレルギー性気道疾患の発症・増悪予防を目指した体内・体外環境の評価と制御」研究班，そして 2022 年度からの「真菌関連アレルギー性気道疾患における真菌生態・宿主応答機序の解明と発症・増悪・重症化予防法の開発」研究班（以下，ABPM 研究班）として継続中である．

　「アレルギー性気管支肺真菌症の診療の手引き」初版を刊行してからの 5 年間で，ABPA/ABPM についてはわが国で 2020 年に実施された第 2 回全国調査などから多くの新しい知見が明らかとなり，さらに ISHAM の ABPA ワーキンググループからも新しいガイドラインが発表され，それまで曖昧であった治療反応性や増悪，寛解なども明確に定義された．改訂第 2 版においては，これらの最新の知見とともに，ABPA/ABPM を理解するために必要な真菌学，免疫学の基本的事項や，典型的・非典型的な実際の症例までを含めたより包括的な内容となっている．本書によってわが国における ABPA/ABPM 診療がさらによいものとなることを祈念する．

2025 年 2 月

浅野浩一郎

初版の序

　アレルギー性気管支肺真菌症 (allergic bronchopulmonary mycosis：ABPM) は，主に成人喘息患者あるいは囊胞性線維症患者の気道に発芽・腐生した真菌 (糸状菌) が気道内で I 型アレルギーと III 型アレルギー反応を誘発して発症する慢性気道疾患である．真菌感染症と異なり菌体は気管支内粘液栓に限局しており，気道組織への浸潤は認められない．*Aspergillus fumigatus* (アスペルギルス・フミガーツス) が原因真菌となることが多く，その場合はアレルギー性気管支肺アスペルギルス症 (allergic bronchopulmonary aspergillosis：ABPA) と呼ばれるが，他のアスペルギルス属真菌 (*A. flavus*, *A. niger*, *A. oryzae* など) や *Penicillium* (ペニシリウム) 属，*Schizophyllum commune* (スエヒロタケ) などの糸状菌でも発症する．臨床的には末梢血好酸球数の増加や高 IgE 血症がみられ，真菌特異的 IgE・IgG・沈降抗体，真菌に対する即時型・遅延型皮膚反応が陽性となる．画像所見では，移動性の浸潤影，中枢性気管支拡張，気管支内粘液栓が特徴的である．治療には経口副腎皮質ステロイド薬が用いられるが，補助的に抗真菌薬も使用される．顕在例以外にも重症喘息などと誤診されている潜在例が多く，再発を繰り返し，放置すれば肺の線維化から呼吸不全に至る．

　しかし，この疾患に対する知見の多くは，気候や衛生状態の違いのために環境真菌相が大きく異なる南アジア (インドなど) や，日本では稀な囊胞性線維症を背景疾患とする ABPM 症例が多い欧米でのものであり，わが国での当疾患に関する体系的検討は行われていなかった．また，診断自体も 1977 年に Rosenberg, Patterson らが提唱した ABPA 診断基準が現在も頻用されているが，現在では皮膚テストの実施率が低いこと，逆にほぼ全例に胸部 CT が施行されていることなど実状に合わない点も多く，診断感度も必ずしも高くない．さらに非アスペルギルス属真菌による ABPM の診断については適切な基準が存在していない．また，アスペルギローマなどの慢性肺アスペルギルス症を合併する ABPM や，慢性下気道感染症合併例などの実態，ステロイド離脱困難例で有効性が期待される抗 IgE 抗体の適切な投与量・期間など，ABPM の診断・治療には未解決の問題が多い．以上の理由から，わが国の実態に則した診療指針の確立が必要とされていた．

　このような状況を踏まえ，平成 25 年度に厚生労働科学研究の難治性疾患等克服研究事業 (免疫アレルギー疾患等予防・治療研究事業) の一環として，「アレルギー性気管支肺真菌症の診断・治療指針確立のための調査研究」班が設置された．平成 26 年度からは日本医療研究開発機構 (AMED) の免疫アレルギー疾患等実用化研究事業に移行し，平成 28 年度からは「アレルギー性気管支肺真菌症の新・診断基準の検証と新規治療開発」研究班 (以下，ABPM 研究班) として平成 31 年 3 月まで活動した．本書は，同事業の成果であるわが国初の ABPM 全国調査の結果などを踏まえ，

ABPM の新しい診断基準や最新の知見をまとめたものである．この手引きにより，わが国における ABPM 診療がよりよいものとなることを祈念する．

本研究班の活動にご協力いただいた全国の協力施設ならびに協力者の皆様，6 年間にわたって多くの有用な助言をいただいた日本医療研究開発機構，ならびに監修いただいた日本アレルギー学会，日本呼吸器学会に深謝する．

2019 年 5 月

浅野浩一郎

略語一覧

ABPA：Allergic bronchopulmonary aspergillosis

ABPA-B：ABPA with bronchiectasis

ABPA-CB：ABPA with central bronchiectasis

ABPA-CB-ORF：ABPA-CB with other radiological findings

ABPA-CPF：ABPA with chronic pleuropulmonary fibrosis

ABPA-S：ABPA-serologic

ABPM：Allergic bronchopulmonary mycosis

AFAD：Allergic fungal airway disease

AFRS：Allergic fungal rhinosinusitis

AMED：Japan Agency for Medical Research and Development

AUC：Area under the curve

CEA：Carcinoembryonic antigen

CFTR：Cystic fibrosis transmembrane conductance regulator

COPD：Chronic obstructive pulmonary disease

ECMO：Extracorporeal membrane oxygenation

ECRHS：European Community Respiratory Health Survey

EETs：Eosinophil extracellular traps

EPO：Eosinophil peroxidase

ETosis：Extracellular trap cell death

FeNO：Fractional exhaled nitric oxide

FEV_1：Forced expiratory volume in 1 second

FVC：Forced vital capacity

GINA：Global Initiative for Asthma

HAM：High attenuation mucus

HVAC：Heating, ventilation and air conditioning

iBALT：inducible Bronchus-associated lymphoid tissues

ICS：Inhaled corticosteroid

ILC2：Group 2 innate lymphoid cell

ISHAM：International Society for Human and Animal Mycology

ISHAM2013：ISHAM-ABPA working group in 2013[1]

ISHAM2024：ISHAM-ABPA working group in 2024[2]

ISHAM-AWG（ISHAM-AG, ISHAM-ABPA）：ISHAM-ABPA working group

ITS：Internal transcribed space

LABA：Long-acting β-agonist

LAMA：Long-acting muscarinic antagonist

MAC：*Mycobacterium avium complex*

MALDI-TOFMS：Matrix-assisted laser desorption ionization-time of flight mass spectrometry

MDD：Multidisciplinary discussion

MVOC：Microbial volatile organic compound

N-ERD：NSAIDs-exacerbated respiratory disease

NETs：Neutrophil extracellular traps

NHANES：National Health and Nutrition Exam Survey

NSAIDs：Nonsteroidal anti-inflammatory drugs

PDA：Potato dextrose agar

PIE：Pulmonary infiltration with eosinophilia

ROS：Reactive oxygen species

SAFS：Severe asthma with fungal sensitization

SDA：Sabouraud dextrose agar

TSLP：Thymic stromal lymphopoietin

VOC：Volatile organic compound

文献

1) Agarwal R, Chakrabarti A, Shah A, et al：Allergic bronchopulmonary aspergillosis：review of literature and proposal of new diagnostic and classification criteria. *Clin Exp Allergy* **43**：850-873, 2013 (PMID：23889240)

2) Agarwal R, Sehgal IS, Muthu V, et al：Revised ISHAM-ABPA working group clinical practice guidelines for diagnosing, classifying and treating allergic bronchopulmonary aspergillosis/mycoses. *Eur Respir J* **63**：2400061, 2024 (PMID：38423624)

目次

第 2 版の序 ………………………………………………………………… v
初版の序 …………………………………………………………………… vii
略語一覧 …………………………………………………………………… ix

第1章　環境・病原真菌と宿主免疫応答 ………………………… 1

1 真菌の生物学 …………………………………………… 矢口貴志・豊留孝仁　2
　A 真菌の分類 ……………………………………………………………… 2
　B 真菌の構造 ……………………………………………………………… 4
　C 真菌のライフサイクル ………………………………………………… 6
　D 真菌の病原因子 ………………………………………………………… 7

2 体内および環境内真菌 ……………………………………………… 9
　A 体内および環境内真菌叢 ………………………………… 浅野浩一郎　9
　B 体内真菌 …………………………………………………………………… 10
　C 環境真菌 …………………………………………………………………… 12
　　1）屋内真菌 …………………………………………………………… 12
　　　a）屋内浮遊真菌濃度構成の機構 ……………………………… 柳　宇　12
　　　b）居住環境中の真菌のサンプリング ………………………… 白石良樹　13
　　　c）屋内真菌の実態 ……………………………………………… 柳　宇　14
　　2）エアコン内真菌の実態 ……………………………………… 柳　宇　14
　　3）屋外真菌 ……………………………………………………… 福冨友馬　16

3 真菌に対する宿主免疫応答 ………………………………………… 19
　A 感染防御免疫応答 …………………… 宮田　純・植木重治・豊留孝仁　19
　B 2 型免疫応答 …………………………………… 宮田　純・植木重治　21
　C 好酸球 …………………………………………………………………… 22

4 真菌に対する IgE 感作と関連病態 ………………………… 福冨友馬　25
　A 日本人一般集団における真菌 IgE ……………………………………… 25
　B 患者集団における真菌 IgE ……………………………………………… 25
　C 真菌 IgE 陽性率の地域差 ……………………………………………… 26
　D 真菌 IgE と種々のアレルギー病態 …………………………………… 27
　E 真菌 IgE と喘息重症化 ………………………………………………… 28

第2章 ABPA/ABPM の病態 ………33

1 基礎疾患 ……………………………… 浅野浩一郎 34

2 真菌の定着 …………………………… 浅野浩一郎 36

3 真菌アレルギー ……………………… 浅野浩一郎 38

4 気管支内の好酸球性粘液栓形成 …… 浅野浩一郎・植木重治 41

第3章 ABPA/ABPM の原因真菌 ………43

1 原因真菌の特性 ……………………… 小熊　剛 44

2 原因真菌種に関するこれまでの報告 …… 小熊　剛 47
  A わが国における ABPA/ABPM の原因真菌 …………………… 49
  B ABPA/ABPM の原因真菌判定における問題点 ……………… 50

3 代表的な原因菌種 ……………… 矢口貴志・豊留孝仁 52
  A *Aspergillus fumigatus*（アスペルギルス・フミガーツス）………… 52
  B その他のアスペルギルス属 ……………………………………… 53
  C *Schizophyllum commune*（スエヒロタケ）……………………… 54

第4章 ABPA/ABPM の疫学 ………57

1 アスペルギルス・フミガーツス感作率 …… 浅野浩一郎 58

2 ABPA 有病率 ………………………… 浅野浩一郎 60

第5章 ABPA/ABPM の診断 ………63

1 ABPA の臨床像 ……………… 小熊　剛・田中　淳・岡田直樹 64
  A 基礎疾患 …………………………………………………………… 64
  B 性別・発症年齢 …………………………………………………… 65
  C 臨床症状 …………………………………………………………… 66
  D ABPA フェノタイプ，臨床コンポーネント …………………… 67

2 ABPM の臨床像 ……………………… 小熊　剛 70
  A 原因真菌 …………………………………………………………… 70

B ABPM の臨床像と診断 ･････････････････････････････････ 71
　　C スエヒロタケ ABPM ････････････････････････････････････ 72

3 血液生化学検査 ････････････････････････････････ 小熊　剛　76
　　A 末梢血好酸球数 ･･･ 76
　　B 血清総 IgE 値 ･･･ 77
　　C その他 ･･･ 78

4 血清診断法 ･･････････････････････････････････ 福冨友馬　80
　　A 特異的 IgE 抗体検査 ････････････････････････････････････ 80
　　B 沈降抗体/特異的 IgG 抗体検査 ･････････････････････････ 84

5 画像所見 ･･････････････････････････ 小熊　剛・石黒　卓　88
　　A ABPA/ABPM にみられる画像所見 ････････････････････････ 88
　　B 鑑別診断 ･･･ 94

6 呼吸機能検査 ････････････････････････････････ 木村孔一　99
　　A スパイロメトリー ･･･････････････････････････････････････ 99
　　B 呼気 NO（FeNO） ･･･････････････････････････････････････ 100

7 真菌培養・同定法 ･････････････････････････････ 亀井克彦　102
　　A ABPA/ABPM における喀痰培養の意義 ･･･････････････････ 102
　　B ABPA/ABPM 疑診例における培養法 ･･････････････････････ 102
　　C 菌種同定の方法 ･･･ 105
　　D VOC によるスエヒロタケのスクリーニング法 ･･･････････ 107
　　E 菌を保存しておきたい場合 ･････････････････････････････ 107

8 気管支鏡検査 ････････････････････････････････ 友松克允　108
　　A ABPA/ABPM の診断基準と気管支鏡 ･･････････････････････ 108
　　B 気管支鏡検査の意義 ･････････････････････････････････････ 109
　　C 気管支鏡検査所見 ･･･････････････････････････････････････ 109

9 病理 ････････････････････ 蛇澤　晶・我妻美由紀・田村厚久　112
　　A ABPA/ABPM における粘液栓の意義 ･･････････････････････ 112
　　B ABPA/ABPM における好酸球性粘液栓の病理像 ･････････ 113
　　C ABPA/ABPM における好酸球性粘液栓の細胞診所見 ･････ 115
　　D 鑑別 ･･･ 116

10 従来の ABPA/ABPM 診断基準 ･････････････････ 石黒　卓　118
　　A 従来の診断基準 ･･･ 118
　　B 従来の ABPA/ABPM 診断基準の問題点 ･･･････････････････ 128

11 新しい ABPA/ABPM 診断基準 ································· 浅野浩一郎 131

   A ISHAM2013 診断基準改訂版 ··· 131

   B ISHAM2024 診断基準 ··· 132

   C わが国の ABPA/ABPM 臨床診断基準 ··· 134

   D わが国の ABPA/ABPM 臨床診断基準各項目の解説 ······················ 134

   E わが国の ABPA/ABPM 臨床診断基準の検証 ······························· 138

第6章 ABPA/ABPM の類縁疾患・合併症 ······························· 141

1 真菌感作喘息 ·· 松瀬厚人 142

   A 喘息における真菌感作の疫学 ··· 142

   B 真菌感作と喘息の難治化 ·· 142

   C 真菌感作重症喘息 ·· 143

   D 真菌感作喘息の治療 ··· 143

2 慢性肺アスペルギルス症 ··· 松瀬厚人 145

   A 慢性肺アスペルギルス症の分類と診断 ··· 145

   B ABPA と慢性肺アスペルギルス症合併の病態生理 ························· 146

   C ABPA と慢性肺アスペルギルス症合併の実際 ······························· 147

   D 第 1 回全国調査（2013 年）における ABPM と
      慢性肺アスペルギルス症の合併症例 ··· 147

   E ABPA と慢性肺アスペルギルス症合併の治療 ······························· 148

3 アレルギー性真菌性鼻副鼻腔炎 ··································· 吉川　衛 149

   A 疾患の概要 ··· 149

   B AFRS の診断 ··· 149

   C AFRS の治療 ··· 151

   D 今後の課題 ··· 152

4 慢性下気道感染症 ·· 古橋一樹 153

   A ABPA/ABPM と緑膿菌 ··· 153

   B ABPA/ABPM と非結核性抗酸菌 ··· 154

5 気管支拡張症 ·· 鈴木純子 157

   A 気管支拡張症の原因疾患 ·· 157

   B 気管支拡張症とアスペルギルス関連疾患 ······································ 158

第7章 ABPA/ABPM の予後 ··········· 161

1 臨床病期 ·········· 小熊　剛・田中　淳　162
A 臨床病期 ·········· 162
B 放射線画像学的な分類 ·········· 163

2 臨床的寛解 ·········· 小熊　剛・田中　淳　166
A 臨床的寛解の定義 ·········· 166
B 臨床寛解失敗リスク ·········· 167

3 増悪・長期予後 ·········· 小熊　剛・田中　淳　169
A 増悪の定義 ·········· 169
B 増悪の頻度とその要因 ·········· 170
C 長期予後 ·········· 171

第8章 ABPA/ABPM の治療 ··········· 173

1 治療総論 ·········· 浅野浩一郎　174

2 経口副腎皮質ステロイド薬 ·········· 福永興壱　177

3 抗真菌薬 ·········· 松瀬厚人　180
A ABPA に対する抗真菌薬の位置づけ ·········· 180
B ABPA に対する抗真菌薬の投与期間 ·········· 183
C ABPA に対する抗真菌薬投与の副作用 ·········· 183
D ABPM に対する抗真菌薬の位置づけ ·········· 185

4 抗体医薬 ·········· 友松克允　187
A ABPA/ABPM の標準治療と分子標的治療薬の意義 ·········· 187
B 投与に至る背景 ·········· 187
C ABPA/ABPM に対する抗体医薬治療の現状と今後の展望 ·········· 188

5 マクロライド系抗菌薬 ·········· 松瀬厚人　192
A 慢性下気道感染症を伴う ABPA/ABPM に対するマクロライド系抗菌薬 ·· 192
B ABPA/ABPM に対するマクロライド系抗菌薬の可能性 ·········· 192

第9章 環境整備 195

1 居住環境 196
- **A** 居住環境の真菌による健康への影響について ..... 柳　宇　196
- **B** 居住環境の真菌量を低減させるアプローチ ..... 柳　宇・白石良樹　196

2 空調機器 ..... 白石良樹　201
- **A** 居住空間における空調機器の役割 201
- **B** 室内真菌汚染について 202
- **C** 空調機器の清掃方法 202
- **D** エアコン清掃の効果 203
- **E** ABPA/ABPM 患者居宅におけるエアコン保守管理に関する推奨 204

第10章 症例 207

1 典型的な ABPA（急性期） ..... 松瀬厚人　208
2 典型的な ABPA（進行期） ..... 桑原和伸　212
3 スエヒロタケによる喘息非合併 ABPM ..... 伊藤弘毅・石黒　卓　216
4 経過中に原因真菌が変化した ABPM ..... 鈴木純子　220
5 糸状菌特異的 IgE 陰性で原因真菌不明な ABPM ..... 浅野浩一郎　224
6 ABPA の気管支拡張病変に慢性肺アスペルギルス症を合併した 1 例 ..... 鈴木純子　227
7 経口ステロイド薬投与中に ABPA を発症し，抗真菌薬で治療を行った慢性肺アスペルギルス症例 ..... 古橋一樹　231
8 肺非結核性抗酸菌症で治療中に ABPA を発症し，抗 IL-4 受容体抗体で粘液栓が消失した症例 ..... 宮田　純　235
9 粘液栓による呼吸不全が急速に進行し，ECMO で救命しえたスエヒロタケ ABPM ..... 植木重治　238
10 環境因子曝露によって増悪した ABPA/ABPM ..... 小熊　剛　241
11 粘液栓除去により自然軽快した ABPA ..... 松瀬厚人　245
12 抗体医薬（抗 IL-4 受容体 α 鎖抗体）で治療した ABPA ..... 松瀬厚人　248
13 抗体医薬（抗 IL-5 受容体 α 鎖抗体）で治療した ABPA ..... 友松克允　251

索引 254

第 1 章

環境・病原真菌と宿主免疫応答

第1章 環境・病原真菌と宿主免疫応答

1 真菌の生物学

ポイント

▶真菌は有性胞子などの表現形質や，複数の部分塩基配列を基にした分子系統解析により分類され，主要な病原真菌は子嚢菌門，担子菌門，ケカビ門に属する．

▶真菌は真核生物であり，細胞壁や核膜で包まれた核などのさまざまな機能をもつ細胞小器官を有する．

▶真菌には，核融合，減数分裂を伴う有性型の生殖サイクルと無性胞子形成のような細胞の分化による無性型の生殖サイクルがある．

▶真菌の病原因子としては，蛋白質性病原因子や二次代謝産物のような低分子化合物の病原因子などが挙げられる．

A ≫ 真菌の分類

　　真菌〔fungus（複数 fungi）〕は，一般にいうカビ，酵母，キノコの総称である．真菌の細胞は，細菌と異なり核膜に包まれた核を有する真核細胞で，動物，植物と同様である．以前は，光合成をしない下等な植物と考えられていたが，最近の研究から分子系統的には植物より動物に近い生物と理解されている．真菌は，現在の分類体系では，動物とともにオピストコンタ〔Opisthokonta（後方鞭毛生物）〕に属する．オピストコンタの共通形質は，動物の精子やツボカビの胞子のように，後ろ側に鞭毛をもった細胞であり，これが語源になっている．しかしながら，真菌が動物からも遠縁であることには違いなく，分類学的に菌界と称される独立した系統を形成している．

　　かつて真菌は有性胞子の形成様式により，4つの門（phylum），①ツボカビ門，②接合菌門，③子嚢菌門，④担子菌門に分類され，有性胞子の不明な菌群は分類学上，有性世代を欠く不完全なものと位置付け，不完全菌類としてまとめられていた．ツボカビ門は鞭毛をもつ遊走細胞を形成し，接合菌門，子嚢菌門，担子菌門はそれぞれ接合胞子，子嚢胞子，担子胞子を形成する（図1）．

　　現在では複数の遺伝子の部分塩基配列を用いた分子系統解析の結果を基に，子嚢菌門（Ascomycota），担子菌門（Basidiomycota），ケカビ門（Mucoromycota），トリモチカビ門（Zoopagomycota），ツボカビ門（Chytridiomycota），コウマクノウキン（厚膜嚢菌）門（Blastocladiomycota），微胞子虫門（Microsporidiomycota），クリプト菌門（Cryptomycota）に分類されている（図2）[1]．

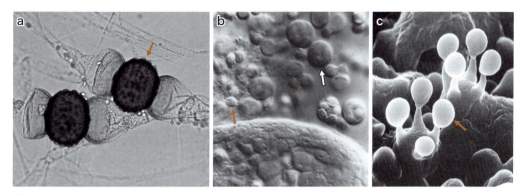

図1　有性胞子
a：接合胞子〔*Gongronella butleri*, ➡〕
b：子嚢胞子〔*Aspergillus fischeri*（旧名：*Neosartorya glabra*）, ➡がむき出しの子嚢胞子，⇨の球形の子嚢に包まれている〕
c：担子胞子〔*Lentinula edodes*（シイタケ）, ➡〕

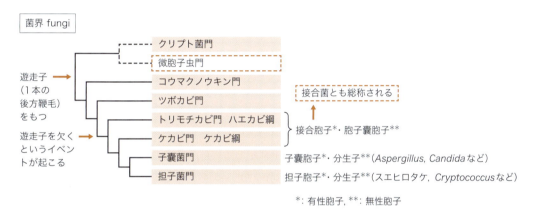

図2　Spataforaら（2017年）の分類に基づく菌界の分類

　真菌の分類に用いられる表現形質には，コロニーの形状や色調，菌糸体や胞子の形状などがある．ところが有性生殖と無性生殖の両方の生活環をもつ菌種は各々の表現形質が大きく異なっているため，有性型（teleomorph）と無性型（anamorph），各々に対して命名していた．生活環に有性型と無性型をもつ真菌の場合，かつては国際植物命名規約（現在の国際藻類・菌類・植物命名規約）に従い，有性型の学名が優先されていた．

　しかし，分子系統的な研究の進展で，不完全菌門という概念がなくなり，1つの菌種に1つの菌名を与える One Fungus ＝ One Name が提唱され，有性型，無性型にかかわらず先に正式に認められた名称を使用することとなった（優先権）．この One Fungus ＝ One Name による統合を示す好例として *Aspergillus* spp.（アスペルギルス属）を取り上げる．アスペルギルスは現在，6亜属（subgenus），27節（section）に分類され，有性胞子を形成する *Eurotium*（ユーロチウム），*Emericella*（エメリセラ），*Neosartorya*（ネオサルトリア）などが有性型の属名として知られている[2]．これまでの分子系統学的な検討から，関連する有性型を

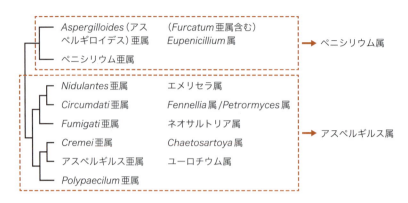

図3 アスペルギルス，*Penicillium*（ペニシリウム）の統合名

含めてアスペルギルスは単系統にまとめられ，統合名としてアスペルギルスが使用されることとなった（図3）．

B ≫ 真菌の構造

　真菌は細菌と比較して，細胞が大きく，細胞構造もはるかに複雑である．細胞は前述の通り，核膜に包まれた核を有する真核細胞であり，細胞外には明確な細胞壁を有する．菌種によって，単細胞あるいは多細胞の形態をとる．*Cryptococcus*（クリプトコックス）や *Candida*（カンジダ）は主に単細胞の形態をとり，アスペルギルスやスエヒロタケ，接合菌門に属する菌の多くが多細胞からなる菌糸の形態をとる．

▶ 1）酵母（yeast）

　酵母は，体細胞が単細胞により構成される真菌の総称である．球形，楕円形，卵円形，長円形，円筒形など比較的単純な形状で，大きさは通常，直径 3〜5 μm である．増殖は細胞（母細胞）の一部が突出し独立した細胞（娘細胞）となる出芽（budding）と，細胞分裂（cell dividing）がある．*Candida albicans* などの菌種では，培養条件により出芽した細胞が連結したまま伸長し，菌糸様の構造（仮性菌糸，pseudohypha）となることがある．

▶ 2）糸状菌（filamentous fungus）

　糸状菌は菌糸と胞子により増殖する．菌糸の幅は通常 1〜10 μm で，菌種によりほぼ一定の幅をもって伸びる．菌種により，菌糸中に隔壁をもつものと無隔壁の菌糸のものとがある．前者の場合，各隔壁の中心部には小孔があり，これを介して隣接する細胞間で原形質内物質の流動が行われる．後者は，隔壁で区切られないために菌糸の全細胞を通じて原形質流動がみられ，多核の状態となる．無隔壁菌糸をもつ例として接合菌が挙げられ，原始的な菌糸形成メカニズムと考え

られている.

　菌糸は先端部から，枝分かれしながら伸長し，網状，樹皮状ないしは束状の集合体（菌糸体）を形成する．菌糸体は機能面から栄養菌糸（vegetative hyphae）と生殖菌糸（reproductive hyphae）に分けられ，前者は培地または寄生組織上やその内部に発育して栄養分を吸収する．後者は気中菌糸（aerial hyphae）（または気菌糸）とも呼ばれ，空気中に発育し，胞子を産生する．

▶ 3) 微細構造

　真菌は真核生物であり，核をもち，さまざまな機能をもつ細胞小器官を有する．

　細胞壁（cell wall）：細胞を物理的に保護し，また細胞の形を決定している．βグルカン（β-1,3 結合の骨格にβ-1,6 分枝を有する型が一般的である），マンナン，ガラクトマンナン，キチン（N-アセチルグルコサミンのβ-1,4 グリコシド結合によるホモポリマー）などの多糖体からなり，その外側に糖蛋白質が結合している．細胞壁を構成する多糖体は菌種によって異なり，酵母ではD-マンノースのホモポリマーであるマンナン，アスペルギルスではD-ガラクトースとD-マンノースのヘテロポリマーであるガラクトマンナンである．βグルカンやマンナン，ガラクトマンナンなどの細胞壁構成成分はヒトには存在しないため，これらを血液中から検出することにより真菌症の診断に応用することが可能である．

　細胞膜（cell membrane）：細胞内への物質輸送，細胞内物質の排出，浸透圧の調節などの機能をもつ．細胞膜のステロールとして，ヒトのコレステロールとは異なるエルゴステロール（ergosterol）を多量に含む点が真菌細胞膜の特徴である．エルゴステロール生合成経路を標的とした抗真菌薬の開発が行われ，代表的な抗真菌薬としてアゾール系抗真菌薬が挙げられる．

　細胞小器官：細胞内部には核膜（nuclear membrane）によって細胞質から仕切られた核（nuclear）がある．核の内部には，核小体（nucleolus）および染色体（chromosome）〔DNA と塩基蛋白質（ヒストン）の複合体〕が存在する．細胞質内にはミトコンドリア（mitochondria），小胞体（endothelial reticulum），液胞（vacuole），ゴルジ体（Golgi body）などが認められる．ミトコンドリアは酸素を消費しながら ATP を合成するエネルギー生産工場の役割を果たしている．小胞体には，その表面に蛋白質を合成するリボソーム（ribosome）が付着している粗面小胞体およびリボソームが付着していない滑面小胞体がある．リボソームは蛋白質合成に中心的な役割を果たす．小胞体ではリボソームで合成された蛋白質のプロセシングやゴルジ体などへの小胞輸送などを行っている．ゴルジ体でも蛋白質のプロセシングが行われ，その蛋白質は小胞輸送によって働く場へと適切に振り分けられていく．

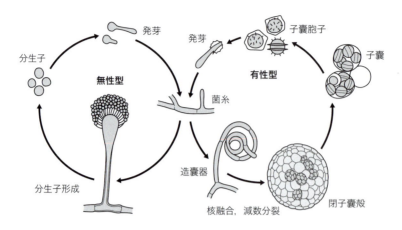

図4　アスペルギルス属の生活環
左側が無性生殖の生活環，右側が有性生殖の生活環を示している．
〔宇田川俊一．食品のカビ検索図鑑．幸書房．p3, 2023, 宇多川俊一（編）．食品のカビ汚染と危害．幸書房．p177, 2004 より〕

C ≫ 真菌のライフサイクル

　　真菌の胞子には，2種類の増殖細胞の融合，それに続く核融合，減数分裂を経て産生される有性胞子と，菌糸細胞の分化により産生される無性胞子とがある．両胞子ともに，菌種によってさまざまな形成様式や形態をとり，その形態は真菌分類の基準になっている．有性生殖能をもつ真菌では，菌株，菌糸，または細胞レベルでの交配 (mating) が成立する．性的に異なる菌株間での交配は雌雄異体性 (heterothallic) な有性生殖と呼ばれ，対応する交配型 (mating type) は「＋株と－株」，あるいは「A株とa株」などと表現される．一方，同一株の別々の菌糸細胞間で交配することがあり，雌雄同体性 (homothallic) な有性生殖と呼ばれ，この場合には交配型は存在しない．

　　ABPAの原因真菌であるアスペルギルス属菌は子嚢菌門に属する．その有性型のサイクルは無性型の菌糸から配偶子嚢同士が接合することで開始され，続いて造嚢糸が形成される．これとは別に子嚢果 (ascocarp) と呼ばれる殻が形成され，その中で造嚢糸は子嚢 (ascus) と呼ばれる袋状構造を形成し，さらにその中で核融合 (2核)，減数分裂して，単核の子嚢胞子 (ascospore) が8個形成される (図4)．菌種によって雌雄同体性もしくは雌雄異体性を示す．無性型は菌糸より発達した分生子柄 (conidiophore) の先端にフィアライド (phialide) と呼ばれる分生子形成細胞から分生子 (conidium)（無性の胞子）を生じる．

　　一方で，ABPMの主要な原因真菌である *Schizophyllum commune*（スエヒロタケ）は担子菌門に属する．担子菌門には私達がいわゆる「キノコ」と呼ぶ子実体 (fruiting body/fruit body) を形成する真菌が多く含まれ，スエヒロタケも野外で枯木などに子実体を形成している様子がよくみられる．担子菌門の真菌 (図5) は相対する交配型の一次菌糸体 (n) が融合し，菌糸内でそれぞれの核を維持

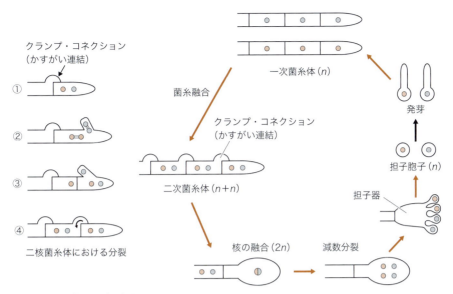

図5　担子菌類の生活環
二核菌糸体 ($n+n$) の核が融合し複相 ($2n$) の核が形成され，融合してできた $2n$ の核が減数分裂を行い，単相 (n) の核が4つ生じる．

した菌糸となる（図5①）．それぞれの交配型の核は分裂により2つずつ（合計4つ）となり（図5②），その後，隔壁によって，片方の交配型の核を1つ持った根元側の細胞と3つの核を持つ先端側の細胞となる（図5③）．根元側の細胞には後方の細胞に由来する核1つが，先端側の細胞には根元側の細胞由来の核1つと先端側の核に由来する2核の計3核が入る（図5③）．その後，2つの細胞が図5③から図5④に示したように融合することで最終的にそれぞれの交配型の核を持つ細胞が2つとなる（図5④）．この分裂・融合の跡として残っているのがクランプ・コネクション（clump connection；かすがい連結）と呼ばれる構造である．この菌糸から核の融合により複相 $2n$ の状態となる．スエヒロタケなどの担子菌では子実体が形成され，この子実体に担子器（basidium）と呼ばれる胞子形成器官が生じ，そこで減数分裂により単相 n の担子胞子（basidiospore）が生じる．

D ≫ 真菌の病原因子

病原因子の定義は難しいところがあるが，ここでは，「真菌において生存には必須ではないが感染においては重要な役割を果たしている因子」を病原因子とする．真菌の病原因子としては蛋白質性病原因子や二次代謝産物のような低分子化合物の病原因子などが挙げられる[3]．

Aspergillus fumigatus（アスペルギルス・フミガーツス）では，蛋白質性病原因子としてエラスターゼや蛋白質分解酵素が組織侵入や必要な栄養の獲得を担って宿主体内での定着維持や感染進展に寄与していると考えられている．またカタ

ラーゼは宿主が産生する過酸化水素を除去することで感染に重要な役割を果たしていると考えられている．そのほかにスーパーオキシドジスムターゼや胞子表層に存在するロドレット（rodlet）蛋白質も活性酸素種（reactive oxygen species：ROS）除去によって感染に寄与している可能性があり，さらなる研究が進められている．また，アスペルギルス・フミガーツスは多様な二次代謝産物を産生し，そのうちのいくつかは感染に重要な役割を果たしていることが示唆されている．グリオトキシン（gliotoxin）はアスペルギルス・フミガーツスより菌体外に放出される二次代謝産物の１つである．グリオトキシンは呼吸器系粘膜上皮細胞の線毛運動を抑えることやマクロファージ，肺胞上皮細胞などに細胞死を誘導する．マウスを用いた感染実験からもグリオトキシンの感染への寄与が示されている．

　スエヒロタケは，わが国においてはアスペルギルス・フミガーツスに次いで多いABPA/ABPMの原因真菌であり，海外では深在性感染例の報告もある．しかしながら，スエヒロタケでは，原因真菌としての解析自体が進んでおらず，病原因子についてもほとんどわかっていない．アレルゲン蛋白質や二次代謝産物などの報告も限られている．近年，スエヒロタケが産生する微生物由来揮発性有機化合物（MVOC）として硫化水素やポリスルフィド類が同定されている[4]．含硫化合物もヒト体内で生理活性ガスとして働くことが知られており，スエヒロタケが産生する硫化水素やポリスルフィド類が感染において何らかの役割を果たしている可能性も指摘されており，今後の研究展開が待たれる．

　このような分子が病原因子として知られているものの，アスペルギルス・フミガーツスやスエヒロタケを含めて真菌の病原因子についての知見はいまだ十分とはいえず，今後のさらなる研究の進展が待たれている．

文献

1) Spatafora JW, Aime MC, Grigoriev IV, et al：The fungal tree of life：from molecular systematics to genome-scale phylogenies. *Microbiol Spectr* **5**：FUNK-0053-2016, 2017（PMID：28917057）
2) Houbraken J, Kocsubé S, Visagie CM, et al：Classification of *Aspergillus*, *Penicillium*, *Talaromyces* and related genera（Eurotiales）：An overview of families, genera, subgenera, sections, series and species. *Stud Mycol* **95**：5-169, 2020（PMID：32855739）
3) Dagenais TRT, Keller NP：Pathogenesis of Aspergillus fumigatus in invasive Aspergillosis. *Clin Microbiol Rev* **22**：447-465, 2009（PMID：19597008）
4) Toyotome T, Takino M, Takaya M, et al：Identification of volatile sulfur compounds produced by *Schizophyllum commune*. *J Fungi*（Basel）**7**：465, 2021（PMID：34201392）

［矢口貴志・豊留孝仁］

第1章 環境・病原真菌と宿主免疫応答

2 体内および環境内真菌

ポイント

▶ 体内および環境内真菌の検出法には，培養法と真菌叢解析がある．前者は生菌のみを検出し，至適培養条件の違いで検出できない真菌も多い．後者はより網羅的な検出が可能であるが，技術的な課題も残っている．

▶ 喀痰を用いた下気道内真菌叢解析の結果を解釈する場合には，口腔などからの真菌の混入があることに注意が必要である．

▶ 屋外環境においてはアルテルナリア属・クラドスポリウム属真菌が優位である．屋内環境にはそれに加えてアスペルギルス属・ペニシリウム属真菌などが存在し，特にエアコン内から種々の真菌が検出される．

A ≫ 体内および環境内真菌叢

▶ 1) 真菌の検出・解析方法—真菌培養と真菌叢解析

　屋外および屋内環境には多種の真菌が存在し，空気中にもそれらの菌体成分（胞子/分生子，菌糸およびその断片）が浮遊しているため，ヒトは毎日数百〜数万個の真菌粒子を吸入している．さらに一部の真菌は他のアレルゲンと大きく異なり，生体内に定着（腐生）しうる．このような環境内および生体内に定着している真菌を解析する方法としては，培養法と次世代シークエンサーを用いて真菌DNAを解析する真菌叢（mycobiome）解析がある．培養法を用いる場合，真菌の生育に適した条件（温度，湿度，栄養条件）を整える必要がある．しかし，真菌によって至適培養条件は大きく異なるため，環境内・体内真菌を網羅的に解析することが困難である．例えば，環境内の真菌は室温で良く発育するので25℃での培養が必要であるが，生体内に腐生する真菌の検出には35〜37℃で培養する（➡ 104頁）．また，死菌の菌糸断片も吸入アレルゲンとして作用しうるが，培養法では検出することができない．

　このような培養法での問題点に加え，次世代シークエンシング技術の進歩により，近年では真菌叢解析が精力的に行われている．微生物叢DNAを網羅的に解析する場合，標的微生物群に特有の遺伝子群をPCR法で増幅して解析する方法と全遺伝子を解析する方法（メタゲノム解析）がある．腸内細菌叢解析では，便中の遺伝子の多くが細菌由来であるためメタゲノム解析が主流となりつつある．

表1　真菌叢解析における問題点

DNA解析手法の未標準化
・真菌DNA抽出法
・均一なPCR増幅法

真菌同定手法における問題
・ITS領域の解析では真菌種の同定困難
・真菌の名称の不統一
・データベースの整備が不十分

一方で真菌叢解析ではデータベースがまだ十分に整備されておらず，また気道由来の試料ではDNAの多くが非真菌（ヒト，細菌）由来であるため，18SリボソームRNA遺伝子と5.8SリボソームRNA遺伝子の間にあるinternal transcribed space (ITS)-1領域，5.8SリボソームRNA遺伝子と26SリボソームRNA遺伝子の間にあるITS-2領域，26SリボソームRNA遺伝子内の可変領域D1/D2領域をPCR増幅して解析されることが多い．

真菌叢解析は，前述のように通常の培養条件では生育しない真菌や比率の少ない真菌も含めて検出できるというメリットがあるが，細菌叢解析と比較していくつかの手法上の問題が未解決である（**表1**）[1]．

B 体内真菌

▶ 1) ABPA/ABPM患者の気道内真菌叢

下気道内の真菌叢解析を行ううえで上気道などからの混入が問題となり，喀痰を用いて行われた研究の解釈においては特に注意が必要である．ただし喀痰と気管支肺胞洗浄液，気道ブラシ試料で大きな違いはないとする報告もある[2]．

ABPA患者の気道内真菌叢について検討された研究は現時点で2つのみである．英国マンチェスター大学のグループはABPA患者16名を含む喘息患者，健常人を含む58名に対して気管支肺胞洗浄を行い，ITS領域を用いた真菌叢解析を行った[3]．ABPA患者のみでなく，多くの喘息患者ではアスペルギルス属真菌（以下アスペルギルス属）が大半を占めたが，健常人の約半数では担子菌（いわゆるキノコ類）が優位であったとしている．

一方，英国インペリアル大学等のグループは，ABPA患者31名〔うち19名は嚢胞性線維症（cystic fibrosis）合併〕を含む176名の気管支拡張症患者の喀痰試料のITS-2領域を解析した[4]．この解析では*Candida*属真菌（以下カンジダ属）が優位な症例が多かったが，これは喀痰を用いているために上気道の真菌叢が混入した可能性が否定できない．一方，アスペルギルス属が優位であった症例も少数であったが認められた．

▶ 2) 喘息患者の気道内真菌叢

米国アルバート・アインシュタイン大学のグループは，小児重症喘息患者と非喘息小児の気管支肺胞洗浄液を用いて真菌叢解析を行った．この検討ではカンジダ属が最も優位であったが，喘息患者と非喘息患者との間でいくつかの真菌属〔喘息で多い真菌（*Rhodosporidium*, *Pneumocystis*, *Leucosporidium*, *Rhodotorula*），喘息で少ない真菌（*Davidiella*, *Cryptococcus*, *Sterigmatomyces*）〕の頻度に違いを報告している．アスペルギルス属は重症喘息患者で多い傾向にあったが，統計学的には有意ではなかった[5]．一方，前掲の英国マンチェスター大学の検討では真菌感作の有無にかかわらず，アスペルギルス属が優位とされている[3]．英国レスター大学での気管支鏡由来試料の検討ではアスペルギルス属，カンジダ属が優位であったが，喘息と非喘息で差があったのは *Cladosporium sphaerospermum*（クラドスポリウム・スフェロスパーマム），*Hyphodontia radula*, *Cryptococcus pseudolongus* であった[2]．アスペルギルス属の検出頻度はアスペルギルス・フミガーツス IgG 抗体陽性率と関連したが，同 IgE 抗体陽性率との相関はなかったとしている．

▶ 3) 腸管内真菌叢と喘息

腸管内の真菌叢が喘息患者と非喘息患者で異なり，さらに喘息患者でも吸入ステロイド薬の使用の有無によっても異なるとの報告がある[6]．このような腸管内真菌叢の違いが喘息に影響する可能性があり，生後 3 か月での便中真菌（カンジダ類縁種を含む）と 5 歳時点での喘鳴，あるいは腸管内カンジダと喘息の増悪頻度が関連するとの報告もある[7,8]．マウスモデルでの検討では，*Candida albicans*（カンジダ・アルビカンス）の腸管内定着が Th17 免疫応答や自然リンパ球（ILC）を介して喘息の病態に影響するとされる[6,8]．

文献

1) Whiteside SA, McGinniss JE, Collman RG：The lung microbiome：progress and promise. *J Clin Invest* **131**：e150473, 2021（PMID：34338230）
2) Rick EM, Woolnough KF, Seear PJ, et al：The airway fungal microbiome in asthma. *Clin Exp Allergy* **50**：1325-1341, 2020（PMID：32808353）
3) Fraczek MG, Chishimba L, Niven RM, et al：Corticosteroid treatment is associated with increased filamentous fungal burden in allergic fungal disease. *J Allergy Clin Immunol* **142**：407-414, 2018（PMID：29122659）
4) Cuthbertson L, Felton I, James P, et al：The fungal airway microbiome in cystic fibrosis and non-cystic fibrosis bronchiectasis. *J Cyst Fibros* **20**：295-302, 2021（PMID：32540174）
5) Goldman DL, Chen Z, Shankar V, et al：Lower airway microbiota and mycobiota in children with severe asthma. *J Allergy Clin Immunol* **141**：808-811 e7, 2018（PMID：29031597）
6) Huang C, Tang W, Dai R, et al：Disentangling the potential roles of the human gut mycobiome and metabolites in asthma. *Clin Transl Med* **12**：e1012, 2022（PMID：36030505）
7) Arrieta MC, Arévalo A, Stiemsma L, et al：Associations between infant fungal and bacterial dysbiosis and childhood atopic wheeze in a nonindustrialized setting. *J Allergy Clin Immunol* **142**：424-434 e10, 2018（PMID：29241587）
8) Kanj AN, Kottom TJ, Schaefbauer KJ, et al：Dysbiosis of the intestinal fungal microbiota increases lung resident group 2 innate lymphoid cells and is associated with enhanced asthma severity in mice and humans. *Respir Res* **24**：144, 2023（PMID：37259076）

［浅野浩一郎］

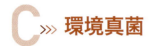

C 》》 環境真菌

▶ 1) 屋内真菌

a) 屋内浮遊真菌濃度構成の機構

屋内にはさまざまな真菌の発生源がある（図1）．屋内の真菌濃度は，屋外からの侵入，屋内での発生，空調機内で増殖した真菌の飛散などによって決まる．定常状態における屋内の浮遊真菌濃度は式 (1) により表される．

$$C_i = C_o + \frac{M}{Q} \quad (1)$$

$$I/O = 1 + \frac{M}{QC_o} \quad (2)$$

C_i：屋内の真菌濃度　[cfu/m³, copies/m³]
C_o：屋外の真菌濃度　[cfu/m³, copies/m³]
M：屋内での真菌発生量　[cfu/h, copies/h]
Q：換気量　[m³/h]

また，式 (1) を変形すれば，屋内と屋外の濃度比（I/O 比）は式 (2) になり，屋内に主な発生源があるか否かの判断指標になる．例えば，I/O は1より大きければ式 (2) 右辺の第2項を無視することができず，屋内に真菌の発生があることを意味する．

［柳　宇］

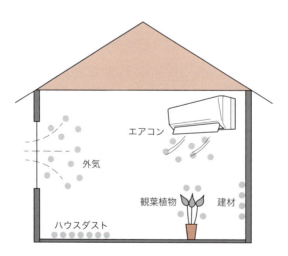

図1　屋内の真菌の発生源

b）居住環境中の真菌のサンプリング

　環境真菌のサンプリング方法や分析方法には，長所と短所があり，調査の目的や求められる情報に基づいて，サンプリング方法，分析方法を選択する必要がある．また，カビセンサー[1]（阿部恵子記念　一般社団法人　カビ予報研究室）を用いて，その部屋のカビの生えやすさの簡易検査も可能である．

サンプリング方法

1）表面サンプリング

　ABPA/ABPM 研究班によって実施された 17 件の真菌関連アレルギー性気道疾患患者の居住環境の真菌汚染調査では，エアコンの表面サンプリングにスワブ用 Q-Tip（ST-25 PBS，株式会社エルメックス）を用い，$5 \times 5\ cm^2$ の面積のスワブを行った[2]．

2）空中浮遊真菌サンプリング

　空中浮遊真菌のサンプリング方法として，パッシブサンプリング（落下菌法）とデバイスを用いて捕集するアクティブサンプリングに大きく分類される．アクティブサンプリングに用いるエアサンプラーデバイスはすべて慣性衝突法である．

　胞子系が 5 μm 未満の空気力学的直径の菌は，重力沈降速度が不十分で空中に長く漂うので，パッシブサンプリングでの捕集に不向きである報告[3]があるため，真菌関連アレルギー性気道疾患に関与する真菌を捕集する目的の場合は，アクティブサンプリング法が推奨される．

　ABPA/ABPM 研究班で実施した真菌汚染調査では，多孔式インパクター法のエアサンプラー〔空中浮遊菌サンプラー（IDC-500B），アイデック〕を用い，5 mL PBS を含むフィルター〔オムニポア メンブレンフィルター（JCWP09025），メルク〕を敷いたシャーレに 500 L の室内空気を衝突させ，エアサンプラー 2 台から室内空気 1,000 L 分の検体とした．

3）ハウスダストサンプリング

　掃除機を使用して床のハウスダストを吸引する方法，トレイに入れた静電ホコリ取り布（electrostatic dust collector：EDC）に空気中に浮遊するハウスダストを静電気的に吸着させる方法，拭き取り用のクロスや紙を使用して，床面上部のハウスダストを物理的に拭き取る方法などがある．

分析方法

　真菌培養法，真菌特有のエルゴステロールや β-D-グルカン量を測定し，真菌バイオマスを推定する方法，次世代シークエンサーを用いて真菌叢解析を行う方法などがある．

文献

1) 阿部恵子記念 一般社団法人 カビ予報研究室．http://www.kabiken.com/about-kabisensor/
2) Shiraishi Y, Harada K, Maeda C, et al：A method to evaluate and eliminate fungal contamination in household air conditioners. *Indoor Air* **2023**：1-10, 2023
3) Yamamoto N, Schmechel D, et al：Comparison of quantitative airborne fungi measurements by active and passive sampling methods. *J Aerosol Sci* **42**：499-507, 2011

〔白石良樹〕

c) 屋内真菌の実態

　真菌は炭水化物，蛋白質，脂質などの栄養素を必要とする．屋内の栄養源は，ハウスダストの植物や動物性物質から，壁紙や織物などの表面材や建材，沈着した食用油，塗料や接着剤，木材，食品などの貯蔵品，書籍などの紙製品まで，多様かつ豊富に存在する[1]．屋内の真菌濃度は栄養源，温湿度環境，換気状況などによって大きく変わる．筆者が国内で報告されている諸測定結果をまとめた屋内浮遊真菌濃度の範囲は 30〜2,000 cfu/m^3 であり，その上限値は空調・換気設備が備えられているオフィス（10〜200 cfu/m^3）の 10 倍になる[2]．また，これまでの国内と海外の多くの測定結果から，居住環境内の主な細菌の発生源は居住者，主な真菌の発生源が外気由来であることがわかっている．したがって，屋内の真菌においては一般的にさほど問題とならないが，いったん真菌が住環境内で増殖すると，ある特定の真菌が増えることがある．この場合，空中を飛散する大量の真菌は居住者の健康に影響を及ぼすことがある．

　国内で培地法を用いた生菌の測定結果では，建築環境中の最も高頻度で検出されている真菌属は *Cladosporium*（クラドスポリウム），アスペルギルス，*Penicillium*（ペニシリウム）である[3]．また，好湿性真菌の酵母，*Alternaria*（アルテルナリア），*Fusarium*，好乾性真菌の *Eurotium*，*Wallemia* なども高頻度で検出されている．また，米国で行った大規模な調査（全米 1,717 棟の建物から採取された 12,026 の真菌サンプル）結果では，空中浮遊真菌は，屋内，屋外，季節，地域を問わず，クラドスポリウム，ペニシリウム，無胞子性真菌，アスペルギルスが最も多かった[4]．以上は培養法での結果であり，真菌の同定は形態学をもとに行われている．しかし，形態学の方法では無胞子性真菌を同定できない．また，培地の選択性などから培養できない真菌は多くある．近年，次世代シークエンサー（NGS）の実用化に伴って，建築環境中の真菌叢を網羅的に解析することが可能となった．Shiraishi らが行った住宅内空中の真菌叢解析の結果では，検出頻度 2％以上で検出された真菌はクラドスポリウム，アスペルギルス，*Toxicocladosporium*，*Trametes*，*Aureobasidium*，*Exophiala*，ペニシリウム，アルテルナリア，*Ganoderma*，*Nigrospora*，*Peniophora*，*Rhodotorula*，*Simplicillium* であった[5]．

▶ 2) エアコン内真菌の実態

　柳らは業務用の空調機（エアハンドリングユニット）[6]，ルームエアコンと同じ原理のパッケージ型エアコン内[7]でのカビの増殖特性と温湿度関係を定量的に評価した結果，相対湿度 70％以上の累積出現頻度，即ち相対湿度が 70％以上の延べ時間の長さがカビの生育状況を左右し，その累積出現頻度が 30％を超えるとカビの生育速度はそれに比例して速くなることが明らかとなった（図 2）．エアコン内の温湿度環境は真菌の生育と増殖に適している．

　空調機内の真菌汚染の実態については，多くの調査結果が報告されている．海外では，空調機の熱交換コイル表面からアルテルナリア，アスペルギルス，

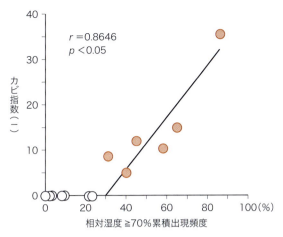

図2 カビ指数と相対湿度の関係
カビ指数はカビの生育しやすさを表すものである[6].

Cryptostroma, *Exophiala* を検出したと報告されている[8]. 国内では，渡邉らはITS-2領域で住宅のルームエアコン内から上位10位として *Toxicocladosporium*, *Filobasidium*, *Vishniacozyma*, *Mycosphaerella*, アスペルギルス, *Malassezia*（マラセチア）, *Fusarium*, クラドスポリウム, *Trametes*, *Peniophorella*[9], ShiraishiらはITS-1領域で住宅のルームエアコン内から検出頻度2%以上として *Toxicocladosporium*, クラドスポリウム, *Aureobasidium*, *Neoantrodiella*, アスペルギルス, *Ganoderma*, *Rhodotorula*, *Pseudopithomyces*, *Solicoccozyma*, *Perenniporia*, *Trametes*, *Resinicium*, *Neosetophoma*, *Exophiala*, *Didymella*, アルテルナリア, *Acrodontium* を検出したと報告している[5].

また，WatanabeらはITS-2領域で車載エアコン内から *Mycosphaerella*, クラドスポリウム, *Aureobasidium*, *Toxicocladosporium*, *Didymella*, *Ramularia*, ペニシリウム, *Curvularia*, *Bjerkandera*, *Zasmidium* を検出したと報告している[10].

文献

1) World Health Organization Europe：WHO guidelines for indoor air quality：dampness and mould. 2009
2) 室内環境学会（編集）：室内環境学概論. p71, 東京電機大学出版局, 2010
3) 高鳥浩介：環境真菌と生態. 日医真菌会誌 **55**：J97-J105, 2014
4) Shelton BG, Kirkland KH, Flanders WD, et al：Profiles of airborne fungi in buildings and outdoor environments in the United States. *Appl Environ Microbiol* **68**：1743-1753, 2002（PMID：11916692）
5) Shiraishi Y, Harada K, Maeda C, et al：A method to evaluate and eliminate fungal contamination in household air conditioners. *Indoor Air* **2023**：8984619, 2023
6) 柳 宇, 池田耕一：空調システムにおける微生物汚染の実態と対策に関する研究―第1報 微生物の生育環境と汚染実態. 日本建築学会環境系論文集 **70**：49-56, 2005
7) 柳 宇, 鍵直樹, 大澤元毅, 他：個別方式空調機内におけるカビ増殖特性に関する研究. 空気調和・衛生工学会論文集 **40**：31-38, 2015
8) Bakker A, Siegel JA, Mendell MJ, et al：Bacterial and fungal ecology on air conditioning cooling coils is influenced by climate and building factors. *Indoor Air* **30**：326-334, 2020（PMID：31845412）
9) 渡邉健介, 柳 宇：ルームエアコン内の付着細菌叢と真菌叢. 空気調和・衛生工学会大会学術講演論文集 第7巻空気質編. 57-60, 2021
10) Watanabe K, Yanagi U, et al：Study on the Actual Condition of Fungal Flora in Car Air Conditioners and Its

Effects on the Cabin Environment. In：Wang LL, Ge H, Zhai ZJ, et al：Proceedings of the 5th International Conference on Building Energy and Environment. COBEE 2022. Environmental Science and Engineering. Springer Nature. 2023

［柳　宇］

▶ 3) 屋外真菌

　屋外環境では数多くの真菌が飛散している．飛散真菌種やその数にある程度の地域差があるが，クラドスポリウム（クロカビ，図3）とアルテルナリア（ススカビ，図4）は世界中の多くの地域で検出され，国際的に2大重要屋外真菌として認識されている[1-3]．図5に相模原病院の屋上における屋外浮遊真菌調査の結果を示す[4]．この調査においてもクラドスポリウムとアルテルナリアの2真菌が最も飛散数が多い．クラドスポリウムは春と秋の二峰性ピークを示すが，アルテルナリアに関しては6月をピークとし4月から10月にかけて飛散していた[4]．これらの2真菌の屋外飛散の季節性変動のパターンは，北半球であればわが国以外の国でもほぼ同様である．

　これら2種の真菌のうち，気管支喘息の原因抗原としての臨床的重要性はクラドスポリウムよりもアルテルナリアのほうが圧倒的に高いと考えられている．アルテルナリアは植物の表面で増殖する真菌であり，雑草の群生地や穀倉地の地表の低いレベルで高濃度にその胞子が存在する[5]．アルテルナリアの胞子は他の真菌よりも大きく直径約20～40 μm[6]であり，本来であれば鼻腔で捕捉されやすい．しかし，英国における研究では，穀物表面の胞子はコンバインなどの機械的収穫により破砕され小さな断片となり，それらは下気道まで到達し，それがアルテルナリア感作症例における雷雨関連の気管支喘息発作の増加に寄与していると報告されている[6]．

　アルテルナリア/クラドスポリウム感作は喘息[7-9]や鼻炎[10]の発症や喘息の重症化[11,12]の強い危険因子である．また，アルテルナリア/クラドスポリウムへの感作と曝露は気管支喘息の季節性増悪にかかわっている[2,6,13,14]．特に吸入ステロイド薬が普及する以前の時代では，アルテルナリア曝露と感作は喘息の致死性大発作にかかわっていた[15,16]．

　なお，近年わが国の宅地化の進行による田畑・森林などの面積の減少により，神奈川県相模原市では屋外飛散アルテルナリア胞子数も経年的に減少していることが示されている[17]．おそらくわが国の多くの地域で同様の状況であると推察され，気管支喘息病態におけるアルテルナリアの重要性は相対的には経年的に低下していると推察される．

文献

1) Burge HA：An update on pollen and fungal spore aerobiology. *J Allergy Clin Immunol* **110**：544-552, 2002（PMID：12373259）
2) Dales RE, Cakmak S, Judek S, et al：The role of fungal spores in thunderstorm asthma. *Chest* **123**：745-750, 2003（PMID：12628873）
3) Knutsen AP, Bush RK, Demain JG, et al：Fungi and allergic lower respiratory tract diseases. *J Allergy Clin Immunol* **129**：280-291；quiz 292-293, 2012（PMID：22284927）
4) 高鳥美奈子, 信太隆夫, 秋山一男, 他：最近10年間の相模原地区における空中飛散真菌. アレルギー **43**：1-8, 1994

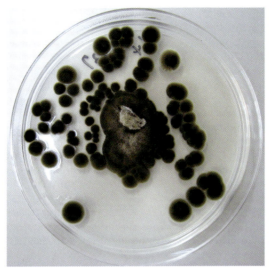

図3 クラドスポリウム（クロカビ）
培地上のコロニー

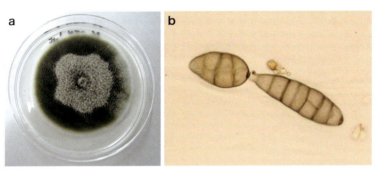

図4 アルテルナリア（ススカビ）
培地上のコロニー（a）と胞子（b）

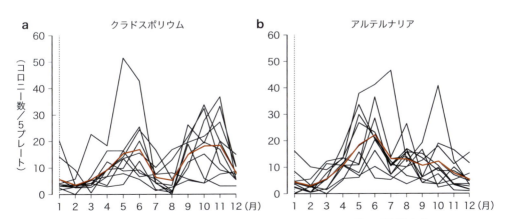

図5 クラドスポリウム（a）とアルテルナリア（b）の屋外における浮遊の季節性変動
赤線は調査期間10年の平均値．
1983-1992年　相模原病院屋上　落下培養法
（高鳥美奈子，信太隆夫，秋山一男，他：最近10年間の相模原地区における空中飛散真菌．アレルギー 43：1-8, 1994 より転載）

2 体内および環境内真菌

5) Mitakakis TZ, Tovey ER, Xuan W, et al：Personal exposure to allergenic pollen and mould spores in inland New South Wales, Australia. *Clin Exp Allergy* **30**：1733-1739, 2000 (PMID：11122211)

6) Pulimood TB, Corden JM, Bryden C, et al：Epidemic asthma and the role of the fungal mold Alternaria alternata. *J Allergy Clin Immunol* **120**：610-617, 2007 (PMID：17624415)

7) Nelson HS, Szefler SJ, Jacobs J, et al：The relationships among environmental allergen sensitization, allergen exposure, pulmonary function, and bronchial hyperresponsiveness in the Childhood Asthma Management Program. *J Allergy Clin Immunol* **104**：775-785, 1999 (PMID：10518821)

8) Arbes SJ, Jr, Gergen PJ, Vaughn B, et al：Asthma cases attributable to atopy：results from the Third National Health and Nutrition Examination Survey. *J Allergy Clin Immunol* **120**：1139-1145, 2007 (PMID：17889931)

9) Perzanowski MS, Sporik R, Squillace SP, et al：Association of sensitization to Alternaria allergens with asthma among school-age children. *J Allergy Clin Immunol* **101**：626-632, 1998 (PMID：9600499)

10) Randriamanantany ZA, Annesi-Maesano I, Moreau D, et al：Alternaria sensitization and allergic rhinitis with or without asthma in the French Six Cities study. *Allergy* **65**：368-375, 2010 (PMID：19849673)

11) Neukirch C, Henry C, Leynaert B, et al：Is sensitization to Alternaria alternata a risk factor for severe asthma? A population-based study. *J Allergy Clin Immunol* **103**：709-711, 1999 (PMID：10200024)

12) Zureik M, Neukirch C, Leynaert B, et al：Sensitisation to airborne moulds and severity of asthma：cross sectional study from European Community respiratory health survey. *BMJ* **325**：411-414, 2002 (PMID：12193354)

13) Delfino RJ, Coate BD, Zeiger RS, et al：Daily asthma severity in relation to personal ozone exposure and outdoor fungal spores. *Am J Respir Crit Care Med* **154**：633-641, 1996 (PMID：8810598)

14) Canova C, Heinrich J, Anto JM, et al：The influence of sensitisation to pollens and moulds on seasonal variations in asthma attacks. *Eur Respir J* **42**：935-945, 2013 (PMID：23471350)

15) O'Hollaren MT, Yunginger JW, Offord KP, et al：Exposure to an aeroallergen as a possible precipitating factor in respiratory arrest in young patients with asthma. *N Engl J Med* **324**：359-363, 1991 (PMID：1987459)

16) Black PN, Udy AA, Brodie SM：Sensitivity to fungal allergens is a risk factor for life-threatening asthma. *Allergy* **55**：501-504, 2000 (PMID：10843433)

17) 齋藤明美, 高鳥美奈子, 高鳥浩介, 他：1993年から2013年まで20年間の相模原地区における空中飛散真菌の推移. アレルギー **64**：1313-1322, 2015

［福冨友馬］

第1章 環境・病原真菌と宿主免疫応答

3 真菌に対する宿主免疫応答

> **ポイント**
> - 真菌は PAMP を含んでおり，好中球は ROS 産生と細胞外トラップを誘導する免疫応答によって真菌の増殖と拡散を抑制する．
> - 真菌はプロテアーゼ活性を有しており，獲得免疫・自然免疫の両者の免疫応答を介して2型炎症を誘導する．
> - 好酸球は真菌による ETosis の誘導を介して細胞外トラップを放出し，顆粒蛋白の EPO のジスルフィド結合の形成作用とともに粘液栓の形成に寄与する．

A ≫ 感染防御免疫応答

　真菌由来の分子は多種多様な経路によって免疫を活性化することが知られている（図1）．プロテアーゼやβグルカン，キチン，マンナンといった代表的な PAMP（pathogen-associated molecular pattern）は，PAR2，Dectin-1/2，TLR2/4，NOD2 などの受容体によって認識される[1-3]．応答細胞としては上皮細胞・マク

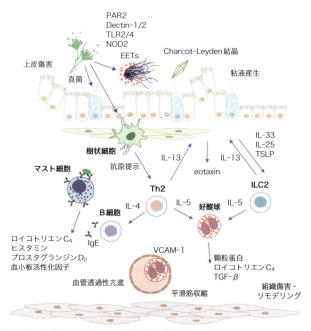

図1　真菌に対する2型免疫応答

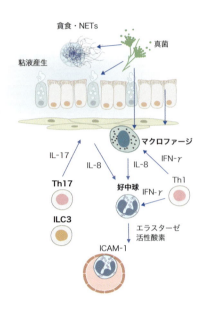

図2　殺真菌作用

ロファージ・樹状細胞・好中球・好酸球などさまざまな細胞が挙げられる．これらの刺激は，IL-8，IL-1β，IL-6，TNF-αに代表される炎症性サイトカイン/ケモカインの産生を誘導する[1,3,4]．分生子/胞子と菌糸ではPAMPの成分に違いはないが，炎症因子の産生は主に菌糸の形成に伴って誘導される[1]．獲得免疫の経路では主にTh17細胞とTh1細胞の分化誘導によってIL-17・IFN-γ等が産生され，真菌に対する感染防御を担う免疫応答が成立する[3,4]．

真菌の胞子は肺において主にマクロファージと好中球によって貪食され，活性酸素（reactive oxygen species：ROS）を介した殺真菌作用によって除去される[5]（図2）．さらに好中球は，病原体との接触に伴い，既知のネクローシスとアポトーシスといった細胞死とは異なる特徴をもつ細胞死（ETosis）が誘導される[6,7]．ETosisでは細胞膜と核の崩壊に伴い，顆粒蛋白とともに核内のクロマチン線維が網状に放出される．これは好中球細胞外トラップ（neutrophil extracellular traps：NETs）と呼ばれ，菌糸の発育抑止とともに真菌の増殖や拡散を抑制する自然免疫機構の1つである[8,9]．

文献
1) Bigot J, Guillot L, Guitard J, et al：Bronchial epithelial cells on the front line to fight lung infection-causing *Aspergillus fumigatus*. *Front Immunol* **11**：1041, 2020
2) Mackel JJ, Steele C：Host defense mechanisms against Aspergillus fumigatus lung colonization and invasion. *Curr Opin Microbiol* **52**：14-19, 2019
3) Heung LJ, Wiesner DL, Wang K, et al：Immunity to fungi in the lung. *Semin Immunol* **66**：101728, 2023
4) Furlong-Silva J, Cook PC：Fungal-mediated lung allergic airway disease：The critical role of macrophages and dendritic cells. *PLoS Pathog* **18**：e1010608, 2022
5) Shlezinger N, Irmer H, Dhingra S, et al：Sterilizing immunity in the lung relies on targeting fungal apoptosis-like programmed cell death. *Science* **357**：1037-1041, 2017
6) Brinkmann V, Reichard U, Goosmann C, et al：Neutrophil extracellular traps kill bacteria. *Science* **303**：1532-

1535, 2004
7) Miyabe Y, Fukuchi M, Tomizawa H, et al：Aggregated eosinophils and neutrophils characterize the properties of mucus in chronic rhinosinusitis. *J Allergy Clin Immunol* **153**：1306-1318, 2024
8) McCormick A, Heesemann L, Wagener J, et al：NETs formed by human neutrophils inhibit growth of the pathogenic mold Aspergillus fumigatus. *Microbes Infect* **12**：928-936, 2010
9) Bruns S, Kniemeyer O, Hasenberg M, et al：Production of extracellular traps against Aspergillus fumigatus in vitro and in infected lung tissue is dependent on invading neutrophils and influenced by hydrophobin RodA. *PLoS Pathog* **6**：e1000873, 2010

［宮田　純・植木重治・豊留孝仁］

B》》 2型免疫応答

　真菌曝露は2型免疫応答も誘導することが示されており，動物実験ではアスペルギルスの反復投与はTh2細胞の増殖を介する応答を惹起する．アスペルギルス属，特にアスペルギルス・フミガーツスはプロテアーゼアレルゲンを複数含有しており，生体内での2型免疫応答の成立にはAsp f 1（mitogillin），Asp f 3（putative peroxiredoxin pmp20），Asp f 4，Asp f 5（マトリックスメタロプロテアーゼ），Asp f 13（セリンプロテアーゼ）の活性が寄与することが示されている．これらのプロテアーゼは上皮傷害を伴う2型炎症を惹起し，血清総IgE値の上昇，気道過敏性の亢進も誘導しうる[1-4]．

　アスペルギルス以外の真菌であるアルテルナリアの反復投与では2型自然リンパ球（ILC2）の増殖を介する応答が生じる[5]．ILC2の活性化因子であるIL-33はアルテルナリアとアスペルギルスの両方のプロテアーゼ活性によって切断されることで，より低濃度での応答性が増強することが示されている[6,7]．アスペルギルス・フミガーツスがもつ糖脂質asperamide Bはinvariant NKT細胞を活性化し，IL-33受容体依存的な気道過敏性亢進をきたすが，ILC2の増加は生じない[8]．これらの知見から，アスペルギルスはIL-33を介した2型炎症は誘導するが，ILC2の直接的な関与は限定的であると推察できる．マウスの樹状細胞と気道への真菌胞子の作用を検討した研究では，アルテルナリアよりもアスペルギルス・フミガーツスのIgE誘導作用が強力であるという報告がある[9]．ほかにもアスペルギルス由来のβグルカンは，IgE産生と関連するB細胞活性化因子（B-cell-activating factor：BAFF）の好塩基球での発現を誘導することから[10]，2型免疫反応との強い関連性が示唆される．

　βグルカンの一種であるcurdlanはDectin-1を介してCD11b陽性の樹状細胞の活性化と3型サイトカイン産生を誘導する[11]．IL-17欠損マウスでは，アスペルギルス胞子を繰り返し気道内投与すると2型気道炎症が減弱する[12]．さらに，アスペルギルス胞子をダニ抗原と同時に気管内投与する動物モデルでは，3型サイトカインが好酸球・好中球混合性の気道炎症とステロイド抵抗性の両方に関与する[13]．以上の知見から，IL-17A，IL-17F，IL-22といった3型サイトカインは，真菌による2型炎症を増強する役割を有する可能性がある．

　腸管などの遠隔臓器で成立した免疫応答が，交差反応やメディエーターによっ

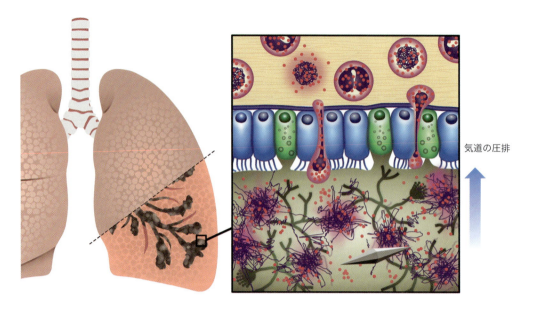

図3　好酸球の細胞外トラップと粘液栓
好酸球はアスペルギルスを認識してETosisをきたし，核や細胞膜の崩壊，脱顆粒を起こすほか，網状のクロマチン線維（細胞外トラップ）を放出することで気道のクリアランスを障害し，炎症の慢性化に寄与する．本来ETosisは病原体に対する自然免疫機構であるが，アスペルギルスはこの機構に耐性を示し，気道内で腐生できる．また，ETosisによって好酸球の細胞内蛋白が結晶化する場合があり，これは細長い菱形のCharcot-Leyden結晶として観察される．粘液栓の拡大は気道を圧排し，気管支拡張に至る．

て気道に影響を及ぼすことも注目されている[1, 14, 15]．実際に腸管のカンジダによって誘導されたT細胞が気道のアスペルギルス・フミガーツスと交差反応することが，マウスモデルとABPA患者の発症早期の免疫応答で示されている[15]．また，抗菌薬によって腸管細菌叢が減少したマウスにカンジダを経口投与し，カンジダが腸管内に増加すると，アスペルギルスによる気道の2型炎症が増幅する[1]．このような反応では，腸管および血中のプロスタグランジンE_2増加による肺におけるM2マクロファージの誘導が寄与している[14]．これらのことから，腸管真菌叢の変化（dysbiosis）の是正がABPA/ABPMの治療となる可能性が示唆されるが，さらなる研究が必要である．

C ≫ 好酸球

　ABPA/ABPMにおいて，気管内に浸潤した好酸球は粘稠な粘液栓の形成に重要な役割を担っている[16]．中枢性気管支拡張（central bronchiectasis）は，炎症によって脆弱化した気道壁を粘液栓が外側に圧排することによって形成される（図3）．
　好酸球の活性化によって組織傷害性を有する顆粒蛋白が分泌機構（脱顆粒）によって放出される．さらに，真菌や種々の活性化因子によって過剰な活性化が生じた場合にはETosisが誘導される[17]．好酸球由来の細胞外トラップ（eosinophil

表1 EETsとNETsの比較

	好酸球細胞外トラップ（EETs）	好中球細胞外トラップ（NETs）
		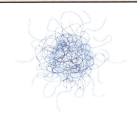
基本構造	クロマチン	プロテアーゼにより変性したクロマチン
サイズ（直径）	30 nmの線維構造	一部球状構造をもつ10 nmの線維構造
顆粒蛋白	構造を保った顆粒の付着	蛋白が線維に付着
濡れ性	疎水性	親水性
粘性	高い	低い
安定性	高い	低い
広がりやすさ	広がりにくい	広がりやすい
想定される生理的な役割	寄生虫に対する自然免疫	細菌に対する自然免疫

活性化した好酸球と好中球はクロマチン線維（ヒストン蛋白にDNAが巻き付いたヌクレオソーム構造の繰り返し）からなる細胞外トラップを放出する．EETsはNETsに比較して凝集した構造で安定な性質を有し，疎水性を有している．NETsは好中球顆粒に含まれるプロテアーゼによってヒストンが変性し，細く不安定な細胞外トラップを形成する．これらは本来の自然免疫における役割の違いに適応していると考えられる．

extracellular traps：EETs）はNETsと比較して，凝集の程度が高く長時間安定で，疎水性を有しており，含水率が低い[18, 19]（表1）．これらの特性がABPA/ABPMで認められる粘液栓の高い粘弾性とhigh attenuation mucus（HAM）の形成に寄与すると考えられる．なお，EETsはABPA/ABPMのみならず，好酸球性副鼻腔炎，好酸球性中耳炎，好酸球性多発血管炎性肉芽腫症などの疾患でも認められる[19-22]．また，顆粒蛋白のEPOの杯細胞が産生するムチンのシステイン残基におけるジスルフィド結合の形成を介した粘稠度の高い粘液栓の形成作用や[23]，好酸球由来の組織因子による凝固系の活性化がEETsと相補的な役割を担っている可能性がある．

本来，EETsも病原体を捕捉・傷害する自然免疫機構に関与しているが，EETsはアスペルギルス・フミガーツスに対して殺真菌作用を欠いており，真菌の気道内における腐生に対する抑止にならない．また，しばしば粘液栓内ではCharcot-Leyden結晶が観察されるが，これは好酸球由来のガレクチン10がETosisの過程で重合することで形成され，さらに結晶が2型炎症を増幅することが示唆されている[24, 25]．

ステロイドの作用機序の1つに好酸球に対するアポトーシス誘導作用がある．アポトーシスではDNAの断片化が促進されるほか，貪食細胞による細胞除去が行われるため，細胞外トラップの放出が回避されることで粘液栓の形成を阻害しうる[16, 26]．好酸球を標的とした生物学的製剤（抗IL-5/IL-5受容体抗体）と抗IL-4受容体α鎖抗体は，直接的あるいは間接的に好酸球の細胞数を減少させ活性化を抑制することにより，ABPA/ABPMに対する治療効果を発揮する可能性がある[27, 28]．

文献

1) Noverr MC, Noggle RM, Toews GB, et al : Role of antibiotics and fungal microbiota in driving pulmonary allergic responses. *Infect Immun* **72** : 4996-5003, 2004

2) Wiesner DL, Merkhofer RM, Ober C, et al : Club cell TRPV4 serves as a damage sensor driving lung allergic inflammation. *Cell Host Microbe* **27** : 614-628.e6, 2020

3) Balenga NA, Klichinsky M, Xie Z, et al : A fungal protease allergen provokes airway hyper-responsiveness in asthma. *Nat Commun* **6** : 6763, 2015

4) Kurup VP, Xia JQ, Crameri R, et al : Purified recombinant A. fumigatus allergens induce different responses in mice. *Clin Immunol* **98** : 327-336, 2001

5) Kouzaki H, Iijima K, Kobayashi T, et al : The danger signal, extracellular ATP, is a sensor for an airborne allergen and triggers IL-33 release and innate Th2-type responses. *J Immunol* **186** : 4375-4387, 2011

6) Cayrol C, Duval A, Schmitt P, et al : Environmental allergens induce allergic inflammation through proteolytic maturation of IL-33. *Nat Immunol* **19** : 375-385, 2018

7) Brusilovsky M, Rochman M, Rochman Y, et al : Environmental allergens trigger type 2 inflammation through ripoptosome activation. *Nat Immunol* **22** : 1316-1326, 2021

8) Albacker LA, Chaudhary V, Chang YJ, et al : Invariant natural killer T cells recognize a fungal glycosphingolipid that can induce airway hyperreactivity. *Nat Med* **19** : 1297-1304, 2013

9) Vincent M, Percier P, De Prins S, et al : Investigation of inflammatory and allergic responses to common mold species : Results from in vitro experiments, from a mouse model of asthma, and from a group of asthmatic patients. *Indoor Air* **27** : 933-945, 2017

10) Boita M, Heffler E, Pizzimenti S, et al : Regulation of B-cell-activating factor expression on the basophil membrane of allergic patients. *Int Arch Allergy Immunol* **166** : 208-212, 2015

11) Ito T, Hirose K, Norimoto A, et al : Dectin-1 plays an important role in house dust mite-induced allergic airway inflammation through the activation of CD11 b+ dendritic cells. *J Immunol* **198** : 61-70, 2017

12) Murdock BJ, Falkowski NR, Shreiner AB, et al : Interleukin-17 drives pulmonary eosinophilia following repeated exposure to Aspergillus fumigatus conidia. *Infect Immun* **80** : 1424-1436, 2012

13) Zhang Z, Biagini Myers JM, Brandt EB, et al : β-Glucan exacerbates allergic asthma independent of fungal sensitization and promotes steroid-resistant T_H2/T_H17 responses. *J Allergy Clin Immunol* **139** : 54-65.e8, 2017

14) Kim YG, Udayanga KG, Totsuka N, et al : Gut dysbiosis promotes M2 macrophage polarization and allergic airway inflammation via fungi-induced PGE₂. *Cell Host Microbe* **15** : 95-102, 2014

15) Bacher P, Hohnstein T, Beerbaum E, et al : Human anti-fungal Th17 immunity and pathology rely on cross-reactivity against Candida albicans. *Cell* **176** : 1340-1355.e15, 2019

16) Ueki S, Hebisawa A, Kitani M, et al : Allergic bronchopulmonary Aspergillosis-A luminal hypereosinophilic disease with extracellular trap cell death. *Front Immunol* **9** : 2346, 2018

17) Ueki S, Melo RC, Ghiran I, et al : Eosinophil extracellular DNA trap cell death mediates lytic release of free secretion-competent eosinophil granules in humans. *Blood* **121** : 2074-2083, 2013

18) Miyabe Y, Fukuchi M, Tomizawa H, et al : Aggregated eosinophils and neutrophils characterize the properties of mucus in chronic rhinosinusitis. *J Allergy Clin Immunol* **153** : 1306-1318, 2024

19) Ueki S, Konno Y, Takeda M, et al : Eosinophil extracellular trap cell death-derived DNA traps : Their presence in secretions and functional attributes. *J Allergy Clin Immunol* **137** : 258-267, 2016

20) Muniz VS, Silva JC, Braga YAV, et al : Eosinophils release extracellular DNA traps in response to Aspergillus fumigatus. *J Allergy Clin Immunol* **141** : 571-585.e7, 2018

21) Ueki S, Ohta N, Takeda M, et al : Eosinophilic Otitis Media : the Aftermath of Eosinophil Extracellular Trap Cell Death. *Curr Allergy Asthma Rep* **17** : 33, 2017

22) Fukuchi M, Kamide Y, Ueki S, et al : Eosinophil ETosis-mediated release of galectin-10 in eosinophilic granulomatosis with polyangiitis. *Arthritis Rheumatol* **73** : 1683-1693, 2021

23) Dunican EM, Elicker BM, Gierada DS, et al : Mucus plugs in patients with asthma linked to eosinophilia and airflow obstruction. *J Clin Invest* **128** : 997-1009, 2018

24) Ueki S, Tokunaga T, Melo RCN, et al : Charcot-Leyden crystal formation is closely associated with eosinophil extracellular trap cell death. *Blood* **132** : 2183-2187, 2018

25) Persson EK, Verstraete K, Heyndrickx I, et al : Protein crystallization promotes type 2 immunity and is reversible by antibody treatment. *Science* **364** : eaaw4295, 2019

26) Omokawa A, Ueki S, Kikuchi Y, et al : Mucus plugging in allergic bronchopulmonary aspergillosis : Implication of the eosinophil DNA traps. *Allergol Int* **67** : 280-282, 2018

27) Tomomatsu K, Yasuba H, Ishiguro T, et al : Real-world efficacy of anti-IL-5 treatment in patients with allergic bronchopulmonary aspergillosis. *Sci Rep* **13** : 5468, 2023

28) Asano K, Suzuki Y, Tanaka J, et al : Treatments of refractory eosinophilic lung diseases with biologics. *Allergol Int* **72** : 31-40, 2023

〔宮田　純・植木重治〕

第1章　環境・病原真菌と宿主免疫応答

4 真菌に対する IgE 感作と関連病態

ポイント

▶ 真菌に対する血中特異的 IgE 抗体の保有率には，地域差や年齢階級差を認める．アルテルナリア特異的 IgE 抗体は若年成人で陽性率が高いが，アスペルギルス特異的 IgE 抗体は中高年でも陽性率は低下しない．

▶ 真菌への IgE 感作に関連する気道疾患を示す用語として，SAFS，AFAD などさまざまな用語と概念が提唱されているが，いまだに十分に整理されておらず国際的なコンセンサスは得られていない．

A ≫ 日本人一般集団における真菌 IgE

　一般集団における真菌に対する血中アレルゲン特異的 IgE 抗体陽性率はさほど高くない．日本赤十字社での献血者の保存血清を用いた血清解析では，2005 年に東京に在住する 20〜59 歳の一般成人における，アルテルナリア，アスペルギルス，ペニシリウム，クラドスポリウムに対する血中特異的 IgE 抗体の陽性率はそれぞれ 4.3％，1.8％，1.6％，0.6％であった[1]．なお，同集団はアトピー素因保有者自体が少なかったわけではない．すなわち，スギに対する IgE 抗体陽性率が 67％であり，78％が何らかの吸入性抗原に対して IgE 抗体陽性であった．

　同一集団における IgE 感作パターンに基づくクラスター解析では，多種抗原に対する IgE 抗体陽性で特徴づけられる小さなクラスターが見いだされ，この群では，吸入真菌抗原 IgE の陽性率と *Staphylococcus aureus*（黄色ブドウ球菌）やカンジダ，マラセチアなどの常在菌に対する IgE 抗体陽性率が高かった[2]．

B ≫ 患者集団における真菌 IgE

　病院を受診する成人患者集団における IgE 抗体陽性率も報告されている．2002〜2011 年において日本全国の病院・クリニックを受診し，臨床的な目的で採血され，大手臨床検査会社において測定がなされた血中アレルゲン特異的 IgE 抗体の結果の解析では，アスペルギルス，アルテルナリア，カンジダ，マラセチア，ペニシリウム，クラドスポリウムに対する血中特異的 IgE 抗体の陽性率は，7.4％，5.9％，13.1％，8.8％，6.6％，3.5％であった[3]．一方で，医療機関を

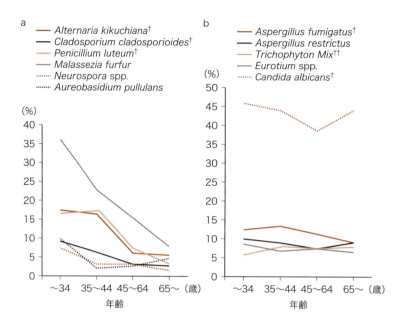

図1 成人喘息における年齢階級別の真菌抗原による皮内テスト陽性率
(Fukutomi Y, Taniguchi M：Sensitization to fungal allergens：Resolved and unresolved issues. *Allergol Int* **64**：321-331, 2015 より引用)

受診している成人喘息患者では，より高い数値が報告されている．昭和大学受診喘息患者においては，アスペルギルス，アルテルナリア，カンジダ，ペニシリウム，クラドスポリウム，*Trichophyton*（トリコフィトン）に対するIgE抗体陽性率が，33.8%，21.9%，47.5%，21.9%，16.9%，28.1%と報告されている[4]．

真菌に対する血中特異的IgE抗体の陽性率は，年齢にも大きく影響を受ける．相模原病院の成人喘息患者における皮内テストによる真菌アレルゲン陽性頻度を図1に示す[5]．マラセチア，アルテルナリア，クラドスポリウムに対する陽性率は加齢とともに減少する傾向にあり，これは若年者ほどアトピー素因が強いという一般的な現象を反映していると考えられている．しかし，アスペルギルス，カンジダ，*Trichophyton*の陽性率は加齢とともに減少することはない．これは，これらの真菌種へのIgE感作はこれらの真菌がヒトの体内で腐生，感染することに関連すると考えられる．なお，皮内テストでのカンジダの陽性率は非常に高いが，これはカンジダエキスに対する非IgE機序による陽性反応を示す事例が多いことを反映している．

C ≫ 真菌IgE陽性率の地域差

真菌種によっても若干事情は異なるが，真菌IgEの陽性率は地域差が大きい．前述の大手臨床検査会社のIgE抗体測定結果の解析では，アスペルギルス，アルテルナリア，カンジダのIgE抗体陽性率の地域差も示している（図2）[3]．アルテ

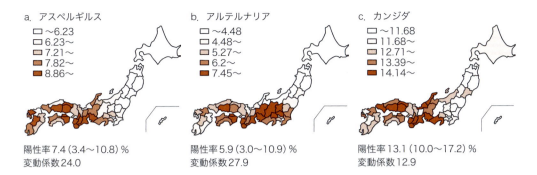

図2 わが国の大手臨床検査会社で受注した真菌特異的IgE抗体検査（内科・耳鼻咽喉科）における陽性率の地域差
(Minami T, Fukutomi Y, Inada R, et al：Regional differences in the prevalence of sensitization to environmental allergens：Analysis on IgE antibody testing conducted at major clinical testing laboratories throughout Japan from 2002 to 2011. Allergol Int **68**：440-449, 2019 より引用改変)

ルナリアのIgE抗体陽性率の地域差が最も大きく，長野県などの本州の内陸部で陽性率が高く，北海道・東北・北陸では低い．アスペルギルスの陽性率の地域差も大きく，特に紀伊半島，瀬戸内で陽性率が高く，北海道・東北では低い．カンジダに関しても地域差は認めていたが，他の真菌種に比べて地域差は小さい．

真菌感作の地域差の大きさは欧州からも報告されている．ECRHS (European Community Respiratory Health Survey) によると，20〜44歳の一般成人において，アルテルナリアおよびクラドスポリウム抽出物を用いた皮内テスト陽性者の割合は，それぞれ0.2〜14.4％，0〜11.9％と明らかな地域差がある[6]．

D ≫ 真菌IgEと種々のアレルギー病態

真菌へのIgE感作とアレルギー疾患の関係は複雑で多様である．その理由は，アレルギー疾患に関与する真菌種の多様性，真菌への曝露感作パターンの多様性に関係する．図3に主な真菌種への代表的な曝露形態とそれに関係する臨床的意義をまとめた．いくつかの前方視的な研究により屋内外の空気中で高頻度で検出される真菌種へのIgE感作が喘息発症の危険因子であることが示されている[7-9]．特にアルテルナリアへの感作と曝露は，喘息の致死的大発作との関係が指摘されている[10]．これらの現象は，屋内外環境の空気中の浮遊真菌胞子や真菌由来の蛋白質への吸入性曝露により，直接的に気道でIgE依存性の反応をきたすという病態モデルで理解されている（「アレルゲン蛋白質吸入曝露型」）（→16頁）．「アレルゲン蛋白質吸入曝露型」の病態は，ダニアレルゲンやペットアレルゲン吸入曝露による喘息発症・増悪，すなわち，一般的な気道アレルギーの病態のモデルと同一といえる．

一方で，一部の真菌種は下気道や上気道環境において腐生することが可能であ

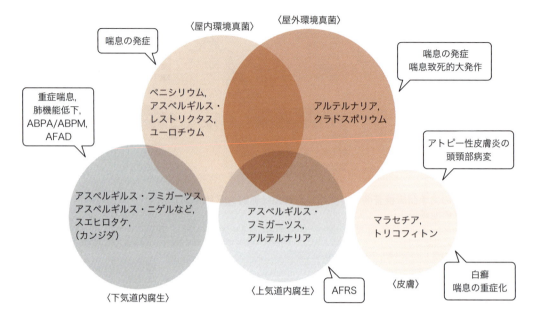

図3 真菌種と曝露経路とアレルギー疾患の関係
(福冨友馬：真菌とアレルギー疾患．アレルギー 65：113-117, 2016 より引用改変)

り（→10〜11頁），腐生した真菌に由来するアレルゲンへの曝露によりアレルギー病態が確立することがある（「気道腐生型」の病態）．「気道腐生型」病態の代表がアスペルギルス・フミガーツスによるABPAである．この真菌は屋内外環境気中に胞子として少数ながら検出されるが，その数は多くはない．しかし，高い気道腐生能力を有しており，そのために上下気道で増殖してアレルゲンを放出し，問題になる（3章1「原因真菌の特性」→44〜45頁）．アルテルナリアは胞子サイズが大きいため下気道の腐生の原因菌にはなりにくいが，上気道の腐生の原因になることがあり，アレルギー性真菌性鼻副鼻腔炎（AFRS）の原因真菌となりうる．

その他，ある種の真菌は経皮的な曝露によりIgE感作を引き起こす．マラセチアは皮膚の常在真菌であり，頭皮や顔などの脂漏部位に特に多く定着する．この真菌に対する血中特異的IgE抗体の保有がアトピー性皮膚炎の頭頸部病変と関連していると報告されている[11]．また，白癬患者は，合併アレルギー疾患の有無にかかわらずトリコフィトン血中特異的IgE抗体が陽性になると報告されている[12]．

E》 真菌IgEと喘息重症化

真菌へのIgE感作と喘息の重症化との関係も複雑で多様である．表1に文献上で記述されてきた真菌に感作された重症喘息の臨床亜型とその特徴についてまとめた．歴史的に最もよく記述されてきたのは，アルテルナリアによる喘息である．前述（→16頁）のとおり，アルテルナリア（もしくは，クラドスポリウム）

表 1　真菌に感作された重症喘息の臨床亜型と AFAD，SAFS の関係

臨床亜型名	曝露・感作	好発年齢危険因子	臨床的特徴	対処	備考	
アルテルナリア喘息	屋外浮遊真菌・真菌由来蛋白質粒子への吸入性曝露	若年アトピー型	梅雨時期の大発作（非持続性喘息）	ICS を中心とした吸入療法 患者への曝露に関する注意喚起や情報提供		Denning らによる SAFS
白癬喘息	トリコフィトン経皮曝露 浮遊トリコフィトン？	中年以降白癬の存在	ステロイド依存性持続性喘息	白癬に対する抗真菌薬投与		
気道腐生真菌による病態	アスペルギルス・フミガーツスなどの気道腐生真菌の気道内腐生	中年以降肺機能低下	重症持続性喘息 気管支拡張	抗真菌薬（？）	ABPA/ABPM 診断基準を満たさない症例	
					ABPA/ABPM 診断基準を満たす症例	

Wardlaw らによる AFAD

AFAD：allergic fungal airway disease，SAFS：severe asthma with fungal sensitization

感作は，季節性の喘息発作，特に致死的大発作との関連が指摘されてきた．この病態は，主に若年のアトピー型喘息に合併することが多い．近年増加傾向にあり問題となっている臨床亜型は ABPA/ABPM に代表される真菌の気道内腐生を背景に生じる病態である．こちらは中高年の持続性喘息に認められることが多く，気道内腐生真菌としてはアスペルギルス・フミガーツスが最も重要で，同真菌感作と喘息の重症化との関連を指摘する研究報告は多い．また，重症喘息患者は長い病歴の中で，アスペルギルス・フミガーツスなどの気道内腐生真菌に対する IgE 抗体価が陽転（非感作患者が新規感作）することも少なくない[13]．そのほかに，比較的頻度が低いが重要な臨床亜型として白癬喘息がある[14]．この病態は，ステロイド薬依存性の重症喘息で，その易感染性を背景に白癬を合併した患者がトリコフィトン（白癬菌）に IgE 感作され喘息が重症化すると報告されている．この病態には抗真菌薬による白癬の治療が有効と報告されている．

　近年，真菌への IgE 感作と喘息重症化に関連していくつかの新しい疾患・病態概念が提唱されている．2006 年に Denning らによって，重症喘息と真菌感作を示すが ABPA の基準を満たさない患者を指す用語として真菌感作重症喘息（severe asthma with fungal sensitization：SAFS）が提唱された（**図 4**）[15]．2009 年に SAFS に対して抗真菌療法が有効であることを示す報告[16]がなされた．しかし，疾患概念のうえでは，SAFS は**表 1** で示した臨床亜型の ABPA 以外を包括して表現した概念といえる．したがって，その背景にある病態も多様であるはずである．すなわち，SAFS の基準を満たす患者にはアルテルナリア喘息のように，「アレルゲン蛋白質吸入曝露型」の病態の患者を含んでいる可能性があり，その全例に抗真菌薬が効果を示すような真菌の腐生や感染が背景にあるとはいえ

4　真菌に対する IgE 感作と関連病態　　29

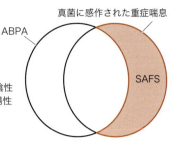

SAFSの定義[15]
・重症喘息
・浸潤影なし・気管支拡張なし
・アスペルギルスに対する血中特異的IgG抗体陰性
・いずれかの真菌に対する血中特異的IgE抗体陽性
・血清総IgE値は1,000 IU/mL未満

図4　DenningらによるSAFSの定義
上記色部分の患者のみをSAFS（severe asthma with fungal sensitization）と称する．

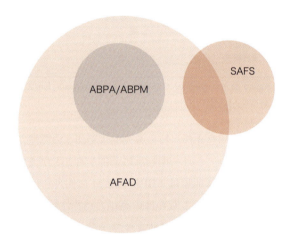

図5　AFADとSAFSやABPA/ABPMとの関係
AFAD：allergic fungal airway disease，SAFS：severe asthma with fungal sensitization
(Wardlaw, Rick EM, Pur Ozyigit L, et al：New Perspectives in the Diagnosis and Management of Allergic Fungal Airway Disease. J Asthma Allergy 14：557-573, 2021)

ない，という意味で論理的な問題点も残る．

　2015年，真菌腐生という背景病態に特化した疾患概念として，Wardlawらによりallergic fungal airway disease (AFAD) が提唱された[17, 18]．この概念は明文化された診断基準はなく，真菌の下気道における腐生とそれによる気道アレルギー疾患を指す言葉である．彼らは，下気道における耐熱性真菌の腐生とこれらの真菌に対する感作が，患者がABPA/ABPMの基準を満たさない場合でも，重症喘息，高率のX線異常，肺機能低下に関連することを強調している．したがって，AFADは，アルテルナリアやクラドスポリウムのような非耐熱性真菌由来の吸入性のアレルゲン粒子曝露によって引き起こされるものではない．また，AFADはABPA/ABPMと一部のSAFS集団を包含した概念である（図5）[18]．喀

痰等の真菌培養検査により下気道における真菌の腐生の証明を行うことが可能であるが，真菌培養の検出感度は必ずしも高くはない.

一方で，下気道にアスペルギルス・フミガーツスなどの真菌が大量に定着すると，IgE 感作がなくても慢性咳嗽や再発性胸部感染症を引き起こすことがある[19].“アスペルギルス気管支炎”と名付けられたこの病態は，真菌アレルギーの有無にかかわらず，抗真菌療法に良好な反応を示す[20].このような概念は真菌関連の重症喘息と鑑別診断として重要である.

文献

1) Tanaka J, Fukutomi Y, Shiraishi Y, et al：Prevalence of inhaled allergen-specific IgE antibody positivity in the healthy Japanese population. *Allergol Int* **71**：117-124, 2022

2) Kitahara A, Yamamoto Y, Fukutomi Y, et al：Sensitization pattern to environmental allergens in a Japanese population. *J Allergy Clin Immunol Glob* **2**：30-35, 2022

3) Minami T, Fukutomi Y, Inada R, et al：Regional differences in the prevalence of sensitization to environmental allergens：Analysis on IgE antibody testing conducted at major clinical testing laboratories throughout Japan from 2002 to 2011. *Allergol Int* **68**：440-449, 2019

4) Tanaka A, Fujiwara A, Uchida Y, et al：Evaluation of the association between sensitization to common inhalant fungi and poor asthma control *Ann Allergy Asthma Immunol* **117**：163-168, 2016（PMID：27499543）

5) Fukutomi Y, Taniguchi M：Sensitization to fungal allergens：Resolved and unresolved issues. *Allergol Int* **64**：321-331, 2015

6) Bousquet PJ, Chinn S, Janson C, et al：Geographical variation in the prevalence of positive skin tests to environmental aeroallergens in the European Community Respiratory Health Survey I. *Allergy* **62**：301-309, 2007

7) Peat JK, Tovey E, Mellis CM, et al：Importance of house dust mite and Alternaria allergens in childhood asthma：an epidemiological study in two climatic regions of Australia. *Clin Exp Allergy* **23**：812-820, 1993

8) Gent JF, Ren P, Belanger K, et al：Levels of household mold associated with respiratory symptoms in the first year of life in a cohort at risk for asthma. *Environ Health Perspect* **110**：A781-A786, 2002

9) Rosenbaum PF, Crawford JA, Anagnost SE, et al：Indoor airborne fungi and wheeze in the first year of life among a cohort of infants at risk for asthma. *J Expo Sci Environ Epidemiol* **20**：503-515, 2010

10) O'Hollaren M T, Yuninger J W, Offord K P, et al：Exposure to an aeroallergen as a possible precipitating factor in respiratory arrest in young patients with asthma. *N Engl J Med* **324**：359-363, 1991（PMID：1987459）

11) Arzumanyan VG, Serdyuk OA, Kozlova NN, et al：IgE and IgG antibodies to Malassezia spp. yeast extract in patients with atopic dermatitis. *Bull Exp Biol Med* **135**：460-463, 2003

12) Escalante MT, Sánchez-Borges M, Capriles-Hulett A, et al：Trichophyton-specific IgE in patients with dermatophytosis is not associated with aeroallergen sensitivity. *J Allergy Clin Immunol* **105**：547-551, 2000

13) Watai K, Fukutomi Y, Hayashi H, et al：De novo sensitization to Aspergillus fumigatus in adult asthma over a 10-year observation period *Allergy*. 73：2385-2388, 2018（PMID：30030925）

14) Ward GW Jr, Woodfolk JA, Hayden ML, et al：Treatment of late-onset asthma with fluconazole. *J Allergy Clin Immunol* **104**：541-546, 1999

15) Denning DW, O'Driscoll BR, Hogaboam CM, et al：The link between fungi and severe asthma：a summary of the evidence. *Eur Respir J* **27**：615-626, 2006

16) Denning DW, O'Driscoll BR, Powell G, et al：Randomized controlled trial of oral antifungal treatment for severe asthma with fungal sensitization：The Fungal Asthma Sensitization Trial（FAST）study. *Am J Respir Crit Care Med* **179**：11-18, 2009

17) Woolnough K, Fairs A, Pashley CH, et al：Allergic fungal airway disease：pathophysiologic and diagnostic considerations. *Curr Opin Pulm Med* **21**：39-47, 2015

18) Wardlaw AJ, Rick EM, Pur Ozyigit L, et al：New Perspectives in the Diagnosis and Management of Allergic Fungal Airway Disease. *J Asthma Allergy* **14**：557-573, 2021

19) Chrdle A, Mustakim S, Bright-Thomas RJ, et al：Aspergillus bronchitis without significant immunocompromise. *Ann N Y Acad Sci* **1272**：73-85, 2012

20) Ozyigit LP, Monteiro W, Rick EM, et al：Fungal bronchitis is a distinct clinical entity which is responsive to antifungal therapy. *Chron Respir Dis* **18**：1479973120964448, 2021

［福冨友馬］

第 **2** 章 ABPA/ABPMの
病態

第2章 ABPA/ABPM の病態

1

基礎疾患

ポイント

▶ ABPA/ABPM を発症しやすい基礎疾患は喘息と嚢胞性線維症である.

▶ 喘息と嚢胞性線維症はいずれも粘液線毛クリアランスが低下しており，真菌が気道に定着しやすい.

▶ 喘息だけでなく嚢胞性線維症においても，2型免疫応答をきたしやすい病態があることも ABPA/ABPM の発症に関連していると考えられる.

　　ABPA/ABPM は喘息あるいは嚢胞性線維症を基礎疾患として有する患者で発症することが多い．これらの疾患においては気道内粘液分泌が亢進して粘液線毛クリアランスが低下しており，吸入された真菌が気道に定着・増殖しやすい状態となっていることが一因と考えられる．同様に気道粘液線毛クリアランスが低下する COPD や結核後遺症患者での *Aspergillus*（アスペルギルス）感作率の上昇，ABPA 発症も報告されている[1]．シンガポール，マレーシア，スコットランドの気管支拡張症/COPD 患者を対象とした共同研究では，気管支拡張を有する患者で喀痰培養でのアスペルギルス属真菌の検出率が高く，さらに気管支拡張症患者の約 10% で ABPA を合併していた[2]．しかし，一般には気管支拡張を伴う諸疾患でインフルエンザ桿菌や緑膿菌の気道定着は高頻度であるが，ABPA/ABPM の合併をみることは稀である．これらのことから，喘息と嚢胞性線維症には粘液線毛クリアランス低下とは別に，ABPA/ABPM 発症を促す共通要因があると考えられる.

　　ABPA/ABPM は Th2 細胞をはじめとする 2 型免疫応答が高 IgE 血症と末梢血好酸球増多・好酸球性粘液栓の形成に重要な役割を果たしていると考えられ，同様に 2 型免疫応答が主にかかわる喘息を背景に ABPA/ABPM を発症することは不思議ではない．一方，嚢胞性線維症は複数のチャネルやトランスポーターを制御する cystic fibrosis transmembrane conductance regulator（*CFTR*）遺伝子異常によって生じる疾患であり，2 型免疫応答には一見かかわっていないように思える．しかし，*CFTR* ノックアウトマウスにアスペルギルス抽出物を感作・曝露すると野生型マウスよりも強い IgE 産生をきたすことが知られていた[3]．この作用には気道上皮細胞と Th2 細胞両方の *CFTR* が関与しており，例えばノックアウトマウスでは *Alternaria*（アルテルナリア）抽出物刺激による気道上皮細胞からの IL-33 産生が亢進するとともに，IL-33 刺激に対する Th2 細胞からの 2

型サイトカイン産生が増加している[4]. 現在，囊胞性線維症の治療薬として CFTR モジュレーターが上市されているが，この薬剤を使用した際には実際に血清総IgE値が低下することが示されており[5]，粘液線毛クリアランス低下に加え，2型免疫応答をきたしやすい病態があることがABPA/ABPM発症につながると考えられる．

文献

1) Agarwal R, Hazarika B, Gupta D, et al：Aspergillus hypersensitivity in patients with chronic obstructive pulmonary disease：COPD as a risk factor for ABPA？ *Med Mycol* **48**：988-994, 2010（PMID：20370368）
2) Tiew PY, Lim AYH, Keir HR, et al：High Frequency of Allergic Bronchopulmonary Aspergillosis in Bronchiectasis-COPD Overlap. *Chest* **161**：40-53, 2022（PMID：34364870）
3) Allard JB, Poynter ME, Marr KA, et al：Aspergillus fumigatus generates an enhanced Th2-biased immune response in mice with defective cystic fibrosis transmembrane conductance regulator. *J Immunol* **177**：5186-5194, 2006（PMID：17015704）
4) Cook DP, Thomas CM, Wu AY, et al：Cystic fibrosis reprograms airway epithelial IL-33 release and licenses IL-33-dependent inflammation. *Am J Respir Crit Care Med* **207**：1486-1497, 2023（PMID：36952660）
5) Mehta AM, Lee I, Li G, et al：The impact of CFTR modulator triple therapy on type 2 inflammatory response in patients with cystic fibrosis. *Allergy Asthma Clin Immunol* **19**：66, 2023（PMID：37525180）

［浅野浩一郎］

第2章　ABPA/ABPM の病態

真菌の定着

ポイント

▶ 原因真菌はアスペルギルス属が多く，次いでスエヒロタケ，稀にペニシリウム，黒色真菌で病態が形成される．

▶ ABPA/ABPM の原因真菌となりうるアスペルギルス属真菌やスエヒロタケは，生きたまま下気道まで到達して定着し，ヒトの体温下で発芽することができる．

▶ 真菌は分生子/胞子の形態で下気道まで吸入され，そこで発芽して菌糸をだすことで定着する．

▶ 菌糸がアレルゲンや免疫活性化分子を発現・分泌することで，ABPA/ABPM の病態が形成される．

ABPA/ABPM の原因真菌となるのは多様な空中浮遊真菌のうち，*Aspergillus fumigatus*（アスペルギルス・フミガーツス）およびその他のアスペルギルス属真菌〔*A. flavus*（アスペルギルス・フラブス）など〕が大多数を占める[1]．その他に，*Penicillium*（ペニシリウム），黒色真菌，真正担子菌の一部〔スエヒロタケ（*Schizophyllum commune*）など〕が稀に ABPM 病態を形成する[2]．屋外空中浮遊真菌として最も優位な *Cladosporium*（クラドスポリウム）属やアルテルナリア属が原因真菌となることはない．ABPA/ABPM の発症には原因真菌が気道に生菌として定着し，気道内で発芽・生育することが必須であり，それが可能な真菌のみが原因真菌となるからである．そのためには真菌分生子が小さく（< 5 μm），かつヒトの体温下で発芽可能であることが必要である．

糸状菌は厳しい環境でも生存可能な分生子/胞子（conidia/spore）と，至適条件が揃った際に分生子が発芽して生じる菌糸（hyphae）との間でのライフサイクルを呈する（図1）．分生子は比較的免疫原性に乏しいが，菌糸はプロテアーゼなど抗原・アレルゲンとして作用しうる分子や，βグルカンなどの免疫活性化作用をもつ分子を多く発現あるいは分泌する．死菌の菌糸断片でも気道内に吸入されればさまざまな免疫応答を誘導し，喘息などのさまざまな免疫アレルギー性気道疾患を引き起こす[3-5]．

真菌が生きたまま下気道内に到達するには菌糸は大きすぎるため，真菌の気道内定着にはまず第1段階として分生子が吸入されることが必要となる．ABPA/ABPM の原因真菌となるアスペルギルス属やペニシリウム属の分生子は3〜6 μm 大の球形であり，下気道まで容易に到達しうる．スエヒロタケの分生子のサイズも 3〜4×1〜1.5 μm と小型である．一方，アルテルナリア属の分生子は25〜

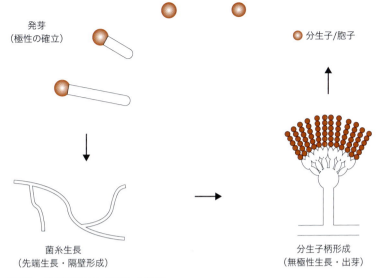

図 1 糸状菌のライフサイクル
糸状菌はサイズの小さい分生子/胞子 (conidia/spores) の形で吸入されると，下気道の温度・湿度が至適条件である真菌は発芽して菌糸 (hyphae) を形成する．胞子の状態では被覆されていたβグルカンなどの pattern-associated molecular pattern (PAMP) は菌糸で露出し，免疫応答を誘導する．

60×3〜3.5 μm，クラドスポリウム属の分生子は15〜25×7〜10 μm と大きい．

第2段階として気道に到達した分生子が発芽して菌糸を形成し，生体側の免疫応答を惹起することが病態形成に必要である．クラドスポリウム属など一般的な真菌の至適発芽温度は18〜22℃と室温に近いため，気道内では発芽困難である．アスペルギルス属でも *Aspergillus niger*（アスペルギルス・ニゲル）の至適発芽温度は30℃前後であるが，アスペルギルス・フミガーツスの至適発芽温度は37〜42℃とヒトの体温と同程度であるため，下気道内で発芽して菌糸を形成することが容易である．スエヒロタケの至適発芽温度も30〜35℃である．上記の理由から，アスペルギルス属真菌，特にアスペルギルス・フミガーツスや，スエヒロタケは ABPA/ABPM の原因真菌となりやすい[6,7]．

文献

1) Tiew PY, Lim AYH, Keir HR, et al：High Frequency of Allergic Bronchopulmonary Aspergillosis in Bronchiectasis-COPD Overlap. *Chest* **161**：40-53, 2022（PMID：34364870）
2) Cook DP, Thomas CM, Wu AY, et al：Cystic fibrosis reprograms airway epithelial IL-33 release and licenses IL-33-dependent inflammation. *Am J Respir Crit Care Med* **207**：1486-1497, 2023（PMID：36952660）
3) Fukutomi Y, Taniguchi M：Sensitization to fungal allergens：Resolved and unresolved issues. *Allergol Int* **64**：321-331, 2015（PMID：26433528）
4) Portnoy JM, Williams PB, Barnes CS：Innate immune responses to fungal allergens. *Curr Allergy Asthma Rep* **16**：62, 2016（PMID：27520938）
5) Ueki S, Fukutomi Y, Miyabe Y, et al：Allergic fungal diseases in the upper and lower airways. *Eur Respir Monogr* **95**：119-140, 2022
6) Araujo R, Rodrigues AG：Variability of germinative potential among pathogenic species of Aspergillus. *J Clin Microbiol* **42**：4335-4337, 2004（PMID：15365039）
7) Imtiaj A, Jayasinghe C, Lee GW, et al：Physicochemical requirement for the vegetative growth of Schizophyllum commune collected from different ecological origins. *Mycobiology* **36**：34-39, 2008（PMID：23997605）

［浅野浩一郎］

第2章 ABPA/ABPM の病態

3 真菌アレルギー

ポイント

▶ ABPA/ABPM では真菌に対するⅠ型アレルギーとⅢ型アレルギーが関与するが, Ⅲ型アレルギーが病態形成にどうかかわるかは不明である.

▶ 真菌に対するⅠ型アレルギーの強さは, 個体のアトピー素因, 真菌が定着しやすい気道病変・微小環境の存在, 真菌の種類によって規定される.

▶ ABPA/ABPM では気道局所の3次リンパ組織で IgE が産生されるために, 病勢と血清総 IgE 値が相関している可能性がある.

　ABPA/ABPM の病態においては, IgE を介するⅠ型アレルギーと IgG や IgM を介するⅢ型アレルギーが関与しているとされる. このうちⅢ型アレルギーを反映する真菌特異的 IgG/沈降抗体は真菌の気道定着を反映していると考えられ, 日本人 ABPA 症例 106 例の因子分析においても, アスペルギルス・フミガーツス特異的 IgG/沈降抗体と喀痰・気道洗浄液中のアスペルギルス・フミガーツス培養とは同じ群(真菌コンポーネント)に分類される(図1)[1]. しかし, IgG や IgM を介するⅢ型アレルギーが ABPA/ABPM の病態形成にどのように関与しているかについてはわかっていない.

　一方, Ⅰ型アレルギーを反映するアスペルギルス・フミガーツス特異的 IgE と高 IgE 血症はダニ特異的 IgE とともに, IgG/沈降抗体とは別の群(アレルギーコンポーネント)に分類される(図1)[1]. 真菌以外の吸入アレルゲン(ダニ, ネコ皮屑, ゴキブリ)に感作されている ABPA 患者では, そうでない患者と比較してアスペルギルス・フミガーツス特異的 IgE 抗体価, 血清総 IgE 値ともに有意に高値を呈しており, 真菌アレルギーも他のアレルゲンへの感作と同様に個体のアトピー素因を強く反映していると考えられる[1]. さらにアトピー素因以外にも先述の CFTR 遺伝子変異などの個体要因が真菌アレルギーを規定していると想定される[2,3].

　しかし同時に, 真菌アレルゲンと他の吸入アレルゲンとでは感作の自然経過に重要な違いがあることがわが国での研究から明らかとなってきた. 10 年以上にわたって通院中の成人喘息患者の血清中のアレルゲン特異的 IgE 抗体価の経時変化を調べたところ, ダニなどの一般的な吸入アレルゲンへの感作率および特異的 IgE 抗体価はほとんど変化しないのに対して, アスペルギルス・フミガーツス特異的 IgE 抗体の陽性率は 8.6%から 31%まで増加していた[4]. このような喘息発症後のアスペルギルス・フミガーツス感作をきたしやすいリスク因子を検討する

> **アレルギーコンポーネント**
> ダニ IgE 抗体価，アスペルギルス IgE 抗体価，血清総 IgE 値，肺湿潤影

> **好酸球・粘液栓コンポーネント**
> 末梢血好酸球数，粘液栓，HAM，中枢性気管支拡張

> **真菌コンポーネント**
> アスペルギルス培養陽性，アスペルギルス沈降抗体陽性，高齢発症

図1　ABPA の臨床像を形成する 3 つのコンポーネント

と，低肺機能や高用量の吸入ステロイド薬使用などが関与していることが示された[4]．この研究は，真菌が定着しやすい気道病変・環境の存在下では新たな真菌感作が生じることを示唆している．

ABPA/ABPM に特徴的な強い IgE 免疫応答（高 IgE 血症）を規定する因子として，すでに述べたアトピー素因，真菌の気道定着に加えてもう 1 つ重要と考えられるのが原因真菌種である．ABPA 症例と比較して，スエヒロタケ ABPM 症例では必ずしも高 IgE 血症を呈さない症例があることが知られていた．真菌培養でスエヒロタケ陽性の ABPM 症例を検討した場合，ABPA 症例と比較して血清総 IgE 値に違いは認められなかったが，アスペルギルス・フミガーツス特異的 IgE 抗体陰性のスエヒロタケ ABPM 症例では同抗体陽性のスエヒロタケ ABPM 症例あるいは ABPA 症例と比べて有意に血清 IgE 値が低値であった[5]．マウスに各種の真菌分生子を反復腹腔内投与した際の血清 IgE 値を検討した研究では，アスペルギルス・フミガーツスは他のアスペルギルス属真菌や糸状菌と比べてきわめて強い IgE 産生誘導能をもっていることが示されており[6]，これが ABPA における高 IgE 血症の要因の 1 つとなっていると考えられる．

ABPA/ABPM における高 IgE 血症のもう 1 つの特徴は，経口ステロイド薬治療によって速やかに血清総 IgE 値が低下し，再燃によって増加することであり，このような現象は他の IgE 関連アレルギー疾患ではみられない．マウスでのアスペルギルス抗原への反復経気道曝露は気道における 3 次リンパ組織（inducible bronchus-associated lymphoid tissues：iBALT）の誘導を促すことが知られており[7]，IgE 産生が気道局所で生じているために病勢と血清総 IgE 値がよく相関する可能性がある．

文献

1) Okada N, Yamamoto Y, Oguma T, et al：Allergic bronchopulmonary aspergillosis with atopic, nonatopic, and sans asthma-Factor analysis. *Allergy* **78**：2933-2943, 2023（PMID：37458287）

2) Agarwal R, Khan A, Aggarwal AN, et al：Link between CFTR mutations and ABPA：a systematic review and meta-analysis. *Mycoses* **55**：357-365, 2012（PMID：21999194）

3) Kanaujia R, Arora A, Chakrabarti A, et al：Occurrence of cystic fibrosis transmembrane conductance regulator gene mutations in patients with allergic bronchopulmonary Aspergillosis complicating asthma. *Mycopathologia* **187**：147-155, 2022（PMID：35430640）

4) Watai K, Fukutomi Y, Hayashi H, et al：De novo sensitization to Aspergillus fumigatus in adult asthma over a

10-year observation period. *Allergy* **73** : 2385-2388, 2018 (PMID : 30030925)

5) Oguma T, Ishiguro T, Kamei K, et al : Clinical characteristics of allergic bronchopulmonary mycosis caused by Schizophyllum commune. *Clin Transl Allergy* **14** : e12327, 2024 (PMID : 38282191)

6) Vincent M, Percier P, De Prins S, et al : Investigation of inflammatory and allergic responses to common mold species : Results from in vitro experiments, from a mouse model of asthma, and from a group of asthmatic patients. *Indoor Air* **27** : 933-945, 2017 (PMID : 28370571)

7) Ichikawa T, Hirahara K, Kokubo K, et al : CD103^{hi} T$_{reg}$ cells constrain lung fibrosis induced by CD103^{lo} tissue-resident pathogenic CD4 T cells. *Nat Immunol* **20** : 1469-1480, 2019 (PMID : 31591568)

［浅野浩一郎］

第2章　ABPA/ABPMの病態

4 気管支内の好酸球性粘液栓形成

ポイント

▶ 好酸球に富むきわめて粘稠な粘液栓が形成され，気管支を外側に圧排することで中枢性気管支拡張が形成される．

▶ 粘稠な好酸球性粘液栓形成には，ムチンの重合，凝固系活性化によるフィブリンの析出，ETosisをきたした好酸球から放出されたクロマチン線維が寄与している．

▶ 人工的にETosisをきたした好酸球凝集体は疎水性，高いCT値，高い粘弾性を呈し，ABPA/ABPM患者の気道内粘液栓の物性とよく一致する．

　ABPA/ABPMの病理学的変化としては中枢性気管支拡張（central bronchiectasis）が重視されてきたが，これはまず気管支内に好酸球に富むきわめて粘稠な粘液栓が形成され，炎症によって脆弱化した気道壁を外側に圧排することによって形成される．同様に粘液栓が既存構造を偏位・変形させる現象は，副鼻腔内への真菌腐生に伴って生じるアレルギー性真菌性鼻副鼻腔炎においても認められ，副鼻腔周囲の骨構造までもが変形する．

　このような好酸球性粘液栓の特性が生じるうえで3つの機序がかかわっている．第1の機序は粘液分子であるムチンの重合である．気道上皮細胞におけるアニオントランスポーター，ペンドリン（pendrin）の発現はIL-13によって亢進するが，それに伴い血中のチオシアン酸イオン（SCN⁻）が気道腔内に移送される[1]．これと好酸球ペルオキシダーゼ（EPO）が反応して次亜チオシアン酸（HOSCN）となり，ムチンにジスルフィド結合を生じさせることで重合体を形成する[1]．第2の機序は気管支の血管透過性の亢進と凝固系の活性化である．活性化好酸球の細胞表面に発現する組織因子（tissue factor）が外因系の凝固カスケードを活性化し，粘液栓内にフィブリンが析出することが想定されている[2]．

　第3の，おそらく最も重要な機序は，好酸球のETosisである[3]．もともと，ETosisは好中球が核内のクロマチン線維（neutrophil extracellular traps：NETs）とともに顆粒蛋白を放出し，殺菌作用を発揮するメカニズムとして報告された（しばしばNETosisと呼ばれる）．好酸球も活性化に伴い，クロマチン線維（eosinophil extracellular traps：EETs）を放出する．このとき好酸球顆粒はそのまま放出されるため，通常染色では，単に崩壊した細胞と不明瞭な核，粒状の好酸球顆粒として観察される．免疫染色では，細胞外に放出されたDNAと，EETsのマーカーであるシトルリン化ヒストンH3が共在する様子が確認できる

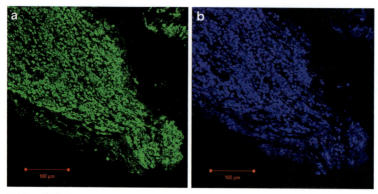

図1 粘液栓のEETs
a：シトルリン化ヒストンH3
b：DNA
ABPAの粘液栓の切片をシトルリン化ヒストンH3で蛍光免疫染色を行った．粘液栓内の崩壊した好酸球のDNAと一致する．

（図1）．ETosisを起こした好酸球はABPA/ABPMだけでなく，好酸球性副鼻腔炎，好酸球性中耳炎などの粘液にも認められる．EETsはアスペルギルス・フミガーツスに対する殺真菌作用を欠いており，これが気道での腐生に寄与しているものと考えられる．

DNAは巨大な重合体であり，粘弾性を有している．好酸球が放出するEETsは，DNAがヒストンを保持したクロマチン構造をとることで，NETsに比較すると太く，DNA分解酵素からも安定な性質を有する．粘液内では好酸球がETosisをきたし，しばしば凝集した構造をとっている．in vitroでETosisをきたした好酸球の凝集体は，肉眼的に茶白色を呈し，疎水性を有しており含水率が低く，高いCT値を示す．この粘弾性をレオメーターで定量的に測定すると，実際の好酸球性粘液と同等の粘弾特性を示す．このような凝集した好酸球の特徴的な物性は，臨床的な病態をよく反映している[4]．また，粘液栓内でしばしば認められるCharcot-Leyden結晶は，古典的な好酸球性炎症の傍証として知られていたが，この形成機構にもETosisが寄与している[5]．Charcot-Leyden結晶の存在は気道炎症を増幅し，粘液の粘性も亢進させる可能性が提唱されている[6]．

文献

1) Dunican EM, Elicker BM, Gierada DS, et al：Mucus plugs in patients with asthma linked to eosinophilia and airflow obstruction. *J Clin Invest* **128**：997-1009, 2018（PMID：29400693）
2) Takabayashi T, Tanaka Y, Susuki D, et al：Increased expression of L-plastin in nasal polyp of patients with nonsteroidal anti-inflammatory drug-exacerbated respiratory disease. *Allergy* **74**：1307-1316, 2019（PMID：30479022）
3) Muniz VS, Silva JC, Braga YAV, et al：Eosinophils release extracellular DNA traps in response to Aspergillus fumigatus. *J Allergy Clin Immunol* **141**：571-585 e7, 2018（PMID：28943470）
4) Miyabe Y, Fukuchi M, Tomizawa H, et al：Aggregated eosinophils and neutrophils characterize the properties of mucus in chronic rhinosinusitis. *J Allergy Clin Immunol* 2024（PMID：38181841）
5) Ueki S, Tokunaga T, Melo RCN, et al：Charcot-Leyden crystal formation is closely associated with eosinophil extracellular trap cell death. *Blood* **132**：2183-2187, 2018（PMID：30154112）
6) Persson EK, Verstraete K, Heyndrickx I, et al：Protein crystallization promotes type 2 immunity and is reversible by antibody treatment. *Science* **364**：eaaw4295, 2019（PMID：31123109）

［浅野浩一郎・植木重治］

第 **3** 章 ABPA/ABPMの
原因真菌

第3章　ABPA/ABPM の原因真菌

1 原因真菌の特性

ポイント

▶ ABPA/ABPM の原因真菌の特性として分生子の大きさ，至適発芽温度が重要であることが推測されている．

▶ ABPM の原因真菌としては，真正担子菌（キノコ類）の一種であるスエヒロタケが多い．

ABPA/ABPM の原因真菌は *Aspergillus fumigatus*（アスペルギルス・フミガーツス）をはじめ *Aspergillus*（アスペルギルス）属の占める割合が 90%以上と圧倒的に多い[1]．一方，Tanaka らの健常人の吸入アレルゲン感作の検討では，4 種類の真菌の感作率が検討され，*Alternaria*（アルテリナリア），アスペルギルス，*Penicillium*（ペニシリウム），*Cladosporium*（クラドスポリウム）の順に感作が認められた[2]．また，ABPA/ABPM の predisposing condition（背景疾患）とされる[3]気管支喘息での真菌感作の検討においても，アスペルギルスへの感作はほかの真菌に比し高率であったが〔*Candida*（カンジダ）を除く〕，アルテリナリア，クラドスポリウムなどほかの真菌と比し大きな差はなかった（**表1**）[4,5]．しかしながら，気管支喘息で高頻度で感作が確認されたアルテリナリア，クラドスポリウムなどによる ABPM の頻度はむしろ稀である．

では，ABPA/ABPM を惹起しうる真菌の特性は何だろうか？

ABPA/ABPM の粘液栓では多数の好酸球とともに真菌菌糸が検鏡で観察され，培養で真菌が検出される．ABPA/ABPM の病態形成において「真菌の下気道での腐生」は重要であるとされ[6]，検鏡・培養での真菌の検出は診断基準にも加えられている[7]．

アスペルギルスは分生子の大きさが 3〜6 μm と小さく下気道への侵入が容易であることが予測される[6]．一方，アルテリナリア，クラドスポリウムなどは分生子の大きさがそれぞれ 25〜60×3〜3.5 μm，15〜25×7〜10 μm と大きく，下気道への侵入は容易ではない[6]．さらに，通常，真菌は 20℃程度が発芽に適していると言われているが，アスペルギルスはヒト体温である 37℃前後でも発芽しうる，下気道での腐生に適した性質を有している[6]．一方，後述のようにわが国で ABPM の原因真菌として検出頻度の高い真正担子菌の一種であるスエヒロタケも，アスペルギルス同様に分生子のサイズは小さく，また比較的高温でも成育できることから，下気道での腐生には適している[8]．アスペルギルスの腐生の分子メカニズムに関しては ZNF77 などの遺伝子の関与が近年報告されている

表1　真菌感作喘息における真菌感作率

Tanaka ら[4] n=160	(%)
アスペルギルス・フミガーツス	34
Alternaria alternata （アルテリナリア・アルテルナータ）	22
Candida albicans （カンジダ・アルビカンス）	76
Cladosporium herbarum （クラドスポリウム・ヘルバルム）	17
Penicillium chrysogenum （ペニシリウム・クリソゲナム）	22
Mucor racemosus （ムコール・ラセモサス）	24
Trichophyton rubrum （トリコフィトン・ルブルム）	28

が，真菌間のメカニズムの相違を含め，十分検討されておらず，不明な点が多い[9]．

さて，ABPA/ABPM を惹起しうる真菌の特性は気道への侵入とそこでの腐生以外にもあるだろうか？

アスペルギルスはほかの真菌（アルテリナリア，ペニシリウム，カンジダ）に比し高いプロテアーゼ活性を有し，その高いプロテアーゼ活性を介して気道上皮細胞に直接作用し，気道粘液産生に関連するムチン産生（*MUC5AC* 遺伝子発現）を強く誘導することが報告されている[10]．この報告ではアルテリナリア，ペニシリウム，カンジダには同様の現象は認められず，アスペルギルスにのみ顕著に認められた．このアスペルギルスにのみ顕著に認めた粘液過分泌作用は，ABPA/ABPM の主病態である気管支内粘液栓の形成への関与が推測される．なお，同様に ABPM の原因真菌となりうるスエヒロタケのプロテアーゼ活性に関してはこれまで同様の検討の報告はない．さらに，アスペルギルスを含め真菌は Toll-like receptor (TLR)-4 の発現調節，グリオトキシンによる貪食細胞の機能抑制など，宿主からの排除を促す攻撃を免れるしくみを多く備えている[11]．しかし，これらの機能の ABPA/ABPM の病態への関与，真菌間の相違などは明らかにされていない．

文献

1) Oguma T, Taniguchi M, Shimoda T, et al：Allergic bronchopulmonary aspergillosis in Japan：A nationwide survey. *Allergol Int* **67**：79-84, 2018（PMID：28546015）

2) Tanaka J, Fukutomi Y, Shiraishi Y, et al：Prevalence of inhaled allergen-specific IgE antibody positivity in the healthy Japanese population. *Allergol Int* **71**：117-124, 2022（PMID：34481729）

3) Agarwal R, Sehgal IS, Muthu V, et al：Revised ISHAM-ABPA working group clinical practice guidelines for diagnosing, classifying, and treating allergic bronchopulmonary aspergillosis/mycoses. *Eur Respir J* **63**：2400061, 2024（PMID：38423624）

4) Tanaka A, Fujiwara A, Uchida Y, et al：Evaluation of the association between sensitization to common inhalant fungi and poor asthma control. *Ann Allergy Asthma Immunol* **117**：163-168 e161, 2016（PMID：27499543）

5) Masaki K, Fukunaga K, Matsusaka M, et al：Characteristics of severe asthma with fungal sensitization. *Ann Allergy Asthma Immunol* **119**：253-257, 2017 (PMID：28801088)

6) Asano K, Kamei K, Hebisawa A：Allergic bronchopulmonary mycosis-pathophysiology, histology, diagnosis, and treatment. *Asia Pac Allergy* **8**：e24, 2018 (PMID：30079302)

7) Asano K, Hebisawa A, Ishiguro T, et al：New clinical diagnostic criteria for allergic bronchopulmonary aspergillosis/mycosis and its validation. *J Allergy Clin Immunol* **147**：1261-1268 e5, 2021

8) Imtiaj A, Jayasinghe C, Lee GW, et al：Physicochemical requirement for the vegetative growth of Schizophyllum commune collected from different ecological origins. *Mycobiology* **36**：34-39, 2008 (PMID：23997605)

9) Gago S, Overton NLD, Ben-Ghazzi N, et al：Lung colonization by Aspergillus fumigatus is controlled by ZNF77. *Nat Commun* **9**：3835, 2018 (PMID：30237437)

10) Oguma T, Asano K, Tomomatsu K, et al：Induction of mucin and MUC5AC expression by the protease activity of Aspergillus fumigatus in airway epithelial cells. *J Immunol* **187**：999-1005, 2011 (PMID：21685325)

11) Liu F, Zeng M, Zhou X, et al：Aspergillus fumigatus escape mechanisms from its harsh survival environments. *Appl Microbiol Biotechnol* **108**：53, 2024 (PMID：38175242)

［小熊　剛］

第3章 ABPA/ABPMの原因真菌

2 原因真菌種に関する これまでの報告

ポイント

▶「喀痰培養で検出された真菌＝原因真菌」「特異的 IgE 陽性の真菌＝原因真菌」とは限らない．同時あるいは異時的に複数菌種が原因真菌として関与する可能性もある．

　ABPA の原因真菌（**表1**）としてアスペルギルス・フミガーツスが最も多い．ほかに *Aspergillus flavus*（アスペルギルス・フラブス），*Aspergillus niger*（アスペルギルス・ニゲル）などが多いとされるが，報告により多少の相違がある．インドではアスペルギルス・フラブスによる ABPA が多いとする報告があるが[1]，わが国の第2回全国調査 2020 年ではアスペルギルス・フミガーツスに次いでアスペルギルス・ニゲルが喀痰・気管支鏡検体の真菌培養で多く検出され，アスペルギルス・フラブスの検出は少数にとどまっていた（**表2**）．なお，糸状菌の多くは地中や植物に付着して生息しているため，その分布は気候や土壌の影響が大きく，ある程度の地域差が生じていることが推測される．一般に，アスペルギルス属以外の ABPM の原因真菌種に関するまとまったデータはきわめて少ない．このなかでは Chowdhary らが世界各国で発表された症例報告を文献検索により渉猟，解析した報告が最も大規模なものと思われるが，この報告によると *Candida albicans*（カンジダ・アルビカンス），黒色真菌（*Bipolaris* 属）および真正担子菌であるスエヒロタケ（**図1**）の上位3菌種で 84％を占め，以下，他の黒色真菌やアスペルギルス以外の糸状菌，一部の酵母が並んでいる[2]．

　カンジダ・アルビカンスを原因真菌とした ABPM 症例報告の内訳をみるとインドが 47.1％と約半数を占め，以下，日本（16.3％），米国（13.8％），オーストラリア（7.3％），フランス（6.9％），アイルランド（3.1％）となっている．このような極端な地域差は，「ABPM をどう診断するか」「ABPM の原因真菌をどう規定するか」に関する認識の違いが関与していると思われる．

　上記論文が報告された当時は ABPM の診断基準が存在しておらず，分離された菌が原因真菌であるか否かの判断はさらに難しい．「B ABPA/ABPM の原因真菌判定における問題点」で後述する ABPM 原因真菌としてのカンジダの問題点を勘案して Chowdhary らの論文からカンジダ・アルビカンスを除いて計算すると，黒色真菌（*Bipolaris* 属）31％，スエヒロタケ 28％，黒色真菌（*Curvularia* 属）9％，その他 32％となる[2]．これをまとめると黒色真菌（40％）＞真正担子菌（28％），その他 32％という順となった．ただし，この報告に記載されている

表1 これまでに知られている ABPA/ABPM の主な原因真菌

アスペルギルス
   Aspergillus fumigatus（アスペルギルス・フミガーツス）
   Aspergillus niger（アスペルギルス・ニゲル）
   Aspergillus flavus（アスペルギルス・フラブス）
黒色真菌
   クラドスポリウム
   Curvularia
   アルテルナリア
   Bipolaris
   Stemphylium lanuginosum
   Scedosporium apiospermum
   Eurotium herbariorum
真正担子菌
   Schizophyllum commune（スエヒロタケ）
   Bjerkandera adusta（ヤケイロタケ）
その他の糸状菌
   Pseudallescheria boydii
   Rhizopus oryzae（接合菌）
   Fusarium vasinfectum
   ペニシリウム
   Mucor
   Cordyceps farinosa
酵母
   Candida albicans（カンジダ・アルビカンス）
   Saccharomyces cerevisiae
   Trichosporon beigelii

表2 本邦の第1回および第2回全国調査における喀痰/気管支鏡検体からの真菌の検出

培養真菌	第1回全国調査	第2回全国調査	
	喀痰検体/ 気管支鏡検体 n=213, n（%）	喀痰検体 n=324, n（%）	気管支鏡検体 n=288, n（%）
	n（%）	n（%）	n（%）
糸状菌	155（73）	110（34）	132（46）
アスペルギルス属	126（59）	78（24）	91（32）
アスペルギルス・フミガーツス	71（33）	41（13）	58（20）
アスペルギルス・ニゲル	14（7）	11（3）	12（4）
アスペルギルス・フラブス	2（1）	3（1）	5（2）
その他のアスペルギルス属	39（18）	23（7）	19（6）
その他の糸状菌			
スエヒロタケ	12（6）	33（10）	41（14）
ペニシリウム属	4（2）	13（4）	6（2）
Curvularia 属	1（0）	2（1）	0（0）
その他	6（3）	9（3）	2（1）

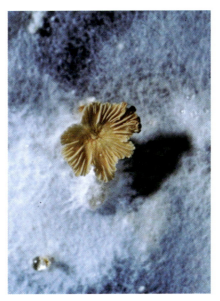

図1　スエヒロタケのコロニー
写真のコロニーには子実体（いわゆるキノコの傘，basidiocarp）が形成されているが，通常の培養で子実体が見られることはきわめて少なく，通常は何の特徴もない糸状菌に見えるため雑菌として破棄される例が多い．

真正担子菌はすべてスエヒロタケであった．

A ≫ わが国におけるABPA/ABPMの原因真菌

　わが国における第2回ABPA/ABPM全国調査は，ABPMも診断可能なAsanoらのABPA/ABPM診断基準[3]に基づき行われたはじめての大規模な症例調査であった．この調査における解析可能な全379症例の喀痰/気管支鏡検体の真菌培養検査の検討では第1回全国調査同様にアスペルギルス・フミガーツスに続いてスエヒロタケが高頻度に検出された（**表2**）．気管支鏡を用いた粘液栓からの真菌の検出は病変部からのものであり，より診断的価値は高いと考えられる．なお，喀痰から多彩な真菌が検出されていたが，複数の真菌の検出が喀痰では14例（5%），気管支鏡検体では9例（3%）でみられた．また，ABPA/ABPMの粘液栓において真菌は決して真菌感染症のように多数増殖しているわけではない．そのため，粘液栓からの真菌培養での検出は，至適な培養条件の設定の難しさもあり，決して容易ではない．粘液栓の真菌培養でスエヒロタケが検出できなかったものの，次世代シークエンサーによる網羅的真菌叢解析でアスペルギルス・フミガーツスとスエヒロタケの両者が検出された症例が報告されている[4]（10章症例10「環境因子曝露によって増悪したABPA/ABPM」を参照➡241頁）．薬剤耐性を検討するうえで培養検査の有用性は揺るがないが，次世代シークエンサーなどの培養以外の真菌検出法も今後の課題であろう．

B》》 ABPA/ABPM の原因真菌判定における問題点

「ABPA/ABPM の原因真菌の判定をどうするか？」というのは ABPA/ABPM を診療するうえで非常に重要である．しかし，原因真菌と判定できる明確な基準は存在しない．

原因真菌に関する情報は，①真菌特異的 IgE 抗体/皮膚反応陽性（I型アレルギー），②真菌特異的 IgE/沈降抗体陽性（III型アレルギー），③喀痰/気管支鏡検体からの真菌検出，④真菌抗原曝露試験陽性が挙げられる．④に関しては陽性基準が確立しておらず，ごく一部の施設でのみしか施行されておらず，①〜③で判断することがほとんどであろう．しかしながら，どの項目が陽性であれば原因真菌といえるか明確ではない．Asano らの診断基準で上記3つが揃えば3点合算して診断点数に追加できるように[3]，すべての項目が同一の真菌で合致すれば原因真菌として概ね問題ないだろう．一方，喀痰から検出された真菌と血清学的に確認された真菌に対するアレルギー反応が合致しない症例があり[1,5]，また，前述のように複数の真菌が真菌培養で検出されることもある．

2024 年の ISHAM の ABPA ワーキンググループ（ISHAM2024）で改訂された ABPM の診断基準ではアスペルギルス・フミガーツス特異的 IgE が陰性であることを前提に喀痰からは2回以上，気管支鏡検査では1回，同一真菌が検出されることに加えて，気道から検出された真菌に対する特異的 IgE 陽性（または即時型皮膚反応）が証明されることを必須としている[6]．また，ISHAM2024 診断基準においては真菌特異的 IgE 抗体/皮膚反応陽性は原因真菌と認定する際の必要条件とされているが，血清学的検査が困難である場合はアスペルギルス・フミガーツス特異的 IgE 抗体が陰性であること，一貫した真菌の検出，血清総 IgE 値 $\geqq 500 \, \text{IU/mL}$，末梢血好酸球数増多，および ABPM に特徴的な胸部画像所見を満たせば，便宜的に ABPM と診断してよいとしている．

しかし，ISHAM2024 における ABPM の診断基準についてはまだ十分検証されているとはいえない．例えば ABPM 診断の前提条件とされた「アスペルギルス・フミガーツス特異的 IgE 抗体が陰性」はわが国のスエヒロタケ ABPM 29 症例中 10 例しか満たしておらず，19 例でアスペルギルス特異的 IgE が陽性であった．

また，喀痰・粘液栓から複数の真菌が検出される症例，経時的に異なる真菌が検出される症例も報告されている[5]．これらの症例では，複数の真菌が同時あるいは異時的に原因真菌として関与している可能性も示唆される．一方で，環境真菌の混入による偽陽性（特に喀痰の場合）や真菌間の交差反応性による血清学的検査偽陽性の可能性にも十分留意する必要がある．

なお，特にカンジダ・アルビカンスの場合，口腔内常在菌として喀痰には高頻度で混入しているうえ，健常人の抗体陽性率もきわめて高い．このため，気管支喘息患者の喀痰から同菌が分離され，さらにこれに対する IgE/IgG 抗体が血清中に確認されている症例であっても，ABPM と診断するには慎重さが必要である．カンジダ・アルビカンスによる ABPM とされている報告例のうち，病態を

正しく反映している症例がどの程度含まれているかは疑問が残ることを改めて強調しておく.

文献

1) Sehgal IS, Choudhary H, Dhooria S, et al：Prevalence of sensitization to Aspergillus flavus in patients with allergic bronchopulmonary aspergillosis. *Med Mycol* **57**：270-276, 2019（PMID：29566248）
2) Chowdhary A, Agarwal K, Kathuria S, et al：Allergic bronchopulmonary mycosis due to fungi other than Aspergillus：a global overview. *Crit Rev Microbiol* **40**：30-48, 2014（PMID：23383677）
3) Asano K, Hebisawa A, Ishiguro T, et al：New clinical diagnostic criteria for allergic bronchopulmonary aspergillosis/mycosis and its validation. *J Allergy Clin Immunol* **147**：1261-1268 e5, 2021（PMID：32920094）
4) Okada N, Oguma T, Shiraishi Y, et al：Repeated exacerbation by environmental exposure and spontaneous resolution of allergic bronchopulmonary mycosis. *J Allergy Clin Immunol Pract* **9**：558-560.e1, 2021（PMID：32853818）
5) Matsuse H, Tsuchida T, Fukahori S, et al：Dissociation between sensitizing and colonizing fungi in patients with allergic bronchopulmonary aspergillosis. *Ann Allergy Asthma Immunol* **111**：190-193, 2013（PMID：23987194）
6) Agarwal R, Sehgal IS, Muthu V, et al：Revised ISHAM-ABPA working group clinical practice guidelines for diagnosing, classifying, and treating allergic bronchopulmonary aspergillosis/mycoses. *Eur Respir J* **63**：2400061, 2024（PMID：38423624）

［小熊　剛］

第3章　ABPA/ABPM の原因真菌

3 代表的な原因菌種

ポイント

▶ABPA/ABPM の代表的な原因菌種としてアスペルギルス・フミガーツス，スエヒロタケが挙げられる．

A »» *Aspergillus fumigatus* （アスペルギルス・フミガーツス）

　アスペルギルス属は世界各地の土壌，空中，穀物をはじめとする食品など生活環境から高頻度に分離され，ペニシリウム属と並んで最も普遍的な真菌の1つである．そのなかには，アフラトキシン，オクラトキシンなどの重要なマイコトキシンを生産する菌種や食品の事故原因菌として食品衛生上問題となる菌種もある．一方で，日本をはじめとする東アジアでは，真菌は古くから味噌，醤油，酒など発酵食品の製造に使用されている．

　アスペルギルス属はこれまでに200種以上が報告され，このうち50種余りにおいて真菌症原因菌としての報告がある[1]．病原菌として最も重要な菌種はアスペルギルス・フミガーツスであり，アスペルギルス症の原因の約70％を占めている．

　アスペルギルス・フミガーツスのコロニーの色調は濃緑色〜青緑色となり，連鎖する分生子の集合体である分生子頭は密な円柱状である．菌糸側面から形成される分生子柄の表面は滑面で，分生子形成構造の総称であるアスペルジラは，分生子形成細胞であるフィアライドが単列に並ぶ．分生子柄は気中に伸長し，その先端部分である頂嚢は大型のフラスコ形となり，頂嚢の上部1/2にフィアライドを形成する．分生子の形状は球形で，その表面には刺状突起を有する．

　分類学的研究が進展し，アスペルギルス・フミガーツスとは形態的には類似するが，分子系統的に識別可能な隠蔽種として *A. felis*（アスペルギルス・フェリス），*A. lentulus*（アスペルギルス・レントゥラス），*A. udagawae*（アスペルギルス・ウダガワエ），*A. pseudoviridinutans*（アスペルギルス・シュードビリジニュータンス）などが報告された．これらの種は，かつては分生子の形成が悪い白色のコロニーとなるアスペルギルス・フミガーツスと考えられていたが，分子系統学的解析により現在では別種とされている（図1）．これらもアスペルギルス症の原因菌となる．これらはアスペルギルス症の第一選択薬であるアゾール系抗真菌

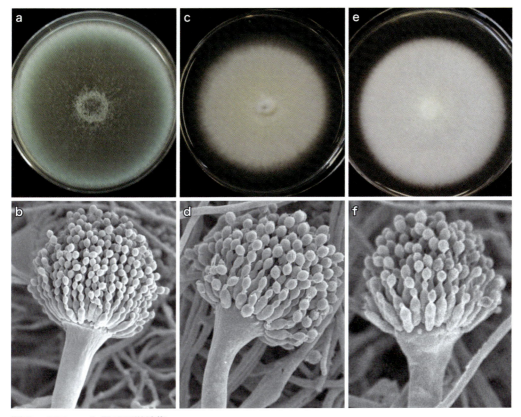

図1 コロニーと電子顕微鏡像
a, b：アスペルギルス・フミガーツス
c, d：アスペルギルス・レントゥラス（隠蔽種）
e, f：アスペルギルス・ウダガワエ（隠蔽種）
形態的な相違はほとんどないが，隠蔽種では一般的に分生子形成が悪い．

薬に対する感受性がアスペルギルス・フミガーツスとは異なり，原因菌種の正確な同定が臨床上必要である．隠蔽種のABPA/ABPM原因菌としての正式な報告はまだ見られないものの，その原因となると考えられる．

B ≫ その他のアスペルギルス属

　アスペルギルス・フミガーツス以外のアスペルギルス症原因菌種として頻度が高いものは *A. flavus*（アスペルギルス・フラブス），*A. niger*（アスペルギルス・ニゲル），*A. terreus*（アスペルギルス・テレウス）などである．

　アスペルギルス・フラブスのコロニーの色調は黄緑色〜緑色となり，分生子頭は放射状〜緩い円柱状である．分生子柄の表面は粗面で，アスペルジラはフィアライドのみ単列に形成されるものとフィアライドとメトレ（フィアライドの基部）が2列に形成されるものが混在する．頂嚢の形状は亜球形〜フラスコ形となり，頂嚢の上部1/2〜2/3にフィアライドを形成する．分生子の形状は球形〜亜球形で，その表面には刺状突起を有し，茶色〜黒色の菌核（菌糸が集合して形成

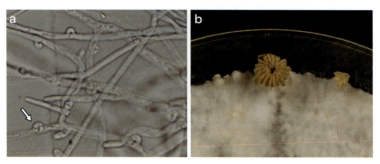

図2　スエヒロタケ
a：クランプ・コネクション（かすがい連結）（⇨）
b：実験的に寒天平板上で形成させた子実体

される固い球形の塊）を形成することがある．

　アスペルギルス・ニゲルのコロニーの色調は黒色となり，分生子頭は放射状〜分岐した複数の円柱状である．分生子柄の表面は滑面である．アスペルジラは2列からなり，頂嚢の形状は球形〜亜球形となり，頂嚢の全体にフィアライドを形成する．分生子の形状は球形で，その表面に刺状突起を有する．

　アスペルギルス・テレウスのコロニーの色調は黄褐色〜赤褐色となり，分生子頭は密な円柱状である．分生子柄の表面は滑面で，アスペルジラは2列からなり，頂嚢の形状は半球形，頂嚢の2/3にフィアライドを形成する．分生子の形状は球形で，その表面は滑面である．

　インドからはABPM患者よりアスペルギルス・フラブスが最も頻度が高く分離されたとの報告がなされている[2]．ABPM原因菌種の頻度や内訳は気候・風土といった環境の違いによる地域差がある可能性もある．

C ≫ *Schizophyllum commune*（スエヒロタケ）[3]

　世界中に広く分布し，土壌，空気中から分離される．わが国ではABPA/ABPM原因菌としてアスペルギルス属に次いで第二位を占める．本菌の胞子あるいは菌糸，子実体（キノコ）の断片を吸入した場合に菌が気道内で生育し定着すると考えられるが，その詳細は不明である．

　単一担子胞子に由来する一次（1核）菌糸体，あるいは一次菌糸体の交配後に発生する二次（2核）菌糸体が分離され，頻度は前者が高い．一次菌糸体のコロニーは，白色，灰白色，あるいは淡黄褐色を呈し，扁平〜綿状となり，菌苔が縦に裂けやすい．本菌種は一次あるいは二次菌糸体と交配（対峙培養）して2核化し，子実体を発生しないと形態的には同定できない．二次菌糸体のコロニーは，白色，灰白色，あるいは淡黄褐色を呈し，フェルト状〜綿状となり，菌苔は強固である．また，その菌糸にはクランプ・コネクション（かすがい連結）と呼ばれる構造が認められる．培養を続けると，小さな扇形で裏面にひだがあり表面には繊毛状の毛をもつ子実体を発生することがある（図2）．子実体の柄は短いが，

鹿の角状に分岐して，各先端に小子実体を発生する場合もある．最高生育温度は37〜42℃である．

文献 --

1) de Hoog GS, Guarro J, Gené J, et al：Genus：Aspergillus. In：Atlas of clinical fungi. The ultimate benchtool for diagnostics 4th ed. pp638-749. Foundation Atlas of Clinical Fungi. Hilversum. 2020.

2) Sehgal IS, Choudhary H, Dhooria S, et al：Prevalence of sensitization to Aspergillus flavus in patients with allergic bronchopulmonary aspergillosis. Med Mycol 57：270-276, 2019 (PMID：29566248)

3) de Hoog GS, Guarro J, Gené J, et al：Genus：Schizophyllum. In：Atlas of clinical fungi. The ultimate benchtool for diagnostics 4th ed. pp266-269. Foundation Atlas of Clinical Fungi. Hilversum. 2020.

［矢口貴志・豊留孝仁］

第 **4** 章 ABPA/ABPMの
疫学

第4章 ABPA/ABPM の疫学

1 アスペルギルス・フミガーツス感作率

ポイント

▶ 成人喘息患者におけるアスペルギルス・フミガーツス感作率はメタ解析で25%，住民対象調査で16%とされている．

▶ わが国においても成人喘息患者におけるアスペルギルス・フミガーツス感作率は約10〜33%であり，健常者の感作率（1.8%）より明らかに高い．

▶ 囊胞性線維症患者でのアスペルギルス・フミガーツス感作率はメタ解析で約36〜41%とさらに高い．

成人喘息患者における *Aspergillus fumigatus*（アスペルギルス・フミガーツス）感作率に関しては，2023年に73研究をまとめたメタ解析のデータが発表されている[1]．これによると，感作率は研究によって1.6%から73%まで大きなばらつきがあり，これは喘息の重症度，対象集団（住民対象調査か通院患者調査か，診療所か高次機能病院か，など），検査手法（プリックテスト，皮内テスト，特異的IgE抗体価検査）などの影響によると考えられる．全研究を統合すると感作率は25.1%であった[1]．住民対象調査としては2005〜2006年の米国NHANES調査（8,336名）[2]とインドの4.3万人を対象とした調査[3]があり，前者では390名の成人喘息患者中66名（16.9%）が，後者では348名中57名（16.4%）が特異的IgE抗体陽性と報告されている．

わが国からの報告としては，独立行政法人国立病院機構相模原病院，昭和大学病院，および多施設共同研究（KEIO-SARP）から成人喘息患者のデータが報告されており，アスペルギルス・フミガーツス感作率はそれぞれ10%，33.8%，11%であった[4-6]．ただし，相模原病院で長期通院中の喘息患者でのアスペルギルス・フミガーツス特異的IgE抗体陽性率を経時的に追跡した研究では，当初8.6%であった陽性率が中央値19年を経過した段階では31%まで上昇しており，特に重症喘息患者および非アトピー型喘息患者において通院中の新規感作がみられやすいなど，喘息の重症度や罹病期間によって感作率が変わってくる可能性がある[7]．喘息患者に限定されているわけではないが，内科・耳鼻科領域から大手臨床検査会社に依頼されたアスペルギルス・フミガーツス特異的IgE抗体検査5,792件においては，陽性率は7.4%であり，地域別にみると北海道，東北，信州地域で感作率が低い傾向がみられた[8]．これらの喘息・アレルギー疾患患者におけるアスペルギルス・フミガーツス感作率は，日本赤十字社に献血した20〜59歳の健常者での感作率1.8%と比較して明らかに高い[9]．

小児喘息患者についてはメタ解析されたデータがないが，先述の 2005～2006 年の米国 NHANES 調査では小児喘息患者 351 名中 82 名 (23.4%) で特異的 IgE 抗体陽性であり[2]，成人喘息患者と同等あるいは頻度が高いと思われる．

　囊胞性線維症患者におけるアスペルギルス・フミガーツス感作率に関しては，2015 年に 41 研究をまとめたメタ解析が発表されており，成人で 36.1%，小児で 41.6% といずれも喘息患者における感作率よりもさらに高い結果となっている[10]．

文献

1) Agarwal R, Muthu V, Sehgal IS, et al：Prevalence of Aspergillus sensitization and allergic bronchopulmonary aspergillosis in adults with bronchial asthma：A systematic review of global data. *J Allergy Clin Immunol Pract* **11**：1734-1751 e3, 2023 (PMID：37088374)

2) Arroyave WD, Rabito FA, Carlson JC：The relationship between a specific IgE level and asthma outcomes：results from the 2005-2006 National Health and Nutrition Examination Survey. *J Allergy Clin Immunol Pract* **1**：501-508, 2013 (PMID：24565622)

3) Soundappan K, Muthu V, Dhooria S, et al：Population prevalence of allergic bronchopulmonary aspergillosis in asthma：An epidemiological study of 43,261 participants from North India. *Clin Exp Allergy* **53**：777-780, 2023 (PMID：36808646)

4) Fukutomi Y, Taniguchi M：Sensitization to fungal allergens：Resolved and unresolved issues. *Allergol Int* **64**：321-331, 2015 (PMID：26433528)

5) Tanaka A, Fujiwara A, Uchida Y, et al：Evaluation of the association between sensitization to common inhalant fungi and poor asthma control. *Ann Allergy Asthma Immunol* **117**：163-168 e1, 2016 (PMID：27499543)

6) Masaki K, Fukunaga K, Matsusaka M, et al：Characteristics of severe asthma with fungal sensitization. *Ann Allergy Asthma Immunol* **119**：253-257, 2017 (PMID：28801088)

7) Watai K, Fukutomi Y, Hayashi H, et al：De novo sensitization to Aspergillus fumigatus in adult asthma over a 10-year observation period. *Allergy* **73**：2385-2388, 2018 (PMID：30030925)

8) Minami T, Fukutomi Y, Inada R, et al：Regional differences in the prevalence of sensitization to environmental allergens：Analysis on IgE antibody testing conducted at major clinical testing laboratories throughout Japan from 2002 to 2011. *Allergol Int* **68**：440-449, 2019 (PMID：31036486)

9) Tanaka J, Fukutomi Y, Shiraishi Y, et al：Prevalence of inhaled allergen-specific IgE antibody positivity in the healthy Japanese population. *Allergol Int* **71**：117-124, 2022 (PMID：34481729)

10) Maturu VN, Agarwal R：Prevalence of Aspergillus sensitization and allergic bronchopulmonary aspergillosis in cystic fibrosis：systematic review and meta-analysis. *Clin Exp Allergy* **45**：1765-1778, 2015 (PMID：26177981)

［浅野浩一郎］

第4章 ABPA/ABPM の疫学

2

ABPA 有病率

ポイント

▶ 成人喘息患者における ABPA 発症率はメタ解析で 7.9%（インド以外），16.8%（インド）とされている．

▶ 小児発症喘息患者が小児期に ABPA を発症することは稀であるが，成人後には発症しうる．

▶ 日本人の ABPA 患者の 20%前後は喘息等の基礎疾患なしに発症する．

　成人喘息患者における ABPA の有病率については，2013 年に発表された Denning らの総説がしばしば引用されてきた[1]．その際には中国，アイルランド，ニュージーランド，サウジアラビア，南アフリカからの報告に基づいて 0.7～3.5%（平均 2.5%）とされている一方，インドの 4 つの報告では 5.2～20.5%（平均 10.1%）と突出して高いとされていた[1]．2023 年に 47 研究をまとめたメタ解析のデータが発表され，やはりインドでの有病率は 16.8%，インド以外の国での有病率は 7.9%と明らかにインドで高いという結果となった[2]．前述のインドにおける住民対象調査では喘息患者における ABPA の有病率は 5.7%，アスペルギルス・フミガーツス感作喘息における ABPA 有病率は 35%であった[3]．わが国での ABPA の有病率については報告がないが，国立病院機構相模原病院通院中の喘息患者でアスペルギルス・フミガーツス特異的 IgE 抗体陽性例についてアスペルギルス・フミガーツス沈降抗体を測定したところ，喘息患者の 1.5%で IgE・沈降抗体とも陽性であったとされている．一般的な ABPA 症例における沈降抗体陽性率 72%から考えると推定 ABPA 有病率は 2.1%となる．

　小児喘息患者においては，アスペルギルス・フミガーツスへの感作率は成人患者とほぼ同程度であるにもかかわらず，ABPA を小児期に発症することは稀である．わが国での全国調査では 16 歳未満での発症例はみられなかった[4]．米国での小児喘息患者 64 例の検討でも，アスペルギルス・フミガーツス感作率が 33%であったにもかかわらず，ABPA 症例は 1 例もみられていない[5]．ただし，小児発症喘息であっても成人後に発症することは珍しくない．成人発症喘息，好酸球性副鼻腔炎，NSAIDs-exacerbated respiratory disease（N-ERD，いわゆるアスピリン喘息），好酸球性多発血管炎性肉芽腫症，慢性好酸球性肺炎なども同様に，成人のみに発症し好酸球性気道炎症や末梢血好酸球増多をきたすことから，それらを総称して成人発症好酸球性気道疾患（adult-onset eosinophilic airway diseases）という概念が提唱されており，ABPA/ABPM もそのなかの１つである[6]．やはり例外はインドであり，コントロール不良喘息小児の 11〜26％でABPA を合併したと報告されている[7,8]．

　囊胞性線維症患者における ABPA 有病率については 2015 年のメタ解析で 45 研究が検討されており，小児で 8.9％，成人で 10.1％とされている[9]．喘息と異なり，小児でも発症する点が大きな特徴である．囊胞性線維症における ABPA 診断基準においては，末梢血好酸球増多症や好酸球性粘液栓は含まれておらず，その意味で疾患概念が喘息患者における ABPA と少し異なる可能性もある．

　日本人では囊胞性線維症の原因となる *CFTR* 変異が稀であるため，ABPA 患者の多くは喘息を背景に発症する．しかし，喘息等の基礎疾患のない ABPA（ABPA sans asthma）も存在し，日本における第１回全国調査（2013，n＝358）[4] では 19％，第２回全国調査（2020，n＝350）では 18％（未発表データ），単施設研究（n＝53）[10] では 21％，ABPA/ABPM 研究班による多施設共同前向き登録研究（n＝106）[11] では 25％が先行する基礎疾患を認めなかった．ABPA sans asthma はインドでの単施設後ろ向き研究で ABPA の 7％，中国の単施設後ろ向き研究でも 7％であったと報告されている[12,13]．

文献

1) Denning DW, Pleuvry A, Cole DC：Global burden of allergic bronchopulmonary aspergillosis with asthma and its complication chronic pulmonary aspergillosis in adults. *Med Mycol* **51**：361-370, 2013（PMID：23210682）
2) Agarwal R, Muthu V, Sehgal IS, et al：Prevalence of Aspergillus sensitization and allergic bronchopulmonary aspergillosis in adults with bronchial asthma：A systematic review of global data. *J Allergy Clin Immunol Pract* **11**：1734-1751 e3, 2023（PMID：37088374）
3) Soundappan K, Muthu V, Dhooria S, et al：Population prevalence of allergic bronchopulmonary aspergillosis in asthma：An epidemiological study of 43,261 participants from North India. *Clin Exp Allergy* **53**：777-780, 2023（PMID：36808646）
4) Oguma T, Taniguchi M, Shimoda T, et al：Allergic bronchopulmonary aspergillosis in Japan：A nationwide survey. *Allergol Int* **67**：79-84, 2018（PMID：28546015）
5) Vicencio AG, Santiago MT, Tsirilakis K, et al：Fungal sensitization in childhood persistent asthma is associated with disease severity. *Pediatr Pulmonol* **49**：8-14, 2014（PMID：23401301）
6) Asano K, Ueki S, Tamari M, et al：Adult-onset eosinophilic airway diseases. *Allergy* **75**：3087-3099, 2020（PMID：33040364）
7) Singh M, Das S, Chauhan A, et al：The diagnostic criteria for allergic bronchopulmonary aspergillosis in children with poorly controlled asthma need to be re-evaluated. *Acta Paediatr* **104**：e206-209, 2015（PMID：25620428）
8) Kumari J, Jat KR, Lodha R, et al：Prevalence and risk factors of allergic bronchopulmonary aspergillosis and Aspergillus sensitization in children with poorly controlled asthma. *J Trop Pediatr* **66**：275-283, 2020（PMID：31580457）
9) Maturu VN, Agarwal R：Prevalence of Aspergillus sensitization and allergic bronchopulmonary aspergillosis in cystic fibrosis：systematic review and meta-analysis. *Clin Exp Allergy* **45**：1765-1778, 2015（PMID：34481729）
10) Tanimoto H, Fukutomi Y, Yasueda H, et al：Molecular-based allergy diagnosis of allergic bronchopulmonary aspergillosis in Aspergillus fumigatus-sensitized Japanese patients. *Clin Exp Allergy* **45**：1790-1800, 2015（PMID：26118958）
11) Okada N, Yamamoto Y, Oguma T, et al：Allergic bronchopulmonary aspergillosis with atopic, nonatopic, and sans asthma-Factor analysis. *Allergy* **78**：2933-2943, 2023（PMID：37458287）
12) Muthu V, Sehgal IS, Prasad KT, et al：Allergic bronchopulmonary aspergillosis（ABPA）sans asthma：A distinct subset of ABPA with a lesser risk of exacerbation. *Med Mycol* **58**：260-263, 2020（PMID：31111905）
13) Zeng Y, Xue X, Cai H, et al：Clinical characteristics and prognosis of allergic bronchopulmonary aspergillosis：A retrospective cohort study. *J Asthma Allergy* **15**：53-62, 2022（PMID：35046669）

［浅野浩一郎］

第 5 章 ABPA/ABPMの診断

第5章 ABPA/ABPM の診断

1 ABPA の臨床像

ポイント

▶ わが国の ABPA 症例は基礎疾患としての喘息を発症していない症例が約 20% 存在し，50 歳以降の発症が 2/3 を占める．

▶ 咳嗽，喀痰，喘鳴，発熱，胸痛，血痰，倦怠感などの症状を認めるが，無症状の症例も存在する．

▶ わが国の ABPA 臨床像はアレルギーコンポーネント，好酸球コンポーネント，真菌コンポーネントの 3 つのコンポーネントにより規定され，難治例ではアレルギーコンポーネントスコアが高い症例が多い．

A ≫ 基礎疾患

　ABPA の基礎疾患として喘息と囊胞性線維症が知られているが，近年さまざまな肺疾患を基礎に発症する症例が報告されている．

▶ 1) 気管支喘息

　既存の診断基準では喘息の合併は診断項目の 1 つとしてとり上げられており，わが国の第 1 回全国調査 (2013 年) の ABPA 症例においても約 80% が喘息を合併していた[1,2]．気管支喘息患者における ABPA の有病率は約 10%[3]，重症例でその頻度が高いと報告されている[4]．一方，Asano らの ABPA/ABPM 臨床診断基準[5]を満たす症例を対象とした第 2 回全国調査における ABPA 症例の検討では GINA (Global Initiative for Asthma) ガイドライン 2022 の治療ステップ 3 以下の軽～中等症の喘息症例が約 40%，AMED 研究班前向き登録研究では約半数を占め，軽～中等症の喘息症例にも ABPA が少なからず認められることが示唆された[2]．なお，喘息の診断から ABPA の診断までの期間は 10～30 年程度と報告によってばらつきがあるが，第 2 回全国調査 (2020 年) では中央値で 18 年，AMED 研究班前向き登録研究では中央値で 27 年であった (表1)[2]．

▶ 2) 喘息非合併 ABPA (ABPA sans asthma)

　ABPA のなかには喘息を含めて基礎疾患を伴わない症例も存在し[6]，わが国の第 1 回全国調査 (2013 年) および AMED 研究班前向き登録研究では約 20% の症例で喘息の合併を認めなかった[1,2]．これまでに喘息非合併 ABPA は喘息合併

表1　わが国における ABPA の実態

	第 1 回全国調査 n=358	第 2 回全国調査 n=327
性別　（女性）	57%	58%
ABPA 発症年齢*	57 歳	64 歳
喘息合併	81%	81%
喘息発症年齢*	37 歳	43 歳
喘息発症から ABPA 発症までの期間*	14 年	18 年
喘息の治療ステップ** (1-2/3/4/5), %	24/30/28/17	22/19/29/18
臨床症状		
発熱	—	19%
喀痰	—	69%
粘液栓の喀出	—	23%
血痰	—	6%
喘鳴	—	42%
呼吸困難	—	34%
無症候	—	9%

*中央値，**Global Initiative for Asthma 2022

ABPA と比較し呼吸機能の低下が軽度である，増悪頻度が少ないなどの特徴が報告されている[2,6]．AMED 研究班前向き登録研究の比較では既報と同様に呼吸機能の低下が軽度であったほか，喀痰培養の *Aspergillus*（アスペルギルス）属の検出率が高いなどの特徴があった（**表2**）．

▶ 3) その他

　囊胞性線維症は海外では喘息と並ぶ背景疾患としてとり上げられているが[7]，わが国ではきわめて稀であり，本項では割愛する．また，インドより慢性閉塞性肺疾患（COPD）[8]や気管支拡張症[9]を基盤に発症した ABPA も報告されている．2024 年の ISHAM2024 からの提言では喘息，囊胞性線維症，COPD，気管支拡張症が predisposing condition として挙げられた[10]．

B ≫ 性別・発症年齢

　ABPA 患者の性別に関しては，男女ほぼ同数との報告が多い．わが国の検討では女性がわずかに優位であることが報告されている[1]．第 2 回全国調査における ABPA 症例の検討でもほぼ同様の結果であった（**表1**）．喘息に合併する ABPA の小児発症は稀であり，ほぼ全例で 15 歳以降に発症するが，囊胞性線維症に合併する ABPA は 10 歳代前半でも発症する．従来のインドなどからの報告では 30 歳代での発症が多いとされていたが[11]，わが国の第 1 回全国調査（2013 年）の検討では発症年齢の中央値が 57 歳であり，50 歳以降の発症例が 2/3 を占め

1　ABPA の臨床像　　65

表2 前向き登録研究における非喘息合併ABPAと喘息合併ABPAの比較

	非喘息合併ABPA n=25	喘息合併ABPA n=81	p値
性別（女性）	56%	41%	0.24
ABPA発症年齢*	64歳	60歳	0.10
血清学的検査			
末梢血好酸球数（/μL）*	986	989	0.94
血清総IgE値（IU/mL）*	2,100	2,375	0.67
アスペルギルス特異的IgE値（U_A/mL）*	6.2	14.6	0.37
アスペルギルス沈降抗体／アスペルギルス特異的IgG抗体陽性	76%	66%	0.22
胸部画像所見			
粘液栓	96%	89%	0.45
中枢性気管支拡張	67%	67%	0.99
high attenuation mucus	64%	54%	0.49
喀痰培養のアスペルギルス属陽性	67%	34%	<0.01
呼吸機能検査			
%予測努力肺活量*	94%	99%	0.28
%予測1秒量*	95%	77%	0.03
1秒率*	77%	68%	0.01

*中央値

（Okada N, Yamamoto Y, Oguma T, et al：Allergic bronchopulmonary aspergillosis with atopic, nonatopic, and sans asthma-Factor analysis. Allergy 78：2933-2943, 2023 より改変）

ていた[1]．また，第2回全国調査（2020年）のABPA症例の検討でも発症年齢中央値は64歳，50歳以降の発症が82%を占め，第1回全国調査の結果が再現され，わが国のABPA症例の特徴と考えられた（表1）．

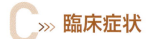

臨床症状

　咳嗽，喀痰，喘鳴などの既存の気管支喘息に類似した（関連した）症状のほか，発熱，胸痛，血痰，倦怠感などの症状を認める．粘液栓の喀出はABPAの特徴的な症状として知られているが，その頻度は31〜69%程度であり決して高くはない[12]．また，約10〜20%に無症状で画像所見などにより診断される症例が存在し，これは喘息非合併ABPAであり，より多い傾向がある[2]．

　本症はステロイド薬，抗真菌薬などによる治療にもかかわらず，増悪を認めることが知られている（7章3「増悪・長期予後」→169頁）．長期的に増悪を認めない症例が存在する一方で，一部の症例では線維化・嚢胞化など肺の荒廃，ひいては呼吸不全に至り，顕著な呼吸器症状を呈する症例も存在する．

表 3　わが国の ABPA 症例のフェノタイプ

	クラスター 1 n=97	クラスター 2 n=117	クラスター 3 n=135
性別　(女性)	33%	72%	61%
ABPA 発症年齢[*]	47 歳	62 歳	72 歳
喘息の合併	88%	86%	70%
末梢血好酸球数 (/μL)[*]	1,250	1,103	1,006
血清総 IgE (IU/mL)[*]	4,695	524	3,320
high attenuation mucus	29%	47%	45%

[*]中央値. 第 1 回全国調査 (2013) で，中枢性気管支拡張または中枢気管支粘液栓が胸部 CT で確認されたアスペルギルスに対する I 型アレルギー反応陽性例 349 例を ABPA 症例 (ABPA-central bronchiectasis) として対象とした.
(Asano K, Oguma T：Allergic bronchopulmonary aspergillosis/mycosis：An allergic disease or an eosinophilic disease? Intern Med Sep 4, 2024 より改変)

D »» ABPA フェノタイプ，臨床コンポーネント

▶ 1) ABPA フェノタイプ

　本症は軽微な粘液栓のみでほとんど無症状の症例から囊胞・線維化による肺の荒廃・呼吸不全に至る症例まで多彩な臨床像を呈する．そこで ABPA のフェノタイプを同定するため，第 1 回全国調査 (2013 年) の ABPA 349 症例を対象にクラスター解析を行った (**表 3**)[13]．3 つのクラスターが同定され，クラスター 1 は中年発症，男性優位のクラスターであり，末梢血好酸球数，血清総 IgE がいずれも高値で，従来の報告[11]と臨床像が類似した集団であった．一方，残り 2 つのクラスターは高齢発症で女性優位であり，特にクラスター 2 は他の 2 つのクラスターや従来の報告より血清総 IgE 値が低値であった．このような従来の報告[11]と性別・年齢分布などが異なるクラスターの存在が，わが国の ABPA 症例の臨床像[1]と諸外国での従来の報告[11]との隔たりをもたらした一因として考えられる．

▶ 2) 臨床コンポーネント

　AMED 研究班前向き登録研究では，わが国の ABPA は発症時にほとんどの症例で末梢血好酸球数の上昇を認める一方で，血清総 IgE 値においては症例間のばらつきが大きかった．ABPA の発症年齢はアトピー素因 (ダニ，ネコ，ゴキブリのいずれかの特異的 IgE 値が 0.70 U$_A$/mL 以上) を有する症例ほど若年であり，血清総 IgE 値とアスペルギルス・フミガーツス特異的 IgE 値，ダニ特異的 IgE 値の間で強い正の相関が認められた．これらの診断時の臨床像のデータを使用し因子分析を行った[2]結果，ABPA の臨床像は 3 つのコンポーネントにより規定されることが判明し，われわれはそれぞれアレルギーコンポーネント，好酸球コン

1　ABPA の臨床像　　67

表4　ABPAの臨床コンポーネント

アレルギーコンポーネント	好酸球コンポーネント	真菌コンポーネント
ダニ特異的IgE値	末梢血好酸球数	喀痰培養にてアスペルギルス属陽性
A. fumigatus（アスペルギルス・フミガーツス）特異的IgE値	粘液栓	アスペルギルス・フミガーツス沈降抗体/アスペルギルス・フミガーツス特異的IgG抗体陽性
血清総IgE値	high attenuation mucus	ABPA発症年齢
肺野の浸潤影・すりガラス陰影		非喘息合併
男性		

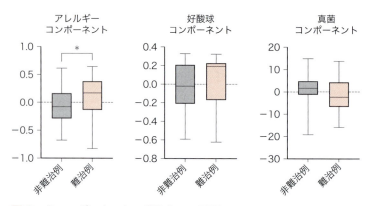

図1　各コンポーネントの難治化への影響
*p＜0.05，Okada N, Yamamoto Y, Oguma T, et al. Allergic bronchopulmonary aspergillosis with atopic, nonatopic, and sans asthma-Factor analysis. *Allergy* **78**：2933-43, 2023 より改変

ポーネント，真菌コンポーネントと命名した（表4）．各症例のアレルギーおよび真菌コンポーネントスコアはそれぞれアトピー素因，喘息合併の有無に影響される一方で，好酸球・粘液栓コンポーネントスコアはアトピー素因，喘息合併の有無によらず一定しており，ABPA発症の基本病態と考えられた．われわれはさらにそれぞれのスコアがABPAの予後に与える影響について検討した結果，6か月の治療で臨床寛解に至らない，あるいは寛解後1年以内に増悪する難治例は有意にアレルギーコンポーネントスコアが高いことがわかった（図1）．これらの結果より，各コンポーネントの評価は予後予測や生物学的製剤の選択など治療の個別化に有用である可能性が示唆された．

文献

1) Oguma T, Taniguchi M, Shimoda T, et al：Allergic bronchopulmonary aspergillosis in Japan：A nationwide survey. *Allergol Int* **67**：79-84, 2018（PMID：28546015）
2) Okada N, Yamamoto Y, Oguma T, et al：Allergic bronchopulmonary aspergillosis with atopic, nonatopic, and

sans asthma-Factor analysis. *Allergy* **78**：2933-2943, 2023（PMID：37458287）

3) Agarwal R, Muthu V, Sehgal IS, et al：Prevalence of Aspergillus sensitization and allergic bronchopulmonary aspergillosis in adults with bronchial asthma：A systematic review of global data. *J Allergy Clin Immunol Pract* **11**：1734-1751.e3, 2023（PMID：37088374）

4) Agarwal R：Allergic bronchopulmonary aspergillosis. *Chest* **135**：805-826, 2009（PMID：19265090）

5) Asano K, Hebisawa A, Ishiguro T, et al：New clinical diagnostic criteria for allergic bronchopulmonary aspergillosis/mycosis and its validation. *J Allergy Clin Immunol* **147**：1261-1268.e5, 2021（PMID：32920094）

6) Muthu V, Sehgal IS, Prasad KT, et al：Allergic bronchopulmonary aspergillosis（ABPA）sans asthma：A distinct subset of ABPA with a lesser risk of exacerbation. *Med Mycol* **58**：260-263, 2020（PMID：31111905）

7) Manti S, Giallongo A, Parisi GF, et al：Biologic drugs in treating allergic bronchopulmonary aspergillosis in patients with cystic fibrosis：a systematic review. *Eur Respir Rev* **31**：220011, 2022（PMID：35896271）

8) Liu XF, Sun YC, Jin JM, et al：［Allergic bronchopulmonary aspergillosis in patients with chronic obstructive pulmonary disease：report of 3 cases］. *Zhonghua Jie He He Hu Xi Za Zhi* **36**：741-745, 2013（PMID：24433801）

9) Sehgal IS, Dhooria S, Bal A, et al：Allergic bronchopulmonary aspergillosis in an adult with Kartagener syndrome. *BMJ Case Rep* **2015**：bcr2015211493, 2015（PMID：26250371）

10) Agarwal R, Sehgal IS, Muthu V, et al：Revised ISHAM-ABPA working group clinical practice guidelines for diagnosing, classifying, and treating allergic bronchopulmonary aspergillosis/mycoses. *Eur Respir J* **63**：2400061, 2024（PMID：38423624）

11) Agarwal R, Gupta D, Aggarwal AN, et al：Allergic bronchopulmonary aspergillosis：lessons from 126 patients attending a chest clinic in north India. *Chest* **130**：442-448, 2006（PMID：16899843）

12) Agarwal R, Chakrabarti A, Shah A, et al：Allergic bronchopulmonary aspergillosis：review of literature and proposal of new diagnostic and classification criteria. *Clin Exp Allergy* **43**：850-873, 2013（PMID：23889240）

13) Asano K, Oguma T：Allergic bronchopulmonary aspergillosis/mycosis：An allergic disease or an eosinophilic disease? Intern Med Sep 4, 2024.（PMID：39231658）

［小熊　剛・田中　淳・岡田直樹］

第5章 ABPA/ABPM の診断

2 ABPM の臨床像

> **ポイント**
> - わが国ではスエヒロタケによる ABPM が多い．
> - スエヒロタケ ABPM では喘息合併が少なく，喘息が軽症の症例が多い．
> - アスペルギルス・フミガーツス特異的 IgE 抗体の陰性/陽性によりその臨床像が異なる．

 ≫ 原因真菌

　世界で報告された ABPM の原因真菌種は *Candida albicans*（カンジダ・アルビカンス）が症例の 60％を占め，次いで *Bipolaris* 属（13％），*Schizophyllum commune*（スエヒロタケ）（11％），*Curvularia* 属（8％）であった（48 頁の**表1**を参照）[1]．この報告ではカンジダ・アルビカンスによる ABPM はほとんどがインドからの報告であり，対照的にスエヒロタケの報告の多くはわが国からのものであった．前述（➡ 50 頁）したようにカンジダ・アルビカンスによる ABPM はその存在を疑問視する声が多い．

　わが国の第 1 回全国調査（2013 年）で ABPM と臨床診断された 75 例の原因真菌としてスエヒロタケが最も多く（15 例），*Penicillium*（ペニシリウム）属 3 例，*Curvularia* 1 例であった[2]．第 1 回全国調査当時は ABPM が診断可能な確立された診断基準は存在しなかったが，その後，Asano らの ABPM の診断も可能とした ABPA/ABPM 診断基準が報告され[3]，Asano らの診断基準を満たす症例を調査した第 2 回全国調査（2020 年）では解析可能な 379 症例中アスペルギルス特異的 IgE 抗体陰性で ABPM が疑われた症例は 51 例と 13％を占めた．なお，第 2 回全国調査症例での解析可能な 324 症例の喀痰/気管支鏡検体の真菌培養検査では第 1 回全国調査同様にアスペルギルス・フミガーツスに続いてスエヒロタケが高頻度に検出された（48 頁の**表2**を参照）．

表1　ABPM と ABPM の臨床像の差[1]

	わが国での検討[#1]		Chowdhary A らのレビュー[#2]
	ABPA n=108	ABPM n=23	ABPM n=143
発症年齢[#]（年）	62	60	42
性別 女性（%）	66	70	43
喘息の既往（%）	77	44	32
好酸球[*]（/μL）	1,344	780	好酸球>1,000/μL 93%
血清総 IgE[*]（UI/mL）	2,305	1,391	1,400
真菌特異的アレルギー			
真菌特異的 IgE または皮膚反応陽性（%）	98	96	95
真菌特異的 IgG/沈降抗体 またはアルサス型皮膚反応（%）	81	35	91
胸部 CT			
肺すりガラス/浸潤影（%）	94	87	66
中枢性気管支拡張（%）	77	74	32
粘液栓（%）	78	96	NA
High attenuation mucus（%）	50	73	NA

[#]平均，[*]中央値，[#1] Asano K, Hebisawa A, Ishiguro T, et al. New clinical diagnostic criteria for allergic bronchopulmonary aspergillosis/mycosis and its validation. *J Allergy Clin Immunol* **147**：1261-1268, 2021 より改変，[#2] Chowdhary A, Agarwal K, Kathuria S. Allergic bronchopulmonary mycosis due to fungi other than Aspergillus：A global overview. *Crit Rev Microbiol* **40**：30-48, 2014 より改変

B》》 ABPM の臨床像と診断

　Asano らが報告したわが国の ABPA および ABPM と，Chowdhary らが報告した ABPM における臨床像・検査所見・画像所見の比較を**表1**に示す[1,3]．

　Chowdhary らの検討では，非アスペルギルス ABPM 症例で気管支喘息の既往を認めた患者は 32.1%のみであった[1]．増永らの 1994 年から 2009 年までにわが国で報告されたスエヒロタケによる ABPM 15 例の検討では，気管支喘息を合併しているものは 8 例であった[4]．即時型皮膚反応陽性と沈降抗体陽性はいずれの報告でも陽性率が高い．その他の項目は報告により陽性率はさまざまである．また，わが国の Asano らの真菌培養陽性の ABPA/ABPM 103 症例の解析ではアスペルギルス属のみが検出された ABPA（n=108）とアスペルギルス属以外の糸状菌が検出された非アスペルギルス属培養陽性 ABPM（n=23）の比較では，後者で喘息の既往やⅢ型アレルギー陽性率，末梢血好酸球数が低かった一方，96%と高頻度で気管支内粘液栓を認めた[3]．

　Asano らの診断基準が報告されるまでは ABPM を診断可能な診断基準がなく，ABPM は ABPA の診断基準を流用して診断されてきた．Asano らの診断基準で

は ABPM 症例であっても感度 91％で診断可能であることが報告されている[3]. Asano らの診断基準は必ずしも血清学的項目が確認できずとも ABPM が診断可能であるように作成されていることが特徴である. 2024 年，ISHAM の診断基準の改訂があり（ISHAM2024 診断基準），ABPM の診断基準が提示された[5]. 診断基準の詳細は 5 章 11「新しい ABPA/ABPM 診断基準」（➡ 131 頁）を参照いただきたいが，ISHAM2024 診断基準では ABPM を診断するうえで真菌特異的 IgE 抗体価もしくは皮内反応（もしくは沈降抗体/IgG 抗体価）など，その真菌に対するアレルギー反応の確認が必要とされている[5]. ISHAM2024 診断基準では in house での血清診断が推奨されているが，アスペルギルス以外の血清学的検査がごく一部の真菌に限られている実地臨床では大きな診断のうえの障壁となる. ただし，HAM 陽性であれば血清学的検査なしで診断可能とされている. また，アスペルギルス・フミガーツス特異的 IgE 抗体が陰性（$0.35\ kU_A/L$ 未満）であることが ABPM 診断の前提とされた. わが国の第 2 回全国調査（2020 年）に登録された ABPA/ABPM 症例で喀痰/気管支鏡検体の真菌培養でアスペルギルス属以外の糸状菌（カンジダなどは除く）のみが検出された 57 症例の非アスペルギルス属培養陽性 ABPM において 81％の症例でアスペルギルス・フミガーツス特異的 IgE 抗体が陽性であったことから（未発表データ），アスペルギルス・フミガーツス特異的 IgE 抗体陽性例を ABPM の診断から除外することには注意が必要と思われる.

ISHAM2024 診断基準では「喀痰で 2 回以上，気管支鏡検体であれば 1 回の」同一真菌検出が求められていることは肺非結核性抗酸菌症に類似している. わが国では ABPA/ABPM の診断に際し，多くの症例で気管支鏡検査が施行されているが，前述の非アスペルギルス属培養陽性 ABPM では 98％の症例で気管支鏡検査が施行されていた. ISHAM2024 診断基準の広まりとともに，今後さらに ABPA/ABPM の診断に気管支鏡が寄与する割合が増加することが推測される.

C ≫ スエヒロタケ ABPM

スエヒロタケによる ABPM は Kamei らの報告後[6]，わが国からの報告が相次ぎ，わが国の ABPM 症例の喀痰検査でスエヒロタケはアスペルギルス属に次ぐ頻度で認める. スエヒロタケは真正担子菌（いわゆるキノコ）の一種であり（49 頁の図 1 参照），極寒の一部の地域を除いた各地で発育し，わが国では全国各地の朽ち木などでみられる[7]. 本菌は培養しても特徴のない，ごく平凡な白色のコロニーを形成するため，本菌を疑わないと雑菌の混入とされてしまう可能性があるので注意が必要である.

前述のようにスエヒロタケ ABPM の報告はわが国で多いが，一方，欧米ではむしろスエヒロタケによるアレルギー性真菌性鼻副鼻腔炎の報告が多い[8]. わが国でスエヒロタケ ABPM の頻度が他国に比して高い理由は明確ではなく，Chowdhary らはわが国におけるスエヒロタケ ABPM の認知度の高さをその理

表2 スエヒロタケ ABPM と ABPA の臨床像の差

	スエヒロタケ ABPM n=30	ABPA n=46	p 値
性別　女性（%）	67	59	0.10
ABPA/ABPM 発症年齢*	59	67	0.63
喘息			
喘息の合併（%）	50	70	0.10
喘息の発症年齢*	27	32	0.94
喘息の治療ステップ（1, 2/3〜5）（%）	71/29	27/73	0.008
血液検査			
末梢血好酸球数*（/μL）	655	983	0.15
血清総 IgE 値*（UI/mL）	2,020	1,954	0.92
胸部 CT			
中枢性気管支拡張（%）	83	61	0.04
粘液栓（%）	93	87	0.47
high attenuation mucus（%）	76	54	0.14
肺すりガラス/浸潤影（%）	80	94	0.14
呼吸機能検査			
%予測努力肺活量*	94	99	0.99
%1秒量*	98	80	0.008
1秒率*（%）	77	70	0.03
予後			
再燃（%）	67	47	0.107

*中央値，#GINA 2019 治療ステップ
（Oguma T, Ishiguro T, Kamei K, et al：Clinical characteristics of allergic bronchopulmonary mycosis caused by Schizophyllum commune. *Clin Transl Allergy* 14：e12327, 2024 より作成）

由として指摘している[9].

　これまでスエヒロタケ ABPM は中年以上の女性に多く，気管支喘息を伴わないケースもしばしばみられることが報告されてきた．また症状は軽度の咳嗽・喀痰のみで，胸部画像異常から診断されるケースもある．一方で気管支内粘液栓を形成する頻度は高く，しばしば粘液栓による無気肺を認めるとされる[6,7,10]．近年の筆者らのわが国のスエヒロタケ ABPM 30 症例をまとめた報告では，ABPA 症例に比し，気管支喘息の併発が少なく，合併した喘息も軽症であった[11]．また，胸部 CT で気管支拡張や high attenuation mucus の頻度が高い傾向にあり，気道病変が高度である一方，浸潤影・すりガラス陰影や線維化・嚢胞化の頻度が低かった（**表2**）．また，本報告で興味深いことに約 66% のスエヒロタケ ABPM でアスペルギルス・フミガーツス特異的 IgE 抗体が陽性であった．アスペルギルス・フミガーツス特異的 IgE 抗体が陽性のスエヒロタケ ABPM 症例の臨床像が

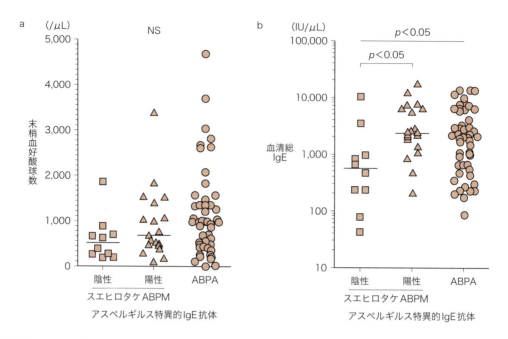

図1 スエヒロタケABPMとABPAの末梢血好酸球数（a）と血清総IgE値（b）の差
（Oguma T, Ishiguro T, Kamei K, et al：Clinical characteristics of allergic bronchopulmonary mycosis caused by Schizophyllum commune. *Clin Transl Allergy* 14：e12327, 2024 より作成）

　ABPA症例に類似する一方，アスペルギルス・フミガーツス特異的IgE抗体陰性のスエヒロタケABPMは喘息の合併頻度が30％と低く，血清総IgE値が低いなど，その臨床像はABPA症例と大きな差を認めた（図1）．

　スエヒロタケABPMでは一般臨床で使用可能な血清学的検査がないことがより診断を困難にしている．Toyotomeらは，スエヒロタケ特異的アレルゲンコンポーネントSch c 1を同定し，特異的IgE/IgG測定系を確立した[12]．前述のスエヒロタケABPM30症例では12例，13例で各々Sch c 1特異的IgE/IgG抗体が測定されていたが，その陽性率は各々92％，85％と高率であった．Sch c 1はグルコアミラーゼであり，アスペルギルス属も同様の蛋白を有しているが，Sch c 1蛋白とアスペルギルス・フミガーツスの粗抗原IgE陽性ABPA症例の血清を用いた筆者らの検討ではその交差反応性は少ないと考えられた（図2）[11]．

　スエヒロタケABPMは無治療で経過観察可能な症例や気管支鏡による粘液栓の除去のみで症状コントロールが得られる症例もみられる一方，再燃する症例も少なくない[13]．経口ステロイド薬で十分なコントロールが得られない症例・増悪例には抗真菌薬が考慮されるが，薬剤の選択に関しては一定の見解がない．これまでイトラコナゾールが使用されている報告が多いが，近年，イトラコナゾールが無効でボリコナゾールが有用であったとの報告もある[14]．

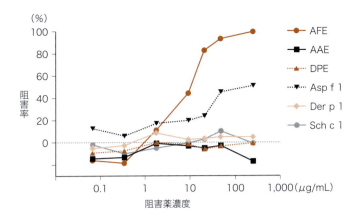

図2 アスペルギルス・フミガーツス extract とアスペルギルス・フミガーツス感作 ABPA 症例の血清（n=5）を用いた IgE 阻害アッセイ

AFE：アスペルギルス・フミガーツス抽出抗原
AAE：アルテルナリア・アルテルナータ抽出抗原
DPE：ヤケヒョウダニ抽出抗原．
（Oguma T, Ishiguro T, Kamei K, et al：Clinical characteristics of allergic bronchopulmonary mycosis caused by Schizophyllum commune. *Clin Transl Allergy* **14**：e12327, 2024 より作成）

文献

1) Chowdhary A, Agarwal K, Kathuria S, et al：Allergic bronchopulmonary mycosis due to fungi other than Aspergillus：a global overview. *Crit Rev Microbiol* **40**：30-48, 2014（PMID：23383677）
2) Oguma T, Taniguchi M, Shimoda T, et al：Allergic bronchopulmonary aspergillosis in Japan：A nationwide survey. *Allergol Int* **67**：79-84, 2018（PMID：28546015）
3) Asano K, Hebisawa A, Ishiguro T, et al：New clinical diagnostic criteria for allergic bronchopulmonary aspergillosis/mycosis and its validation. *J Allergy Clin Immunol* **147**：1261-1268.e5, 2021（PMID：32920094）
4) 増永愛子, 森本耕三, 安藤常浩, 他：スエヒロタケによるアレルギー性気管支肺真菌症の3例. 日呼誌 **48**：912-917, 2010
5) Agarwal R, Sehgal IS, Muthu V, et al：Revised ISHAM-ABPA working group clinical practice guidelines for diagnosing, classifying, and treating allergic bronchopulmonary aspergillosis/mycoses. *Eur Respir J* **63**：2400061, 2024（PMID：38423624）
6) Kamei K, Unno H, Nagao K, et al：Allergic bronchopulmonary mycosis caused by the basidiomycetous fungus Schizophyllum commune. *Clin Infect Dis* **18**：305-309, 1994（PMID：8011808）
7) 西田篤司, 亀井克彦：アレルギー性気管支肺真菌症. 呼吸と循環 **62**：769-775, 2014
8) Ahmed MK, Ishino T, Takeno S, et al：Bilateral allergic fungal rhinosinusitis caused by Schizophillum commune and Aspergillus niger. A case report. *Rhinology* **47**：217-221, 2009（PMID：19593982）
9) Chowdhary A, Kathuria S, Agarwal K, et al：Recognizing filamentous basidiomycetes as agents of human disease：A review. *Med Mycol* **52**：782-797, 2014（PMID：25202126）
10) 亀井克彦, 海野広道, 伊藤純子, 他：臨床検体より Schizophyllum commune が分離された症例の検討. 日医真菌会誌 **40**：175-181, 1999
11) Oguma T, Ishiguro T, Kamei K, et al：Clinical characteristics of allergic bronchopulmonary mycosis caused by Schizophyllum commune. *Clin Transl Allergy* **14**：e12327, 2024（PMID：38282191）
12) Toyotome T, Satoh M, Yahiro M, et al：Glucoamylase is a major allergen of Schizophyllum commune. *Clin Exp Allergy* **44**：450-457, 2014（PMID：24372664）
13) 宇留賀公紀, 今福 礼, 花田豪郎, 他：Hyperattenuating mucoid impaction を呈したスエヒロタケによるアレルギー性気管支肺真菌症の1例. 日呼吸会誌 **48**：749-754, 2010
14) Ishiguro T, Kagiyama N, Kojima A, et al：Allergic bronchopulmonary mycosis due to Schizophyllum commune treated effectively with voriconazole. *Intern Med* **57**：2553-2557, 2018（PMID：29607966）

［小熊　剛］

第5章 ABPA/ABPM の診断

3 血液生化学検査

ポイント

▶ 末梢血好酸球数は診断に有用であり，多くの診断基準の1項目に含まれる．しかし疾患活動性（増悪・寛解）の評価には有用ではない．

▶ 血清総 IgE 値は診断に有用であり，疾患活動性の評価にも有用である．

A »» 末梢血好酸球数

　末梢血好酸球数増多は古典的な診断基準である Rosenberg らの診断基準でその1項目として記載され，以前より ABPA 診断のバイオマーカーとされていた[1]．しかし，さまざまな要因により数値が変動するマーカーであることから，その有用性が疑問視され，その後に提唱された Patterson らの診断基準には採用されなかったが[2]，その後に提唱された種々の診断基準では再び採用された．また，真菌感作喘息など類縁疾患でも高値を示すことからその特異度は高くない[3]．ABPA/ABPM の診断には $500 \sim 1,000/\mu L$ 以上が末梢血好酸球増多とされることが多いが，治療により速やかに変動することから，治療前・経過中最多の数値を用いるなどの注釈がつけられることがある．Agarwal らは $1,000/\mu L$ をカットオフ値とすると約60％の症例が基準値以下となることを報告しているが[4]，わが国の第1回全国調査（2013年）での ABPA 症例358例の検討では，約半数の症例で診断時の末梢血好酸球数が $1,000/\mu L$ 以下であった[5]．Agarwal らは ABPA と喘息の弁別の末梢血好酸球数のカットオフ値を $507/\mu L$ とすると感度79％・特異度76％であったことを報告した[4]．わが国の全国調査のデータでは ABPA とアスペルギルス感作重症喘息（GINA の治療ステップ4または5）の弁別のための末梢血好酸球数のカットオフ値を $584/\mu L$ とすると感度56％・特異度78％であった．以上から，最近の ABPA/ABPM の診断基準ではいずれも末梢血好酸球数のカットオフ値は $500/\mu L$ と設定されている[6,7]．

　なお，末梢血好酸球数と血清総 IgE 値，アスペルギルス・フミガーツス特異的 IgE 抗体価などの免疫学的指標，呼吸機能検査値との関連は乏しいが，胸部 CT での中枢性気管支拡張，high attenuation mucus（HAM）との関連が報告されている[4]．Okada らも ABPA の臨床検査項目の因子解析を行い，好酸球が気道粘液栓と HAM とともに同じカテゴリーに分類されることを報告した[8]．

　これまで末梢血好酸球数と ABPA/ABPM の疾患活動性の関連を詳細に検討し

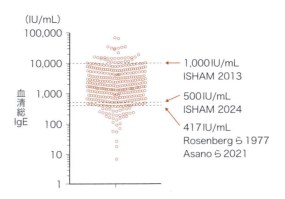

図1 第1回全国調査（2013年）におけるABPA症例の血清総IgE値

各診断基準で採用されたカットオフ値を右に示した．
(Oguma T, Taniguchi M, Shimoda T, et al：Allergic bronchopulmonary aspergillosis in Japan：A nationwide survey. Allergol Int **67**：79-84, 2018 より作成)

た報告はないが，ステロイド薬，抗IL-5/IL-5受容体抗体治療などで容易に変動することから疾患活動性のバイオマーカーとしての有用性は低いことが推察される．なお，抗IL-5/IL-5受容体抗体治療前後で好酸球数の低下率が高い症例で同剤の臨床的有効性が高かったことが報告されている[9]．

B ≫ 血清総IgE値

血清総IgE値がABPA/ABPMの診断に有用であることは以前より知られ，全身性ステロイド薬の投与なしで血清総IgE値が正常値以下の場合，活動性ABPAは否定的とされていた[10]．血清総IgE値は，これまでほとんどの診断基準に採用されてきたが，そのカットオフ値は417 IU/mL，1,000 IU/mLなどと意見が分かれていた[1,6,10]．AgarwalらはABPAと喘息との弁別のカットオフ値を2,347 IU/mLとすると感度87%・特異度81%であったことを報告した[11]．2013年のISHAM2013のコンセンサスに基づくAgarwalらによるレビューでは500 IU/mLでは過剰診断につながるとされ，1,000 IU/mLが推奨された[10]．一方，筆者らは，わが国のABPA症例は血清総IgE値が低値にとどまるものもあり，1,000 IU/mLをカットオフ値とすると診断から漏れてしまう症例が多数存在することを報告し（図1）[5]，その後のAsanoらの診断基準ではRosenbergらの診断基準[1]に準じて417 IU/mLが採用された[6]．その後，2021年のSaxenaらも1,000 IU/mLより500 IU/mLが感度が高いことを報告し[12]，2024年のISHAM2024ガイドラインでは500 IU/mLが採用されている[7]．

一方，血清総IgE値は疾患活動性の評価にも有用とされる．血清総IgE値が前値より50%以上の上昇を疾患の増悪，25〜35%以上の低下を疾患の改善とすることを推奨する報告がある[13,14]．また，Agarwalらは81名の新規ABPA患者

のステロイド薬治療前後・増悪時の血清総IgE値の変動を詳細に検討し，前値の20％以上の低下を改善，50％以上の上昇を増悪とすることを推奨した[15]．ISHAM2024ガイドラインでは，増悪の基準は「最近の血清総IgE値からの50％以上の上昇」とされ，寛解の基準は「血清総IgE値が臨床的に安定している間の最近の値から50％以上の上昇を認めない状態」とされた．

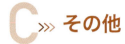

その他

1) ガラクトマンナン抗原・βグルカン

ガラクトマンナン抗原・βグルカンはこれまでアスペルギルス感染症への有用性が検討されている．ガラクトマンナン抗原は主に侵襲性アスペルギルス症の診断への有用性が報告されているが，ABPA症例で検討した報告は少ない．Agarwalらの70症例のABPA症例の検討ではガラクトマンナン抗原はABPA症例と喘息症例との弁別には有用ではなかった[16]．同様にアスペルギルス感染症の診断に有用とされるβグルカンについては，病勢を反映した変動を示したABPA 3症例が報告されているが，多数症例の検討はなく，臨床的意義は不明である[17]．

2) CEA

CEAは以前より腫瘍マーカーとして実臨床で頻用されているが，ABPA症例においても血清CEA値上昇が報告されていた[18]．近年，YangらはABPA症例の血清CEA値の上昇は治療後に正常化すること，好酸球値と正の相関をすること，さらにABPA患者の末梢血および肺組織中の好酸球はCEA分泌細胞として機能していることを示した[19]．なお，血清CEA値の上昇はABPAのみならず，スエヒロタケABPM症例においても報告されている[20]．

3) ペリオスチン

ペリオスチンは2型サイトカインであるIL-4，IL-13の刺激により気道上皮細胞から誘導される遺伝子の1つである[21]．ペリオスチンは気管支喘息患者血清で高値であり，フェノタイプ分類にも有用であることが報告されている[22]．喘息同様に2型免疫応答の関与が示唆されているABPA症例でも，重症喘息患者（GINAの治療ステップ4以上）と比較して有意に高値であること，ステロイド薬治療による変動が少なく，ステロイド薬治療を受けたABPA症例の診断にも有用であることが報告されている[23]．

文献

1) Rosenberg M, Patterson R, Mintzer R, et al：Clinical and immunologic criteria for the diagnosis of allergic bronchopulmonary aspergillosis. *Ann Intern Med* **86**：405-414, 1977 (PMID：848802)
2) Patterson R, Greenberger PA, Halwig JM, et al：Allergic bronchopulmonary aspergillosis. Natural history and classification of early disease by serologic and roentgenographic studies. *Arch Intern Med* **146**：916-918, 1986 (PMID：351603)

3) Asano K, Ueki S, Tamari M, et al：Adult-onset eosinophilic airway diseases. *Allergy* **75**：3087-3099, 2020（PMID：33040364）

4) Agarwal R, Khan A, Aggarwal AN, et al：Clinical relevance of peripheral blood eosinophil count in allergic bronchopulmonary aspergillosis. *J Infect Public Health* **4**：235-243, 2011（PMID：22118718）

5) Oguma T, Taniguchi M, Shimoda T, et al：Allergic bronchopulmonary aspergillosis in Japan：A nationwide survey. *Allergol Int* **67**：79-84, 2018（PMID：32920094）

6) Asano K, Hebisawa A, Ishiguro T, et al：New clinical diagnostic criteria for allergic bronchopulmonary aspergillosis/mycosis and its validation. *J Allergy Clin Immunol* **147**：1261-1268.e5, 2021（PMID：32920094）

7) Agarwal R, Sehgal IS, Muthu V, et al：Revised ISHAM-ABPA working group clinical practice guidelines for diagnosing, classifying, and treating allergic bronchopulmonary aspergillosis/mycoses. *Eur Respir J* **63**：2400061, 2024（PMID：38423624）

8) Okada N, Yamamoto Y, Oguma T, et al：Allergic bronchopulmonary aspergillosis with atopic, nonatopic, and sans asthma-Factor analysis. Allergy **78**：2933-2943, 2023（PMID：37458287）

9) Tomomatsu K, Yasuba H, Ishiguro T, et al：Real-world efficacy of anti-IL-5 treatment in patients with allergic bronchopulmonary aspergillosis. Sci Rep **13**：5468, 2023（PMID：37015988）

10) Agarwal R, Chakrabarti A, Shah A, et al：Allergic bronchopulmonary aspergillosis：review of literature and proposal of new diagnostic and classification criteria. *Clin Exp Allergy* **43**：850-873, 2013（PMID：23889240）

11) Agarwal R, Aggarwal AN, Garg M, et al：Cut-off values of serum IgE (total and A. fumigatus-specific) and eosinophil count in differentiating allergic bronchopulmonary aspergillosis from asthma. *Mycoses* **57**：659-663, 2014（PMID：24963741）

12) Saxena P, Choudhary H, Muthu V, et al：Which Are the Optimal Criteria for the Diagnosis of Allergic Bronchopulmonary Aspergillosis? A Latent Class Analysis. J Allergy Clin Immunol Pract **9**：328-335.e1, 2021（PMID：32890756）

13) Ricketti AJ, Greenberger PA, Patterson R：Serum IgE as an important aid in management of allergic bronchopulmonary aspergillosis. *J Allergy Clin Immunol* **74**：68-71, 1984（PMID：6429230）

14) Greenberger PA：Allergic bronchopulmonary aspergillosis. *J Allergy Clin Immunol* **110**：685-692, 2002（PMID：12417875）

15) Agarwal R, Aggarwal AN, Sehgal IS, et al：Utility of IgE (total and Aspergillus fumigatus specific) in monitoring for response and exacerbations in allergic bronchopulmonary aspergillosis. *Mycoses* **59**：1-6, 2016（PMID：26575791）

16) Agarwal R, Aggarwal AN, Sehgal IS, et al：Performance of serum galactomannan in patients with allergic bronchopulmonary aspergillosis. *Mycoses* **58**：408-412, 2015（PMID：25959212）

17) 柴田和彦，藤村政樹，他：アレルギー性気管支肺アスペルギルス症における血中 (1→3)-β-D-グルカン値の検討．日呼吸会誌 **39**：383-388, 2001

18) Noguchi T, Yamamoto K, Moriyama G, et al：Evaluation of serum levels of carcinoembryonic antigen in allergic bronchopulmonary aspergillosis. *J Nippon Med Sch* **80**：404-409, 2013（PMID：24419710）

19) Yang Y, Gao Q, Jin Y, et al：Eosinophils may serve as CEA-secreting cells for allergic bronchopulmonary aspergillosis (ABPA) patients. *Sci Rep* **11**：4025, 2021（PMID：33597608）

20) Yamaguchi M, Yamairi K, Fujii H, et al：A case of allergic bronchopulmonary mycosis due to *Schizophyllum commune* with elevated serum carcinoembryonic antigen levels. *Respir Med Case Rep* **38**：101677, 2022（PMID：35677579）

21) Yuyama N, Davies DE, Akaiwa M, et al：Analysis of novel disease-related genes in bronchial asthma. *Cytokine* **19**：287-296, 2002（PMID：12421571）

22) Matsusaka M, Kabata H, Fukunaga K, et al：Phenotype of asthma related with high serum periostin levels. *Allergol Int* **64**：175-180, 2015（PMID：25838094）

23) Tanaka J, Hebisawa A, Oguma T, et al：Evaluating serum periostin levels in allergic bronchopulmonary aspergillosis. *Allergy* **75**：974-977, 2020（PMID：31715007）

［小熊　剛］

第5章 ABPA/ABPMの診断

4 血清診断法

> **ポイント**
> - ABPAをスクリーニングするために，すべての喘息患者において血中アスペルギルス・フミガーツス特異的IgE抗体価を測定するべきである．
> - アスペルギルス・フミガーツス特異的IgE抗体が陽性の喘息患者に対しては，Asp f 1 特異的IgE抗体価もあわせて測定する．これも陽性である患者はABPAである可能性が高いため積極的な精査を行うべきである．
> - ABPAにおけるアスペルギルス・フミガーツス沈降抗体検査の陽性率は50〜60%程度であり，結果が陰性でもABPAの診断の否定はできない．

A ≫ 特異的IgE抗体検査

　ABPA/ABPMの診断において原因真菌に対する抗原特異的なIgE機序の免疫反応（I型アレルギー）の証明はその診断の重要な要件の1つである[1-4]．IgE機序の免疫反応の証明の方法としては，皮膚テスト（皮内テスト，プリックテスト），血中アレルゲン特異的IgE抗体検査などが挙げられる．従来は，ABPAの診断にはアスペルギルス・フミガーツスに対する皮膚テスト陽性が診断の必要条件とされてきたが[1,5]，近年は血中アレルゲン特異的IgE抗体検査のほうが皮膚テストよりも診断的な有用性が高いという報告もあり[6]，皮膚テストの陽性所見は診断の必須条件ではなくなりつつある[2]．一方で，血中アレルゲン特異的IgE抗体検査が利用できない真菌種が原因となるABPMでは，皮膚テスト有用性は高い．また，ISHAM2024ガイドラインでは喘息患者からABPA患者を適切にスクリーニングするために，すべての喘息患者において血中アスペルギルス・フミガーツス特異的IgE抗体価測定を行うべきであるとしている[2,7-9]．

　血液検査においても皮膚テストにおいても，検査に利用されるアレルゲンエキスは粗抗原であることが現状では主流である．しかしながら，真菌粗抗原は真菌間の免疫学的交差反応の原因となるアレルゲン蛋白質を多く含み，真菌種間の交差抗原性が強いため，真菌特異的な免疫反応を適切に評価できないことがある[10,11]．また，保険診療範囲内で利用可能な抗原エキスの真菌種が限られていることもABPA/ABPM診断上の大きな障壁である．特にアスペルギルス・フミガーツスの次にわが国で重要なABPA/ABPMの原因真菌種であるスエヒロタケに関しては保険診療で利用できるアレルゲンエキスやIgE抗体測定系が現状存在

しない.

▶ 1) 真菌による皮膚テスト（皮内テスト, プリックテスト）

皮膚テスト自体の方法の詳細は「皮膚テストの手引き」（一般社団法人日本アレルギー学会監修）を参照のこと（https://www.jsaweb.jp/uploads/files/gl_hifutest.pdf）. 2025年2月現在, わが国の保険診療範囲内で利用可能なプリックテスト用の抗原エキスとして, アレルゲンスクラッチエキス「トリイ」アルテルナリア/アスペルギルス〔凍結乾燥重量に対して100倍液（1：100）〕（鳥居薬品）がある. 一方で, 保険診療の範囲内で利用可能な皮内テスト用のアレルゲンエキスはない. 各々の菌を培養し, 培養液をろ過し, ろ液を真空濃縮して透析し, 凍結乾燥したものを抗原（粗抗原）として用いている.

▶ 2) 血中アレルゲン特異的 IgE 抗体検査

いくつかの方法で真菌特異的 IgE 抗体の測定が可能である（**表1**）. 保険収載されているものとして, 単一アレルゲン測定方式では, イムノキャップ（サーモフィッシャーダイアグノスティックス）, アラスタット 3gAllergy（シーメンスヘルスケア・ダイアグノスティクス）, オリトン IgE「ケミファ」（日本ケミファ）がある. マルチパネルスクリーニング測定方式として View アレルギー 39（サーモフィッシャーダイアグノスティクス）, マストイムノシステムズV（日立化成）, ドロップスクリーン A-1（日本ケミファ）, SiLIS アレルギー 45+1（タカノ）がある. 測定できる真菌種は各検査系で異なっており, イムノキャップの Asp f 1 を除くほとんどすべての検査が, 各真菌の粗抽出物（菌体や培養ろ液からの抽出物）を抗原として用いており, 測定結果は各検査系間で必ずしも一致しない. 一部の検査系では, 検査の感度が十分に高くなく, ABPA 患者においてもアスペルギルス・フミガーツス特異的 IgE 検査で偽陰性となる可能性がある[12]. また, アスペルギルス・フミガーツス以外の真菌に対する特異的 IgE 抗体価測定の, ABPM 診断における有用性に関するエビデンスは十分ではない. 国際的なエビデンスは ABPA 診断における血中アスペルギルス・フミガーツス特異的 IgE 抗体価測定に集中している[13]. また, インドでの研究において, 喀痰からアスペルギルス・フラブスが検出される ABPA 患者では, フラブス特異的 IgE 抗体のみならずフミガーツス特異的 IgE 抗体も検出されることが示されている. フミガーツス以外のアスペルギルス属真菌が原因となる ABPA においても, 交差抗原性のためにフミガーツス特異的 IgE 抗体検査で, 診断検査の代用できる可能性が高い[14].

ABPA 診断のための特異的 IgE 抗体価の明確なカットオフ値に関して, 国際的に広く受け入れられたものはなく, 各検査系のメーカー推奨陽性判定基準に基づき, 陽性陰性を判定するのが基本である. 実際は, 多くの ABPA 患者では, アスペルギルス・フミガーツス特異的 IgE 抗体価は著明に高値を示す. インドより報告された研究では, ABPA 患者と喘息患者を比較した場合, アスペルギルス・

表1 2025年2月現在，わが国で利用できる血中アレルゲン特異的IgE抗体検査

	単一アレルゲン測定		マルチパネルスクリーニング			
商品名	アラスタット3gAllergy	イムノキャップ	Viewアレルギー39	マストイムノシステムズV	ドロップスクリーンA-1	SiLISアレルギー45+1
製造元	シーメンスヘルスケア・ダイアグノスティクス	サーモフィッシャーダイアグノスティックス	サーモフィッシャーダイアグノスティックス	ミナリスメディカル	日本ケミファ	タカノ
アレルゲン固相	ポリスチレンビーズ	多孔質セルローススポンジ	多孔質セルローススポンジ	ポリスチレンウェル	プラスチック製の基板	基板
抗体価単位	IU_A/mL	U_A/mL	Index値	ルミカウント	IU/mL	TA値
測定可能な真菌の項目	ペニシリウム，クラドスポリウム，アスペルギルス，ムコール，カンジダ，アルテルナリア，ヘルミントスポリウム，フザリウム，ステムフィリウム，リゾプス，オーレオバシジウム，フォーマ，エピコッカム，カーブラリア，マラセチア，トリコフィトン，真菌パネル	ペニシリウム，クラドスポリウム，アスペルギルス，ムコール，カンジダ，アルテルナリア，ヘルミントスポリウム，トリコフィトン，マラセチア（属），ビール酵母，カビマルチ，Asp f 1	アルテルナリア，アスペルギルス，カンジダ，マラセチア（属）	カビミックス（ペニシリウム，クラドスポリウム，アルテルナリア），カンジダ，アスペルギルス	アルテルナリア，アスペルギルス，カンジダ	アスペルギルス，アルテルナリア，マラセチア

フミガーツス特異的IgE抗体価（イムノキャップ法）のカットオフ値は $1.91\ U_A/$ mLで感度99%/特異度87%であったとされている[15].

▶ 3) アレルゲンコンポーネント解析

前述の真菌粗抗原間の交差抗原性により，真菌粗抽出抗原に対する特異的IgE抗体陽性は必ずしも，その真菌への真の特異的なIgE抗体反応を意味しない．例えば，アトピー性皮膚炎合併喘息患者では経皮的な感作により *Malassezia*（マラセチア）属真菌への特異的IgE抗体価が高値となるため，真菌間の交差抗原性の結果，アスペルギルス・フミガーツスに真に特異的なアレルギーがあるわけではないにもかかわらず，アスペルギルス・フミガーツス特異的IgE抗体価が陽性となることも少なくない[16]．また，スエヒロタケとアスペルギルス・フミガーツス間にも交差抗原性があるために，スエヒロタケによるABPM患者もアスペルギルス・フミガーツス特異的IgE抗体価が陽性になっている可能性もある[17-19]．このような交差反応は，異なる真菌種の粗抗原が，生物分類学的に近縁種でない幅広い種でアミノ酸配列の保存された蛋白質を共有しているために起こる．このような，アレルゲン間の交差反応にかかわる蛋白質のことを交差反応

表 2　代表的な真菌のアレルゲンコンポーネント：特異的アレルゲンと交差反応性アレルゲン

	アスペルギルス・フミガーツス	ペニシリウム	アルテルナリア	クラドスポリウム	カンジダ	マラセチア
特異的アレルゲン	Asp f 1 Asp f 2 Asp f 4	Pen ch 13? （アルカリ性セリンプロテアーゼ）	Alt a 1		SAP? （分泌型アスパラギン酸プロテアーゼ）	Mala s 1 Mala s 7 Mala s 8 Mala s 9
交差反応性アレルゲン						
Peroxisomal proteins	Asp f 3	Pen c 3			Cand b 2	Mala f 3, 4
MnSOD	Asp f 6		Alt a 14			Mala s 11
Cyclophilins	Asp f 27					Mala s 6
Thioredoxins	Asp f 28, 29					Mala s 13
Enolases	Asp f 22	Pen c 22	Alt a 6	Cla h 6		
Heat shock proteins	Asp f 12		Alt a 3			Mala s 10
P1 ribosomal proteins		Pen b 26	Alt a 12	Cla h 12		
P2 ribosomal proteins	Asp f 8		Alt a 5	Cla h 5		

性アレルゲンコンポーネントと呼ぶ．**表 2** に主な交差反応性アレルゲン名を挙げたが，これまでわかっているだけでも数多くのアレルゲン蛋白質が，交差反応性アレルゲンとして認識されている．

　この交差反応の問題の解決法として，真菌種特異的なアレルゲン蛋白質（アレルゲンコンポーネント）に対する IgE 抗体反応を評価することが有用である[20]．**表 2** に代表的な真菌種の特異的アレルゲンコンポーネントを列挙した．現在までに国際的に広く受け入れられた真菌特異的アレルゲンコンポーネントとして，アルテルナリア・アルテルナータの Alt a 1[21]，アスペルギルス・フミガーツスの Asp f 1[22-24]，Asp f 2[25-27]，Asp f 4[28] が挙げられる．これらのアレルゲンコンポーネントのなかで，2024 年 12 月現在，Asp f 1 のみその特異的 IgE 抗体測定が保険収載されている．アスペルギルス・フミガーツス粗抽出抗原 IgE 抗体価陽性の患者のうち Asp f 1（もしくは Asp f 2，Asp f 4）特異的 IgE 抗体価が陽性であるものは真のアスペルギルス・フミガーツスアレルギーの患者であると解釈される[11, 15, 16]．このような患者は ABPA である可能性がきわめて高いので，積極的に ABPA スクリーニングのための CT 検査，沈降抗体/IgG 抗体検査，喀痰検査などを進めていく必要がある．もし，このような患者が，CT 検査などの精査の結果 ABPA の診断基準を満たさなかった場合でも，将来的に典型的 ABPA に進展する可能性は否定できないため，定期的な診断の再評価を考慮する．一

方，Asp f 1/Asp f 2特異的 IgE 抗体価がともに陰性であった場合には他の真菌からの交差反応でアスペルギルス・フミガーツス特異的 IgE 抗体価が陽性となっていた可能性がある．

スエヒロタケのアレルゲンとして Sch c 1（グルコアミラーゼ）が同定され報告されている[29]．このアレルゲンとアスペルギルス属真菌のグルコアミラーゼとの相同性は 50％程度であり，ある程度のアレルゲン学的特異性を保有している．ABPA とスエヒロタケによる ABPM の血清学的な鑑別に Sch c 1 特異的 IgE/IgG 抗体検査の有用性が期待されている（保険収載なし）[19]．

アスペルギルス・フミガーツス以外のアスペルギルス属真菌〔A. niger（アスペルギルス・ニゲル），A. terreus（アスペルギルス・テレウス），A. flavus（アスペルギルス・フラブス）など〕も ABPM の原因になりうるとされる[4,30,31]が，これらの真菌の特異的アレルゲンコンポーネントは同定されていない．

B》》沈降抗体/特異的 IgG 抗体検査

原因真菌に対する IgG 抗体もしくは沈降抗体陽性は，ABPA/ABPM の重要な特徴であり，かつ，診断基準のなかでも重要視される[2,5]．しかしながら，血中アレルゲン特異的 IgG 抗体価や沈降抗体価は，ABPA/ABPM 全例で陽性になるわけではない．一方，これらの検査は ABPA/ABPM の診断において特異性は比較的高いが，必ずしも特異度は 100％には至らない[32]．例えば，慢性肺アスペルギルス症においても陽性になる．また，これらの特異的 IgG 抗体検査も IgE 抗体反応の場合と同様に粗抽出抗原を利用するため真菌種間の交差抗原性の問題は同じく存在する．

▶ 1）沈降抗体検査

主に IgG 抗体を評価しているものとされている．オクタロニー二重免疫拡散法（Ouchterlony double immunodiffusion method）が頻用される．この方法では，寒天ゲル内に小孔をあけ，隣接する小孔にそれぞれ抗原と抗体（血清）を入れると，両者は濃度勾配を作りゲル内を放射状に拡散し，抗原と抗体の量が最適比のところで沈降線を生じる[33]．沈降線形成位置は両者の濃度と分子量で規定される拡散恒数によるため，異なる抗原，抗体は別の沈降線として現れる．隣接した小孔に抗原を，別の小孔に抗体を入れて形成される沈降線が，融合，交差，棘生成するかによって，被検抗原間の免疫学的異同を推測することができる（図 1）．

文献上は，ABPA におけるアスペルギルス・フミガーツス粗抗原による沈降抗体検査の陽性率は 69〜90％程度と報告されてきた[34-36]．しかし，わが国の 10 施設より登録された ISHAM 診断基準に基づく ABPA における報告では，沈降抗体検査の陽性率は 54％と既報よりも低かった[37]．したがって，ABPA/ABPM における沈降抗体検査の陽性率は従来想定されてきたほど高くはないと考えてお

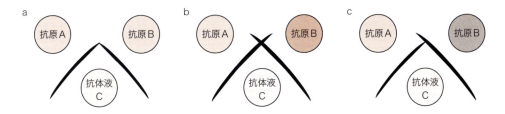

図 1　沈降抗体検査（オクタロニー二重免疫拡散法）
a：抗原 A と抗原 B が同じであるとき，沈降線は完全に融合する．
b：抗原 A と抗原 B が全く異なるとき，沈降線は X 字状に交差する．
c：抗原 B の抗原決定基のあるものが抗原 A にもあるとき，沈降線は部分的に融合し，スパー（棘）を生成する．
〔小山次郎：3・2 沈降反応．日本生化学会（編）：新生化学実験講座第 12 巻　分子免疫学Ⅲ　抗原・抗体・補体．p42, 東京化学同人, 1992 より引用改変〕

いたほうが無難である．全身性ステロイド薬投与が行われている患者，寛解期にある患者ではより陽性率が低くなる可能性がある．なお，2022 年 7 月に，アスペルギルス・フミガーツス沈降抗体検査用の試薬（FSK1 Aspergillus Immunodiffusion System）が発売中止となり，以降は商用ベースでは当該検査は行えない．

▶ 2）血中アレルゲン特異的 IgG 抗体検査（酵素免疫測定法）

　酵素免疫測定法で各種真菌抗原に対する IgG 抗体価を測定することも可能であり，沈降抗体法の代わりにこの結果を ABPA/ABPM の診断に用いることができる[38,39]．2024 年 8 月にバイオラッドラボラトリーズのプラテリア法によるアスペルギルス・フミガーツス特異的 IgG 抗体検査が保険収載された．5.0 AU/mL 未満を陰性，5.0〜9.9 AU/mL を判定保留，10 AU/mL 以上を陽性と判定する．近年のわが国における研究からは，当該検査陽性のカットオフとして，従来報告よりも高い 15.7 AU/mL という数字も提案されている[40]．

　その他，保険収載はされていないが，サーモフィッシャーダイアグノスティックスのイムノキャップ法によるアスペルギルス・フミガーツス特異的 IgG 抗体検査も利用可能である．この検査のカットオフは従来から 40 mg_A/L 超とされてきた[38]．しかし，わが国の健常人と ABPA 患者の血清を用いた解析により，当該検査の ABPA 診断のためのカットオフ値として，55 歳未満では 60 mg_A/mL，55 歳以上では 45 mg_A/L という数字も提案されている[41]．また，わが国の ABPA 患者における検討で，アスペルギルス・フミガーツス粗抗原による沈降抗体検査とイムノキャップ法によるアスペルギルス・フミガーツス特異的 IgG 抗体検査（カットオフ，>26.9 mg_A/L[42]）の結果の一致率は必ずしも高くないことも示されている[37]．

▶ 3）補体結合試験（CF 法）

　補体結合試験（CF 法）でもアスペルギルス・フミガーツス特異的 IgG 抗体価を測定することができる（保険収載なし）．しかしながら，わが国の ABPA を対象

とした検討では，ISHAM 診断基準を満たす ABPA における本検査の陽性率は 15％であったと報告されており[37]，感度は沈降抗体検査に比して顕著に低い．

文献

1) Greenberger PA：Allergic bronchopulmonary aspergillosis. *J Allergy Clin Immunol* **110**：685-692, 2002 (PMID：12417875)

2) Agarwal R, Chakrabarti A, Shah A, et al：Allergic bronchopulmonary aspergillosis：review of literature and proposal of new diagnostic and classification criteria. *Clin Exp Allergy* **43**：850-873, 2013 (PMID：23889240)

3) Greenberger PA, Bush RK, Demain JG, et al：Allergic bronchopulmonary aspergillosis. *J Allergy Clin Immunol Pract* **2**：703-708, 2014 (PMID：25439360)

4) Chowdhary A, Agarwal K, Kathuria S, et al：Allergic bronchopulmonary mycosis due to fungi other than Aspergillus：a global overview. *Crit Rev Microbiol* **40**：30-48, 2014 (PMID：23383677)

5) Rosenberg M, Patterson R, Mintzer R, et al：Clinical and immunologic criteria for the diagnosis of allergic bronchopulmonary aspergillosis. *Ann Intern Med* **86**：405-414, 1977 (PMID：848802)

6) Sehgal IS, Agarwal R, et al：Specific IgE is better than skin testing for detecting Aspergillus sensitization and allergic bronchopulmonary aspergillosis in asthma. *Chest* **147**：e194, 2015 (PMID：25940269)

7) Woolnough K, Fairs A, Pashley CH, et al：Allergic fungal airway disease：pathophysiologic and diagnostic considerations. *Curr Opin Pulm Med* **21**：39-47, 2015 (PMID：25415407)

8) Patterson K, Strek ME：Allergic bronchopulmonary aspergillosis. *Proc Am Thorac Soc* **7**：237-244, 2010 (PMID：20463254)

9) Agarwal R, Sehgal I S, Muthu V, et al：Revised ISHAM-ABPA working group clinical practice guidelines for diagnosing, classifying and treating allergic bronchopulmonary aspergillosis/mycoses. *Eur Respir J* **63**：2400061, 2024 (PMID：38423624)

10) Fukutomi Y, Taniguchi M：Sensitization to fungal allergens：Resolved and unresolved issues. *Allergol Int* **64**：321-331, 2015 (PMID：26433528)

11) Fukutomi Y, Tanimoto H, Yasueda H, et al：Serological diagnosis of allergic bronchopulmonary mycosis：Progress and challenges. *Allergol Int* **65**：30-36, 2016 (PMID：26740298)

12) Kuwabara K, Yokoi T, Yoshida T, et al：Comparison between ImmunoCAP and multiple antigen simultaneous tests for measuring Aspergillus-specific Immunoglobulin E levels in Aspergillus-sensitized patients. *Fujita Medical Journal* **4** (3)：66-69, 2018

13) Skov M, Koch C, Reimert CM, et al：Diagnosis of allergic bronchopulmonary aspergillosis (ABPA) in cystic fibrosis. *Allergy* **55**：50-58, 2000 (PMID：10696856)

14) Sehgal I S, Choudhary H, Dhooria S, et al：Prevalence of sensitization to Aspergillus flavus in patients with allergic bronchopulmonary aspergillosis. *Med Mycol.* **57**：270-276, 2019 (PMID：29566248)

15) Agarwal, R, Aggarwal AN, Garg M, et al：Cut-off values of serum IgE (total and A. fumigatus-specific) and eosinophil count in differentiating allergic bronchopulmonary aspergillosis from asthma. *Mycoses* **57**：659-663, 2014 (PMID：24963741)

16) Tanimoto H, Fukutomi Y, Yasueda H, et al：Molecular-based allergy diagnosis of allergic bronchopulmonary aspergillosis in Aspergillus fumigatus-sensitized Japanese patients. *Clin Exp Allergy* **45**：1790-1800, 2015 (PMID：26817858)

17) Ishiguro T, Takayanagi N, Kagiyama N, et al：Clinical characteristics of biopsy-proven allergic bronchopulmonary mycosis：variety in causative fungi and laboratory findings. *Intern Med* **53**：1407-1411, 2014 (PMID：24990332)

18) Ogawa H, Fujimura M, Takeuchi Y, et al：The definitive diagnostic process and successful treatment for ABPM caused by Schizophyllum commune：a report of two cases. *Allergol Int* **61**：163-169, 2012 (PMID：22377527)

19) Oguma T, Ishiguro T, Kamei K, et al：Clinical characteristics of allergic bronchopulmonary mycosis caused by Schizophyllum commune. *Clin Transl Allergy* **14**：e12327, 2024 (PMID：38282191)

20) Canonica GW, Ansotegui IJ, Pawankar R, et al：A WAO-ARIA-GA^{2}LEN consensus document on molecular-based allergy diagnostics. *World Allergy Organ J* **6**：17, 2013 (PMID：24090398)

21) Vailes LD, Perzanowski MS, Wheatley LM, et al：IgE and IgG antibody responses to recombinant Alt a 1 as a marker of sensitization to Alternaria in asthma and atopic dermatitis. *Clin Exp Allergy* **31**：1891-1895, 2001 (PMID：11737041)

22) Bowyer P, Denning DW：Genomic analysis of allergen genes in Aspergillus spp：the relevance of genomics to everyday research. *Med Mycol* **45**：17-26, 2007 (PMID：17325940)

23) Arruda LK, Platts-Mills TA, Fox JW, et al：Aspergillus fumigatus allergen I, a major IgE-binding protein, is a member of the mitogillin family of cytotoxins. *J Exp Med* **172**：1529-1532, 1990 (PMID：2230656)

24) Arruda LK, Platts-Mills TA, Longbottom JL, et al：Aspergillus fumigatus：identification of 16, 18, and 45 kd

antigens recognized by human IgG and IgE antibodies and murine monoclonal antibodies. *J Allergy Clin Immunol* **89**：1166-1176, 1992（PMID：1607551）

25) Banerjee B, Kurup VP, Greenberger PA, et al：Purification of a major allergen, Asp f 2 binding to IgE in allergic bronchopulmonary aspergillosis, from culture filtrate of Aspergillus fumigatus. *J Allergy Clin Immunol* **99（6 Pt 1）**：821-827, 1997（PMID：9215251）

26) Teshima R, Ikebuchi H, Sawada J, et al：Isolation and characterization of a major allergenic component（gp55）of Aspergillus fumigatus. *J Allergy Clin Immunol* **92**：698-706, 1993（PMID：8227861）

27) Bowyer P, Fraczek M, Denning DW, et al：Comparative genomics of fungal allergens and epitopes shows widespread distribution of closely related allergen and epitope orthologues. *BMC Genomics* **7**：251, 2006（PMID：17029625）

28) Kurup VP, Banerjee B, Hemmann S, et al：Selected recombinant Aspergillus fumigatus allergens bind specifically to IgE in ABPA. *Clin Exp Allergy* **30**：988-993, 2000（PMID：10848921）

29) Toyotome T, Satoh M, Yahiro M, et al：Glucoamylase is a major allergen of Schizophyllum commune. *Clin Exp Allergy* **44**：450-457, 2014（PMID：24372664）

30) Matsuse H, Tsuchida T, Fukahori S, et al：Dissociation between sensitizing and colonizing fungi in patients with allergic bronchopulmonary aspergillosis. *Ann Allergy Asthma Immunol* **111**：190-193, 2013（PMID：23987194）

31) Akiyama K, Mathison DA, Riker JB, et al：Allergic bronchopulmonary candidiasis. *Chest* **85**：699-701, 1984（PMID：6370621）

32) Baxter CG, Denning DW, Jones AM, et al：Performance of two Aspergillus IgG EIA assays compared with the precipitin test in chronic and allergic aspergillosis. *Clin Microbiol Infect* **19**：E197-204, 2013（PMID：23331929）

33) 小山次郎：3・2沈降反応．日本生化学会（編集）：新生化学実験講座第12巻　分子免疫学III　抗原・抗体・補体．p42, 東京化学同人, 1992

34) Agarwal R, Gupta D, Aggarwal AN, et al：Clinical significance of hyperattenuating mucoid impaction in allergic bronchopulmonary aspergillosis：an analysis of 155 patients. *Chest* **132**：1183-1190, 2007（PMID：17646221）

35) Campbell MJ, Clayton YM：Bronchopulmonary aspergillosis. A correlation of the clinical and laboratory findings in 272 patients investigated for bronchopulmonary aspergillosis. *Am Rev Respir Dis* **89**：186-196, 1964（PMID：14120084）

36) McCarthy DS, Pepys J：Allergic broncho-pulmonary aspergillosis. Clinical immunology. 2. Skin, nasal and bronchial tests. *Clin Allergy* **1**：415-432, 1971（PMID：4950529）

37) Harada K, Oguma T, Saito A, et al：Concordance between Aspergillus-specific precipitating antibody and IgG in allergic bronchopulmonary aspergillosis. *Allergol Int* **67S**：S12-S17, 2018（PMID：29773475）

38) Baxter CG, Denning DW, Jones AM, et al：Performance of two Aspergillus IgG EIA assays compared with the precipitin test in chronic and allergic aspergillosis. *Clinical microbiology and infection*：the official publication of the European Society of Clinical Microbiology and Infectious Diseases **19**：E197-204, 2013

39) Van Hoeyveld E, Dupont L, Bossuyt X. Quantification of IgG antibodies to Aspergillus fumigatus and pigeon antigens by ImmunoCAP technology：an alternative to the precipitation technique? *Clinical chemistry* **52**：1785-1793, 2006

40) Shinfuku K, Suzuki J, Takeda K, et al. Validity of Platelia Aspergillus IgG and Aspergillus precipitin test to distinguish pulmonary Aspergillosis from colonization. *Microbiol Spectr* **11**：e0343522, 2023

41) Hamada Y, Fukutomi Y, Nakatani E, et al. Optimal Aspergillus fumigatus and Asp f 1 serum IgG cut-offs for the diagnosis of allergic bronchopulmonary aspergillosis. *Allergology international*：official journal of the Japanese Society of Allergology **70**：74-80, 2021

42) Agarwal R, Dua D, Choudhary H, et al. Role of Aspergillus fumigatus-specific IgG in diagnosis and monitoring treatment response in allergic bronchopulmonary aspergillosis. *Mycoses*. 60：33-39, 2017

［福冨友馬］

第5章 ABPA/ABPMの診断

5 画像所見

> **ポイント**
> - ABPA/ABPMの病態およびその診断において，最も特徴的画像所見は粘液栓である．
> - 中枢性気管支拡張や浸潤影は粘液栓の結果，二次的に形成される所見である．
> - HAMはABPA/ABPMに特異的な所見で診断上有用である．

　ABPAもアスペルギルス以外の真菌によるABPMも同様の画像所見を示すとされている．ABPA/ABPMを疑ったり，他疾患と鑑別するのに有用な，特徴的なCT所見が知られている．本項ではABPAの画像所見として報告されてきた所見を中心に述べる．

A » ABPA/ABPMにみられる画像所見

▶ 1）胸部X線所見

　気管支内に粘液が詰まり〔気管支粘液栓［mucus plug/mucoid impaction］（以下，粘液栓）〕，気管支が拡張することによる棍棒状，帯状の陰影がみられる（**図1**）．練り歯磨き状（tooth paste）やグローブ状（gloved finger）陰影と表現される．その他，粘液栓によって拡張した中枢気道（中枢性気管支拡張）や末梢の好酸球性肺炎，無気肺を反映して肺野の浸潤影を認める．

▶ 2）CT所見

　ABPAにおける各画像所見の内訳を**表1**に示す[1]．中枢性気管支拡張（central bronchiectasis），浸潤影，粘液栓の頻度が高い．

a）中枢気道病変

　ABPA/ABPMに最も特徴的な画像所見は，中枢性気管支拡張とされてきた（**図2**）．中枢性気管支拡張は1967年にScaddingが特徴的な気管支造影所見（中枢部の気管支は拡張するが末梢に至って通常の径に戻る特徴的な所見）として報告したものである[2]．CTにおいては肺野の内側2/3以内で認められて末梢側で先細りし，並走する肺動脈より内径の大きい気管支のことをこのように呼ぶ．以前は診断に必須の所見とされたが，最近の報告における頻度は41～78%[1,3,4]であ

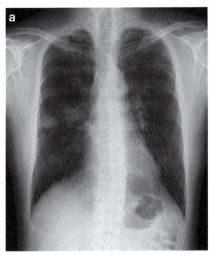
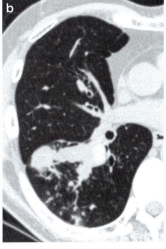

図1　胸部画像所見
53歳男性，ABPM（スエヒロタケ）例
a：胸部X線．右中肺野と上肺野に浸潤影を認める．右中肺野の陰影は肺門から外側まで連続し，練り歯磨き状である
b：CTの肺野条件．X線で確認された陰影は気管支内に形成された粘液栓であることがわかる

表1　わが国のABPAのCT所見（n=358）

CT所見	陽性例数（％）
中枢性気管支拡張（central bronchiectasis）	318（89）
粘液栓（mucoid impaction）	288（80）
high attenuation mucus（HAM）	148（41）
浸潤影（infiltration）	295（82）
すりガラス陰影（ground-glass opacity）	180（50）
モザイク陰影（mosaic pattern）	32（9）
囊胞化，線維化（fibrosis）	45（13）

（Oguma T, Taniguchi M, Shimoda T, et al：Allergic bronchopulmonary aspergillosis in Japan：A nationwide survey. *Allergol Int* 67：79-84, 2018 より作成）

る．一方，ABPA/ABPM以外の疾患でも中枢性気管支拡張を認めることがある．Wardらは軽度の中枢性気管支拡張をABPAのない気管支喘息例の28％程度に認め，慢性の気道炎症によって拡張したのだろうと推定している[5]．

　ABPA/ABPMにみられる中枢性気管支拡張は，気管支内に形成された粘液栓により気道が外側に圧排されて生じる．粘液栓が喀出された後の中枢性気管支拡張は嚢状か静脈瘤状となることが多いが，気管支拡張が不可逆的となる前に粘液栓が喀出されると，ごく軽度の気管支拡張まで改善する症例がある（**図3**）．そのほか，HRCTでは区域支，亜区域支の気管支拡張までよく描出され，気管支

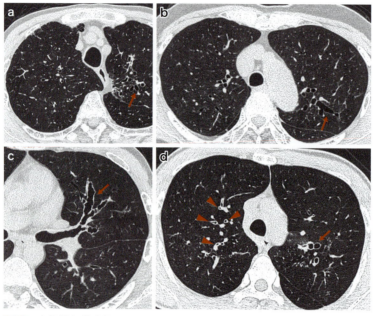

図2 中枢性気管支拡張
a：79歳男性，ABPA例　b：79歳女性，ABPM（スエヒロタケ）例　c：33歳男性，ABPA例　d：27歳男性，ABPM（スエヒロタケ）例
➡：中枢性気管支拡張　▶：気管支壁の肥厚

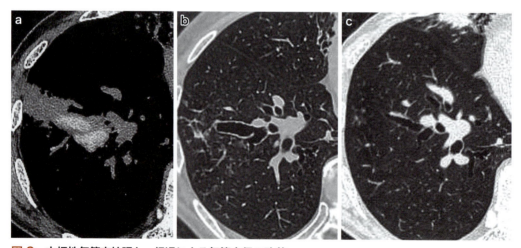

図3 中枢性気管支拡張と，経過による気管支径の改善
a：発症時　b：治療開始1か月後　c：1年後
埼玉県立循環器・呼吸器病センターで診療を行ったABPA/ABPM 54例の画像を後方視的に検討すると，CTで経過が追えた45例中26例（57.8%）で拡張した気管支径が改善していた．つまり，中枢性気管支拡張の一部は治療により改善するといえる

拡張とともに粘液栓による気管支閉塞，気管支壁の肥厚，稀に拡張した気管支内のair-fluid levelが認められる．

b) 粘液栓，HAM

中枢性気管支拡張の形成にはまず気管支内に粘液栓（図3，4）が形成され，

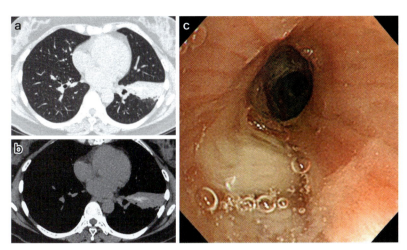

図4 粘液栓, HAM
44歳女性, ABPA例
a: 肺野条件
b: 縦隔条件. 内部にHAMを認める
c: 気管支鏡検査で粘液栓を認める

それによって気道が外側に圧排されることが必要である. さらに, 胸部CTが撮影されることが多い発症時や再燃時においての特徴的画像所見は気管支内の粘液栓の形成である.

CTの縦隔条件で, 粘液栓の約半数は傍脊椎筋よりも高吸収 (CT値で70 HU以上)[6]を呈する. この所見をhigh attenuation mucus (HAM) と呼び, ABPA/ABPMを診断するうえで有用性が高い (図3, 4). 最近のわが国の検討では傍脊椎筋よりも高吸収を示した粘液栓のCT値は89%の症例でCT値70 HU以上 (中央値で76.7 HU) を示していた[4]. なお, 傍脊椎筋のCT値は年齢と相関し, 高齢者ではそのCT値が低値を呈するので粘液栓と比較する際に注意を要する[4]. IgE高値例や再燃を繰り返す症例でHAMが認められることが多いとの報告もある[7,8].

わが国の第1回全国調査 (2013年) によればHAM陽性例は女性, スエヒロタケ検出例, 嚢胞・線維化病変例に多く, 経口ステロイド薬治療を要した比率が高かった[1]. また, AMED研究班前向き登録研究ではHAM陽性例は喘息合併頻度が低く, 本症寛解後12か月以内の再発が多い傾向があった[4]. さらにHAM陽性例はアスペルギルス特異的IgE抗体値が有意に低く, 約30%は陰性であった[4]. このことから, HAM陽性例はABPMの頻度が高いことが推察され, これは最近のスエヒロタケによるABPM症例においてHAM陽性が高頻度であったことに合致する[9].

HAMの成因について, 真菌によって濃縮された粘液中のカルシウムイオン, 金属イオンやその複合体の存在によるとの報告, MRIのT1強調像で高信号, T2強調像で低信号を示すことから水分量の減少によって生じているとの報告[10]がある.

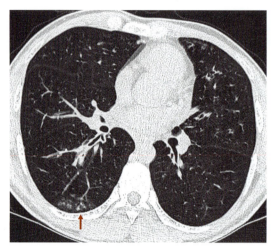

図5 肺野末梢の粒状影
27歳男性,ABPM(スエヒロタケ)例

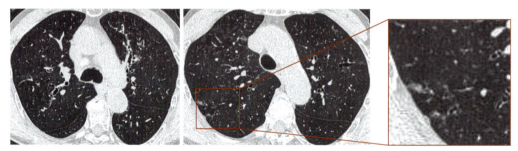

図6 肺野末梢の気管支拡張
70歳代女性,ABPA例
ABPAでは,中枢性だけでなく肺野末梢の気管支拡張を呈することがある.

c) 末梢気道病変

　ABPA/ABPMの病変は中枢気道だけではなく末梢気道に及ぶこともあり,小葉中心性粒状影(centrilobular nodules, tree-in-bud appearance)(図5)が粘液栓の末梢側にみられることや末梢の気管支拡張を認めることがある(図6)[4]. これらは病理学的にABPA/ABPMに合併した細気管支の病変(粘液栓や気管支中心性肉芽腫)に相当する.また,Wardらは,末梢の気管支拡張をABPA例の11〜16%で認めたことを報告している[5]. そのため,ISHAM2024ガイドラインでは気管支拡張の局在(中枢性,末梢性)の区別を避け,気管支拡張(bronchiectasis)と記載されている[11]. また,末梢気道の閉塞性病変によってair-trapping像(図7)を呈することがあり,特に呼気CTによって明瞭に認められる.

d) 浸潤影・すりガラス陰影

　ABPA/ABPM例はしばしば肺浸潤影,すりガラス陰影を呈するが,これらの多くは好酸球の浸潤による好酸球性肺炎(図8)や無気肺を反映している[12]. 区域性に多発していることが多いが肺葉全体に及ぶこともある.また,陰影は数週間にわたり出没・移動することがある.浸潤影や無気肺の内部を走行する気管支

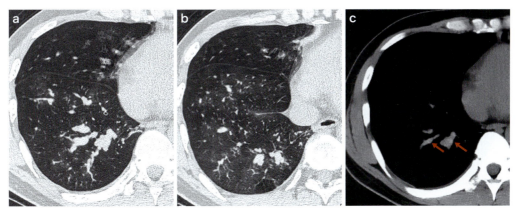

図7 air-trapping, Mosaic perfusion
32歳男性，ABPA例
a, b：肺野条件．気管支内に粘液栓を認める．右下葉の透過性はモザイク状で，気道病変によるair-trappingと考えられる．
c：縦隔条件．HAMを認める．

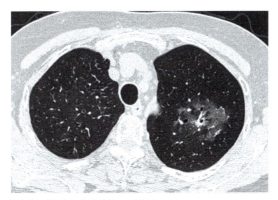

図8 肺野のすりガラス陰影
69歳女性，ABPA例
気道に沿ってすりガラス陰影が広がっている．気管支鏡検査で好酸球性肺炎であることが確認された．

内にHAMを認めることがあり（図9），粘液栓が喀出されるとその浸潤影（無気肺）は改善する．

e）線維化，囊胞性陰影

活動性のある罹病期間が長くなると，肺の線維化（図10），囊胞性変化（図11）が出現し，肺容量は縮小してABPA/ABPMの終末像を呈する．

f）その他

詳細は他の章に譲るが，ABPA/ABPMは肺非結核性抗酸菌症（図12），慢性進行性肺アスペルギルス症（図13）[13]，気胸，縦隔気腫（図14）などを合併する．症例によっては，それらの合併症による陰影を認める．

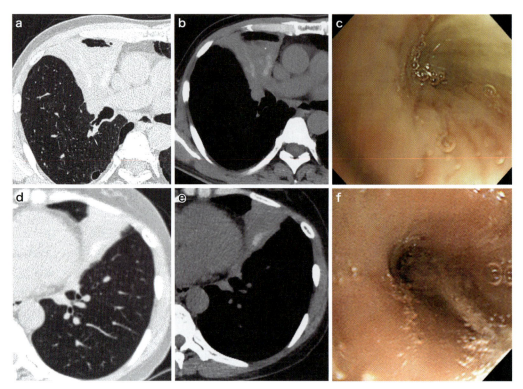

図9 浸潤影の中を走る HAM
a〜c：68 歳男性，ABPA 例
d〜f：45 歳男性，ABPA 例
a, d：肺野条件．内部に気管支透亮像のない浸潤影を認めた．無気肺と考えられる
b, e：縦隔条件．陰影の内部には HAM を確認できる
c, f：気管支鏡検査．粘液栓を認めた

B ≫ 鑑別診断

　ABPA/ABPM にみられる上述の画像所見を呈する疾患を鑑別する必要がある．ABPA/ABPM の主たる病変である粘液栓や中枢性気管支拡張の有無が鑑別に有用であるが，気管支閉鎖症や肺癌など気道閉塞と気管支内の充満を伴う疾患（図15）や気管支拡張を呈する疾患はしばしば鑑別に難渋する．肺野に tree-in-bud や小葉中心性粒状影を呈する疾患，肺野に浸潤影を呈する疾患も鑑別に挙がる．ただ，6 章 4（➡ 154 頁）に述べられているとおり ABPA/ABPM にはしばしば肺非結核性抗酸菌症が合併する[14,15]．細気管支炎や tree-in-bud を伴っている場合，ABPA/ABPM 自体の陰影か随伴する感染症の陰影かを鑑別するのは容易でない（図12）．

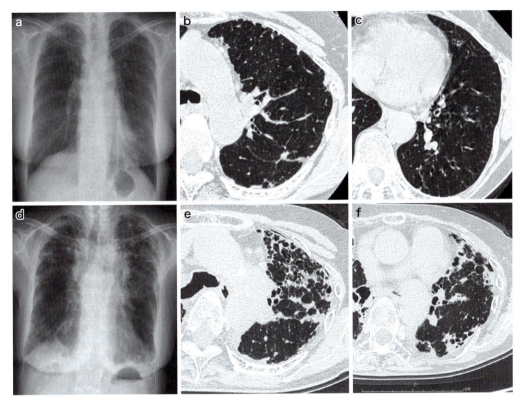

図10 ABPMに続発した肺の線維化
ABPMの女性例
a～c：59歳時の画像
d～f：76歳時には広範な線維化病変が形成されている

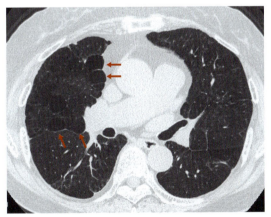

図11 肺に形成された嚢胞性変化
78歳女性，ABPA例
肺野には複数の嚢胞が形成されている（➡）

5 画像所見 95

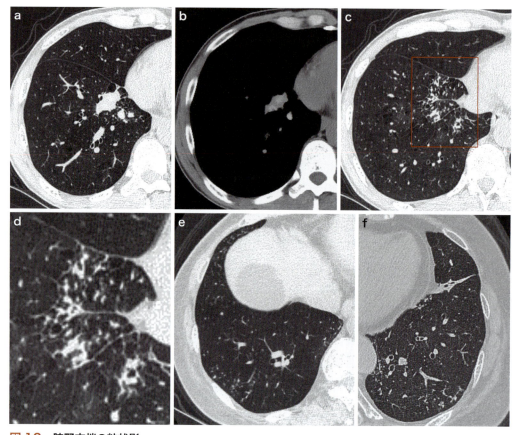

図12 肺野末梢の粒状影
a~d：61歳男性．肺野および縦隔条件で粘液栓を認めた（a, b）．粘液栓末梢に気道散布影を認めた（c）．dは拡大像．
e, f：73歳女性．ABPAに合併した肺非結核性抗酸菌症の病変が肺野末梢の粒状影として認められる（e, f）

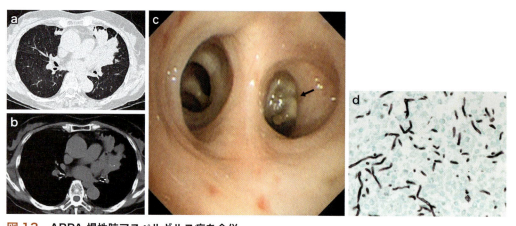

図13 ABPA 慢性肺アスペルギルス症を合併
左舌区に浸潤影を認める〔肺野条件（a），縦隔条件（b）〕．気管支鏡検査（c）では左舌区に壊死物質を認める．生検組織中に真菌菌糸を認める（Grocott染色, d）．

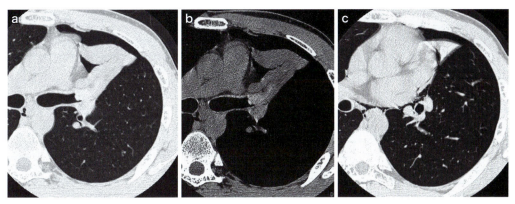

図14 気胸と縦隔気腫
33歳男性，ABPA例
a：肺野条件．左気胸
b：縦隔条件．左主気管支内にHAMを認め，その末梢は無気肺になっている
c：肺野条件．縦隔気腫を認める

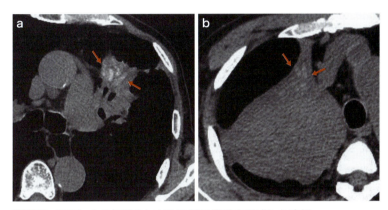

図15 肺癌により気道内にHAM様の構造を形成した症例
a：肺扁平上皮癌に罹患した70歳代男性　b：肺腺癌に罹患した60歳代男性
癌の末梢に高吸収で気道内を占拠する病変を認めた．これは癌病巣の末梢に出血した像を反映していると考えられる

> **謝辞**
>
> 　埼玉県立循環器・呼吸器病センター 呼吸器内科 小林洋一先生に貴重なコメントをいただきました．この場をお借りして深謝いたします．

文献

1) Oguma T, Taniguchi M, Shimoda T, et al：Allergic bronchopulmonary aspergillosis in Japan：A nationwide survey. *Allergol Int* 67：79-84, 2018（PMID：28546015）
2) Scadding JG：The bronchi in allergic aspergillosis. *Scand J Respir Dis* 48：372-377, 1967
3) Kaur M, Sudan DS：Allergic bronchopulmonary aspergillosis（ABPA）-The high resolution computed tomography（HRCT）chest imaging scenario. *J Clin Diagn Res* 8：RC05-RC07, 2014（PMID：25121041）
4) Hattori S, Oguma T, Ishiguro T, et al：High attenuation mucus in bronchi with allergic bronchopulmonary mycosis. *Mycoses* 67：e13705, 2024（PMID：38369597）

5) Ward S, Heyneman L, Lee MJ, et al：Accuracy of CT in the diagnosis of allergic bronchopulmonary aspergillosis in asthmatic patients. *AJR Am J Roentgenol* 173：937-942, 1999（PMID：10511153）

6) Phuyal S, Garg MK, Agarwal R, et al：High-attenuation mucus impaction in patients with allergic bronchopulmonary aspergillosis：Objective criteria on high-resolution computed tomography and correlation with serologic parameters. *Curr Probl Diagn Radiol* 45：168-173, 2016（PMID：26323654）

7) Agarwal R, Gupta D, Aggarwal AN, et al：Clinical significance of hyperattenuating mucoid impaction in allergic bronchopulmonary aspergillosis：an analysis of 155 patients. *Chest* 132：1183-1190, 2007（PMID：17646221）

8) Agarwal R, Gupta D, Aggarwal AN, et al：Clinical significance of decline in serum IgE levels in allergic bronchopulmonary aspergillosis. *Respir Med* 104：204-210, 2010（PMID：19800210）

9) Oguma T, Ishiguro T, Kamei K, et al：Clinical characteristics of allergic bronchopulmonary mycosis caused by Schizophyllum commune. Clin Transl *Allergy* 14：e12327, 2024（PMID：38282191）

10) Dournes G, Berger P, Refait J, et al：Allergic bronchopulmonary aspergillosis in cystic fibrosis：MR imaging of airway mucus contrasts as a tool for diagnosis. *Radiology* 285：261-269, 2017（PMID：28530849）

11) Agarwal R, Sehgal IS, Muthu V, et al：Revised ISHAM-ABPA working group clinical practice guidelines for diagnosing, classifying, and treating allergic bronchopulmonary aspergillosis/mycoses. *Eur Respir J* **63**：2400061, 2024（PMID：38423624）

12) 蛇沢　晶, 田村厚久, 倉島篤行, 他：手術例から見たアレルギー性気管支肺アスペルギルス症・真菌症の病理学的研究. 日呼吸会誌 36：330-337, 1998

13) Ishiguro T, Isono T, Maruyama T, et al：A Case of Overlap of Chronic Pulmonary Aspergillosis on Allergic Bronchopulmonary Aspergillosis. *Intern Med*. 2023 Dec 18. doi：10.2169/internalmedicine.2562-23. Epub ahead of print（PMID：38104994）

14) Ishiguro T, Takayanagi N, Takaku Y, et al：Allergic bronchopulmonary aspergillosis with repeated isolation of nontuberculous mycobacteria. *Intern Med* 52：1721-1726, 2013（PMID：23903506）

15) Ishiguro T, Takayanagi N, Baba Y, et al：Pulmonary nontuberculous mycobacteriosis and chronic lower respiratory tract infections in patients with allergic bronchopulmonary mycosis without cystic fibrosis. *Intern Med* 55：1067-1070, 2016（PMID：27150856）

［小熊　剛・石黒　卓］

第5章 ABPA/ABPM の診断

6 呼吸機能検査

ポイント

▶ ABPA/ABPM 患者では，通常の喘息患者と比べて呼吸機能がより低く，気道リモデリングが早期から進行している可能性がある．

▶ ABPA/ABPM 患者では，FeNO が高値になることが多いが，種々の要因で修飾されることにも注意が必要である．

A》》スパイロメトリー

　　ABPA/ABPM に特異的な呼吸機能検査の所見はないが，多くの場合は喘息に合併し，喘息によるスパイロメトリーの結果を反映する．すなわち，一般的には閉塞性換気障害を呈することが多く[1-3]，1 秒量（FEV_1）は治療効果の評価に有用とされている[4]．しかし，ABPA/ABPM における呼吸機能検査のデータに関するエビデンスは乏しいのが現状である．

　　Agarwal らによるインドにおける 126 名の ABPA 患者（平均年齢 34.4±12.7歳，平均喘息罹病期間 8.8±7.6 年）を対象とした研究では，そのうちの 85.7％に閉塞性換気障害を認めており（軽度の閉塞：26.2％，中等度の閉塞：35.7％，重度の閉塞：23.8％），また半数では気道可逆性を有していたと報告されている[1]．しかし，この報告は 2002 年のデータをもとにしたものであり，現在とは喘息の管理方法も異なっていることには注意が必要である．また，Chen らによる中国における 154 名の喘息患者における検討〔ABPA：64 例，アスペルギルス・フミガーツス感作あり喘息：57 名，アスペルギルス・フミガーツス感作なし喘息：33 名〕では，％ 1 秒量（FEV_1）ならびに 1 秒率（FEV_1/FVC）は ABPAとアスペルギルス・フミガーツス感作喘息群において，感作のない喘息群と比較して低いという結果であった〔％ FEV_1：64.35（46.25〜84.32）vs 60.20（41.00〜90.50）vs 88.90（76.65〜102.20），FEV_1/FVC：78.34±20.76 vs75.46±18.70 vs 90.39±11.17〕[5]．これらの報告からは，ABPA/ABPM 患者においては通常の喘息患者と比べて呼吸機能がより低く，気道リモデリングが早期から進行している可能性が示唆される．

　　また，当研究班における検討では，スエヒロタケによる ABPM 患者（30 名）では，ABPA 患者（46 名）と比較して，より呼吸機能がよいという結果であった〔％ FEV_1：98（77〜109）vs 80（65〜92），FEV_1/FVC：77（72〜81）vs 70（61〜

表1　FeNO 測定値に影響する因子

上昇	低下
硝酸塩を多く含有する食品の摂取（サラダ菜・ホウレンソウ・ゴボウ・レタス）	アルコール，果糖（フルクトース），脂質の過剰摂取
アトピー素因	ステロイド薬
鼻副鼻腔炎	喫煙
感染症急性期	感染症回復期
	呼吸機能検査での努力呼出後

〔呼気一酸化窒素（NO）測定ハンドブック作成委員会，日本呼吸器学会肺生理専門委員会（編）：呼気一酸化窒素（NO）測定ハンドブック．日本呼吸器学会，2018 より作成〕

80)〕[6]．この結果からは，真菌の種類（特にアスペルギルス・フミガーツスとそれ以外）による呼吸機能・気道リモデリングへの影響が異なっている可能性が示唆され，今後のさらなる研究が待たれる．

B ››› 呼気 NO (FeNO)

FeNO は気道の好酸球性炎症の評価指標として用いられ，喘息の補助診断として有用である．ABPA/ABPM における FeNO に関しても報告は少なく，エビデンスは乏しいが，一般的には高値になるとされている．前述の Chen らによる 154 名の喘息患者における検討では，FeNO は ABPA 群において，アスペルギルス・フミガーツス感作喘息群ならびに，感作されていない喘息群と比較して有意に高値であった〔76.0（52.0〜89.5）ppb vs 40.0（32.0〜52.0）ppb vs 44.0（23.5〜69.0）ppb〕[5]．

また，囊胞性線維症も ABPA/ABPM の基礎疾患として重要である．Keown らによる小児における囊胞性線維症 62 名（ABPA：8 名，アスペルギルス・フミガーツス感作あり：12 名，アスペルギルス・フミガーツス感作なし：42 名）の検討においては，ABPA 群における FeNO はアスペルギルス・フミガーツス感作あり群/感作なし群と比較しても，有意に高値であったことが報告されている（37.8 ppb vs 15.1 ppb vs 13.7 ppb）[7]．

ABPA/ABPM の診断基準には呼吸機能検査の結果は含まれてはいないが，各患者の状況を把握するためにも，本疾患を疑った場合にはスパイロメトリー・FeNO 測定は積極的に施行するべきであると考える．ただし，呼吸機能が正常であったとしても，ABPA/ABPM を除外できるわけではない点には注意が必要である．また，FeNO に関しては，飲食物，鼻副鼻腔炎，ステロイド薬投与，喫煙，感染症など，さまざまな要因により修飾されることにも注意するべきである（表1）[8]．

文献

1) Agarwal R, Gupta D, Aggarwal AN, et al：Allergic bronchopulmonary aspergillosis：lessons from 126 patients attending a chest clinic in north India. *Chest* **130**：442-448, 2006（PMID：16899843）

2) Agarwal R, Dhooria S, Singh Sehgal I, et al：A randomized trial of itraconazole vs prednisolone in acute-stage allergic bronchopulmonary aspergillosis complicating asthma. *Chest* **153**：656-664, 2018（PMID：29331473）

3) Okada N, Yamamoto Y, Oguma T, et al：Allergic bronchopulmonary aspergillosis with atopic, nonatopic, and sans asthma-Factor analysis. *Allergy* **78**：2933-2943, 2023（PMID：37458287）

4) Agarwal R, Muthu V, Sehgal IS：Clinical manifestation and treatment of allergic bronchopulmonary aspergillosis. *Semin Respir Crit Care Med* **45**：114-127, 2024（PMID：38154470）

5) Chen H, Zhang X, Zhu L, et al：Clinical and immunological characteristics of *Aspergillus fumigatus*-sensitized asthma and allergic bronchopulmonary aspergillosis. *Front Immunol* **13**：939127, 2022（PMID：35983066）

6) Oguma T, Ishiguro T, Kamei K, et al：Clinical characteristics of allergic bronchopulmonary mycosis caused by Schizophyllum commune. *Clin Transl Allergy* **14**：e12327, 2024（PMID：38282191）

7) Keown K, Abbott S, Kuzeljevic B, et al：An investigation into biomarkers for the diagnosis of ABPA and aspergillus disease in cystic fibrosis. *Pediatr Pulmonol* **54**：1787-1793, 2019（PMID：31359612）

8) 呼気一酸化窒素（NO）測定ハンドブック作成委員会，日本呼吸器学会肺生理専門委員会（編集）：呼気一酸化窒素（NO）測定ハンドブック．日本呼吸器学会，2018

［木村孔一］

第5章 ABPA/ABPM の診断

7 真菌培養・同定法

> **ポイント**
> - できるだけ新鮮な検体を大量に使用する．細菌培養とは頭を切り替えること．
> - 適切な培地，温度を選択する（「真菌用培地」に騙されない）．
> - 「雑菌」「汚染菌」をむやみに捨てない．意義を検討する．
> - 真正担子菌（キノコ類）の同定は一般病院では困難．迷わず専門機関へ．

A》》 ABPA/ABPM における喀痰培養の意義

　ABPM の原因となる真菌の種類はきわめて多岐にわたっている．また，これまで病原性を知られていなかった菌が ABPA/ABPM の症例から検出される例が続いており，対象となる菌種はますます増加する傾向にある．また，同時，あるいは経過中に複数の菌種が感染する例も少なくないことが明らかとなってきた．一方，培養によって菌を得られた場合の情報は薬剤感受性をはじめとしてきわめて膨大であり，非培養系の検査である血清診断や遺伝子診断から得られる情報量をはるかに凌駕する．近年は特に分離される菌が多様化してきており，1 つひとつの症例において原因となる菌を確実に捉え確認することが，診断，治療においてもますます重要となっている．

B》》 ABPA/ABPM 疑診例における培養法

▶ 1）検体の採取

　喀痰はうがいの後，できれば早朝に採取するのが好ましいが，必ずしも時間にはこだわらない．蓄痰された喀痰は混入（コンタミネーション）のリスクが増加するため，培養材料としてはできるだけ避ける．喀痰の性状ではできるだけ膿性のものが好ましいが，加えて粒子状や鋳型状の物質が混入している喀痰は有意義な病原体が含まれている可能性が高く，特に有用である．気管支鏡検体では，気管支，気管支肺胞洗浄液（BALF），吸引痰，brushing などの検体が用いられるが，特に粘液栓は菌を含んでいる可能性が高く培養に適しており，これらの選択的な培養による高い陽性率が報告されている[1]．なお，真菌はその特徴として，

102

室内，室外を問わず大量に浮遊しているため，これらが検体へコンタミネーションする可能性は常に考えておく必要がある．この点で，喀痰，BALFなどの塗抹標本は，好酸球その他の存在を確認するなど得られる情報が多いが，加えて喀痰や粘液栓から塗抹標本にて菌糸が確認されればコンタミネーションはほぼ否定でき，きわめて有用である．

▶ 2) 検体の処理

通常の喀痰であればそのまま培地に塗布してよい．培養の場合はどれだけ多数の活きのいい菌が検体内に含まれているかが大切なので，できるだけ多くの検体を培養に用いるように心がける．例えば喀痰の場合，一般細菌における培養では「白金耳1個分」というきわめて微量の喀痰を培地に接種して培地表面に薄く広げるのがよい方法とされている．しかし真菌ではもともと検体内の菌数が少ないため，これでは真菌を得るのは難しい．近年は検査技師の認識も少しずつ変わりつつあるが，まだ一般細菌培養と同様の意識で「ごく少量の検体」を用いて検査を進めている場合が少なくないため，ぜひ検査法を確認してみるとよい．検体の前処理として，喀痰ではそのまま培地に塗布してよいが，囊胞性線維症（cystic fibrosis）のような病態できわめて粘稠な喀痰であった場合は真菌の発育が抑制されるおそれがあるため，喀痰溶解剤（ジチオスレイトールなど），蒸留水，あるいは超音波処理装置[2]などを用いて粘度を低下させてから塗布してもよい．ただし，これらの作業中はコンタミネーションに注意する．

なお，コクシジオイデス症のような輸入真菌症に代表される高度病原性真菌はきわめて感染力が強いため，培養により取り返しのつかない深刻な感染事故を引き起こす．防止のためには，患者の海外渡航歴に関する十分な情報が必要であり，主治医がその可能性を常に考えておくとともに，検査室への海外渡航歴の情報の伝達，共有が必須である．

以下，上記の高度病原性真菌の可能性を考える必要がない場合のABPM疑診例における培養法を記載する．

▶ 3) 培地の選択

一般的にクロラムフェニコール（chloramphenicol：CP）含有*のPDA培地（potato dextrose agar medium：ポテトデキストロース寒天培地）（シャーレ）が最も望ましい**．

検出率が多少低下する可能性があるが，代用としてSDA培地（Sabouraud dextrose agar medium：サブロー寒天培地）を用いることも可能である．

---

*：培地の抗生物質添加は雑菌混入の多い喀痰などでは必須である．クロラムフェニコールはごく一部の真菌についてはわずかな発育抑制が報告されているものの大部分の真菌には影響しない．
**：シャーレにPDAを入れた培地（クロラムフェニコール添加済み）が数社から市販されている．また，PDA原末もクロラムフェニコールもオートクレーブが可能なので，原末を購入して作製することも比較的容易である．

7　真菌培養・同定法　103

細菌培養でよく用いられる血液寒天培地などではさらに発育が悪いことが多い．一般細菌と同じプレートで検出できるという利点はあるが，特に糸状菌の検出を目的とする場合などは勧められない．

皮膚糸状菌を主な対象とした培地が「真菌用培地」としてしばしば販売されているが不適当である（シクロヘキシミド含有のため．例：「マイコセル寒天培地」）．

培養中は真菌に適切な酸素を供給するため通気性が重要なので，シャーレをビニールテープなどで密閉することなく培養する．テープにより固定する場合は全周を隙間なく覆うのでなく，シャーレの一部だけを被覆するか，パラフィルムのような通気性を有するテープを用いるとよい．

培地に接種する際には薄めて広く培地面に塗布するよりも，ある程度塊として接種したほうが発育しやすくなる傾向がある．ただし，複数菌種が混在した場合は，それぞれの菌種を選択して分離することが難しくなる．

▶ 4) 適切な培養温度

ABPMのような下気道の糸状菌感染が疑われた症例では，培養は35℃で行うのが好ましい．一般的にこれ以下の温度ではアスペルギルスをはじめとする呼吸器感染の原因となる糸状菌の発育および検出率は低下する一方で，コンタミネーションを検出する可能性が大きくなる．

35℃で発育しない真菌もある．これらはもともと下気道に定着する能力をもっていない場合が多いが，念のため30℃（あるいは25℃）でも培養するとこれらの真菌も発育してくる．便法として，35℃で3日間培養の後，低温のインキュベータ（30℃あるいは25℃）に移して培養を継続する方法もある．

35℃を大きく上回る温度で培養した場合，一部の菌株が発育せず見落とす可能性が考えられる．

▶ 5) 適切な湿度の管理

シャーレで培養した場合，シャーレ内の培地の乾燥に注意する（特に室内が乾燥する冬季）．対策として，加湿器のついたインキュベータを用いたり，湿ったガーゼを用いるなどの工夫が必要である．

▶ 6) 培養期間

理想的には4週間以上が望ましいが，実際の医療機関では実施が困難である場合が多い．この点を考慮すると，これまで知られているABPMの原因真菌の成長速度から，14日以上とするのが現実的と考える．やむを得ない場合でも最低7日間は上記の条件で培養する．

35℃での培養が行えず室温あるいは25℃などの低温での培養を余儀なくされる場合は，発育速度が低下する場合が多いため，より長期の培養を行う．

表1　主要な培養条件リスト

培養条件	適切なもの	好ましくないこと，やむを得ない場合を除き避けるべきこと	ぜひ避けるべきこと
培地	PDA（あるいはSDA）が好ましい	クロモアガー™カンジダ培地などの発色酵素色素培地の使用	細菌用培地（血液寒天培地など）の使用
通気性の管理（斜面培地の場合）	シリコン栓などで緩く封をし，豊富な空気の流入を維持（スクリューキャップの場合は，パラフィルムなどを利用）	シリコン栓を固くねじ込んで密封すること	スクリューキャップで密閉すること
温度	35℃（発育が悪い場合は30℃の環境に移して培養を継続）	25℃での培養（原因菌以外の雑菌が発育しやすい）	15℃以下あるいは37℃以上で培養すること
期間	理想的には4週間（できれば2週間）が望ましい．最低でも1週間は必要	1週間以内に培養を終了してしまうこと	一般細菌と同様に3日程度で培養を終了すること
その他	できるだけ大量の検体を培地に塗布すること 発育してきた真菌がどのようなものであっても，一度は原因菌の可能性を慎重に吟味すること		一般細菌と同じ感覚で，少量の検体を培地に塗布し広げて培養すること 発育してきた真菌をよく検討することなく「雑菌」として安易に廃棄すること

注1：いずれもコクシジオイデス症などの原因である高度病原性真菌の可能性を考える必要がない場合の培養法である．これらの疾患の可能性があれば，培養自体の是非を再検討すべきである．
注2：一般的にクロラムフェニコール含有のPDA培地（シャーレ）が最も望ましい．シャーレにPDAを入れた培地（クロラムフェニコール添加済み）が数社から市販されている．原末を購入して作製することも比較的容易である．
注3：シャーレで培養した場合，シャーレ内の培地の乾燥に注意する（特に室内が乾燥する冬季）．加湿器のついたインキュベータを用いるか，湿ったガーゼを用いるなどの工夫が必要である．

▶ 7) 培養のポイント

① 検体を採取したらできるだけ迅速に培養を開始する．
② 使用する検体量はできるだけ多いほうが（＝含有している真菌が多いほうが）有利なので，とにかく大量の検体を培養するように，検査技師と打ち合わせをよく行う．一般細菌の場合とは頭を切り替える．
③ 適切な培地，温度を維持する．特に培地選択は一般細菌の場合と全く異なることに注意．
④ 十分な期間培養を続ける．
　などが特に大切である．主な培養のポイントを**表1**に記した．

C ≫ 菌種同定の方法

糸状菌の同定方法としては，主に以下の3つが行われている．

▶ 1) 形態学的同定法

多くの糸状菌では，分生子（胞子）とその周辺の構造に最も特徴が現れるため，この分生子形成などの形態から同定することが可能である．掻き取り標本による

7　真菌培養・同定法　105

場合とスライドカルチャー (slide culture) 法による場合があるが，通常は前者のみで十分に判断できることが多い．スライドカルチャー法では微細な形態が確認できるが，菌の発育が得られてからさらに 2, 3 週間が必要となる．ただし，スエヒロタケのようにこれらの方法では同定の困難な菌種もある．また，分生子を形成しない株ではこの方法は利用できない．

▶ 2) 遺伝子解析法

　発育した真菌から遺伝子を抽出して増幅し，その塩基配列をシークエンサーにより解析してデータベースと照合することにより同定する方法である[3]（通常はGenBank を用いた BLAST search を行う）．前述の形態学的同定法とは異なり，分生子（胞子）を全く形成していなくても正確な同定が可能で，現時点ではもっとも信頼性の高い同定法である．ただし，増幅・解析する領域はリボソームDNA である D1 D2 領域や ITS 領域のほか，β-チューブリン，カルモジュリン，EF-1 など多数あり，菌種によって異なっている．不適切な領域を解析してしまうと，本来は信頼性の高いはずの遺伝子解析でありながら誤った同定結果となる．さらに，真正担子菌類（キノコ類）などの希少菌種ではデータの蓄積が少ないため遺伝子同定の限界となっている．これらの問題は将来，正確で十分量のデータを備えたデータベースが確立されれば，解決されると考えられる．

▶ 3) 質量分析装置による同定法

　質量分析装置 (MALDI-TOF MS) による同定については，一般細菌および酵母でほぼ実用化されている．しかし，糸状菌では現在はデータベースに含まれている菌種や株数が極端に少なく，また解析条件も確立していないことから，アスペルギルス・フミガーツスなどのごく一部の菌種を除くと手探り状態といってよい（*A. fumigatus* も関連種には対応できていない）．将来的にはきわめて有望な同定手段の 1 つだが，現時点では未完成と考えるべきである．

▶ 4) その他

　稀に発色酵素基質培地（クロモアガー™ カンジダ培地など）を用いて簡易同定を行う場合があるが信頼性は低い．これらはあくまでスクリーニングとして使用すべきで，最終同定としては用いるべきではない．

　まとめると，菌種同定の手順は概ね以下のようになる．
① まずきちんと培養する．
② 形態学的同定法である程度の方向性を定める．臨床的にはしばしばこれで十分な場合が多い．
③ ②の結果，より詳細な解析が必要と判断された場合や②で同定不能である場合は遺伝子解析を行う．

D»» VOCによるスエヒロタケのスクリーニング法

スエヒロタケは，培養時に独特な臭気を発することが多く，その臭気は一度経験のある臨床検査技師であれば，臭気だけで本菌を疑えるほど特徴的である．Toyotomeらはこの臭気の原因物質がジメチルジスルフィド（dimethyl disulfide）などの揮発性硫黄化合物に由来することを発見し，揮発性有機化合物（volatile organic compound：VOC）として検知できること，さらには酢酸鉛試験紙を用いて簡易スクリーニングが可能であることを示した[4]．現在さらに研究を進めている段階であるが，今後，スエヒロタケ同定のスクリーニング法として応用が広がることが期待されている．

E»» 菌を保存しておきたい場合

▶1）自施設で保存する方法

アスペルギルスに代表される糸状菌の多くは，そのまま培養を続けるだけでは培地の栄養分，水分などが枯渇し，死滅していく．シャーレは保存に適さないため，保存が必要であれば，できるだけ早期に斜面培地に移し替える＊＊＊．斜面培地であれば，低温（10℃程度）で数週間は多くの場合維持が可能である．より長期に安定した保存を希望する場合は，分生子（胞子）を集めて保存するか，菌糸ごと超低温で保存するが，いずれも一般医療施設では難しいと思われ，下記のように専門施設に寄託して保存を依頼する．

▶2）寄託する方法

千葉大学真菌医学研究センターでは菌種同定，薬剤感受性，遺伝子解析などを含めたほとんどの真菌症関係の検査を無料で行っている．保存施設も併設されており，患者から分離された菌株であれば，条件はあるものの原則として保存株として寄託が可能である．

文献
1) Pashley CH, Fairs A, Morley JP, et al：Routine processing procedures for isolating filamentous fungi from respiratory sputum samples may underestimate fungal prevalence. *Med Mycol* **50**：433–438, 2012
2) Baxter CG, Jones AM, Webb K, et al：Homogenisation of cystic fibrosis sputum by sonication-an essential step for *Aspergillus* PCR *J Microbiol Methods* **85**：75-81, 2011
3) Vu D, Groenewald M, de Vries M, et al：Large-scale generation and analysis of filamentous fungal DNA barcodes boosts coverage for kingdom fungi and reveals thresholds for fungal species and higher taxon delimitation. *Stud Mycol* **92**：135-154, 2019
4) Toyotome T, Takino M, Takaya M, et al：Identification of volatile sulfur compounds produced by *Schizophyllum commune*. *J Fungi* (Basel) **7**：465, 2021

［亀井克彦］

＊＊＊：SDAの斜面培地が数社から発売されている．

第5章 ABPA/ABPM の診断

8 気管支鏡検査

ポイント

▶ わが国の呼吸器・アレルギー専門施設において ABPA/ABPM の診療に気管支鏡検査が広く用いられている.

▶ 気管支鏡検査による真菌培養，病理学的評価が ABPA/ABPM の診断に有用である.

　ABPA の診断は従来，血清学的検査を中心とする真菌に対するアレルギーの証明と画像所見が重要視されてきた．しかし，わが国では粘液栓の採取を行うなどを目的とした気管支鏡検査が広く行われている．本項では，全国調査から得られたデータを中心に気管支鏡検査の診断に与える意義を検討したい．

A ≫ ABPA/ABPM の診断基準と気管支鏡

　ABPA の診断は，Rosenberg らの診断基準[1]，ISHAM2013 ガイドライン[2]，ISHAM2024 ガイドライン[3] など複数の診断基準が提唱されてきた．それらの診断基準においては，アスペルギルス属真菌以外の真菌による ABPM の診断は考慮されていなかったため，真菌学的評価は重要視されてこなかった．2019 年にわが国でアスペルギルス以外の真菌による ABPM も診断可能とする新たな診断基準が提唱された[4]．同基準において，喀痰・気管支洗浄液での糸状菌培養陽性，粘液栓内の糸状菌菌糸陽性は診断項目として組み込まれ，真菌学的診断は血清学的診断，画像診断と同様に重要視されている（表 1）．

　呼吸器感染症の原因微生物を同定するための検体として喀痰は簡便かつ非侵襲的に採取できるサンプルであるが，偶発的に吸入した空中浮遊菌や上気道の常在菌が混入しやすい．対照的に，気管支鏡検査では下気道から確実に検体を採取できるため，汚染されにくく，より高感度で特異的な指標として用いられる．

　しかし，ABPM の診断における気管支鏡検査の臨床的意義はまだ検証されていない．そこで，第 2 回全国調査（2020 年）のデータベースを解析し，ABPM 診断における気管支鏡検査の有用性を検討した結果，血液検査，喀痰検査，画像検査に加えて，気管支鏡検査を行うことでより診断に寄与する可能性が明らかとなっている．

表1　各診断基準と診断項目

		Rosenberg ら 1977[1]	ISHAM 2013[2]	Asano ら 2021[4]
背景因子	喘息	○	○	○
真菌に対する アレルギー	好酸球数	○	○	○
	IgE	○	○	○
	Ⅰ型アレルギー	○	○	○
	Ⅲ型アレルギー	○	○	○
真菌の腐生	培養陽性	△	——	○
	糸状菌染色陽性	——	——	○
画像所見	中枢性気管支拡張	○	○	○
	粘液栓	△	——	○
	HAM	——	——	○
	浸潤影	○	○	——

B ››› 気管支鏡検査の意義

　第2回全国調査（2020年）において，ABPA/ABPM症例423例中307例（73％）で気管支鏡検査が施行されており，呼吸器専門医やアレルギー専門医の在籍する施設においては，広く気管支鏡検査がABPA/ABPM診療に用いられている．気管支鏡検査は喘息を合併していない患者では95％で実施されていたが，喘息合併例でも68％で実施されていた．特に画像検査で粘液栓が認められた患者では，気管支鏡検査を受ける頻度が高かった[5]．

　Asanoの診断基準スコアは，気管支鏡検査を受けたABPA/ABPM患者で高く（施行群7.0±1.3，未施行群6.3±1.1），その結果，確定診断（スコア6点以上）に至る症例が87％と，気管支鏡非施行例での71％より高かった．ABPA症例での確定診断率は気管支鏡施行例92％，非施行例80％と，やはり気管支鏡施行例で高かった．以上より，積極的な気管支鏡検査の施行がABPA/ABPMの診断に寄与することが明らかとなった．

C ››› 気管支鏡検査所見

▶ 1）喀痰および粘液栓・気管支洗浄液の真菌培養

　気管支鏡施行された307例において，喀痰培養は227例で行われ，78例（34％）で糸状菌陽性であったのに対し，粘液栓・気管支洗浄液を用いた真菌培養は288例で行われ，132例（46％）で陽性であった．いずれの検体種においても，アスペルギルス属が最も多く，次いでスエヒロタケ，ペニシリウム属の順で

8　気管支鏡検査　109

表2 気管支鏡検査施行前後の診断基準陽性率および診断スコア

n=307	気管支鏡検査施行前	気管支鏡検査施行後	p
中枢気管支内粘液栓あり	93%	96%	<0.001
真菌培養陽性	25%	53%	<0.001
粘液栓内の糸状菌染色陽性	1%	37%	<0.001
診断点数（浅野の診断基準）	6.4±1.2	7.0±1.3	<0.001
ABPM確定診断	77%	87%	<0.001

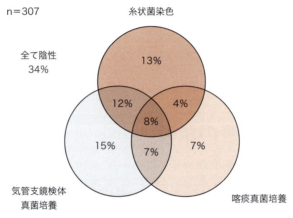

図1　真菌学的検査項目の関係

あった．ABPA症例でのアスペルギルス属検出率は喀痰培養で22％，粘液栓・気管支洗浄液で34％であり，やはり粘液栓・気管支洗浄液で検出率が高かった．

▶ 2) 糸状菌染色

気管支鏡検査を受けた患者（307例）では，この検査によって新たに9例（3％）の粘液栓，109例（36％）の粘液栓中の真菌菌糸が同定された（表2）．特に，気管支鏡により糸状菌染色の評価がより高率に行えることは重要である．

▶ 3) 各項目の相関関係

気管支鏡検査で得られた真菌培養および病理学的検査と，喀痰真菌培養の関係は図1のとおりであった．各検査項目は互いに補完関係にあり，気管支鏡検査を行うことでより多くの症例で真菌学的評価が行えると考える．

文献

1) Rosenberg M, Patterson R, Mintzer R, et al：Clinical and immunologic criteria for the diagnosis of allergic bronchopulmonary aspergillosis. *Ann Intern Med* **86**：405-414, 1977 (PMID：848802)

2) Agarwal R, Chakrabarti A, Shah A, et al：Allergic bronchopulmonary aspergillosis：review of literature and proposal of new diagnostic and classification criteria. *Clin Exp Allergy* **43**：850-873, 2013（PMID：23889240）
3) Agarwal R, Sehgal IS, Muthu V, et al：Revised ISHAM-ABPA working group clinical practice guidelines for diagnosing, classifying, and treating allergic bronchopulmonary aspergillosis/mycoses. *Eur Respir J* **63**：2400061, 2024（PMID：38423624）
4) Asano K, Hebisawa A, Ishiguro T, et al：New clinical diagnostic criteria for allergic bronchopulmonary aspergillosis/mycosis and its validation. *J Allergy Clin Immunol* **147**：1261-1268 e5, 2021（PMID：32920094）
5) 友松克允, 大林昌平, 岡田直樹, 他：アレルギー性気管支肺真菌症の診断における気管支鏡検査の有用性の検討. アレルギー **72**：939, 2023

［友松克允］

第5章 ABPA/ABPM の診断

9 病理

ポイント

▶ 形態学的にみて，ABPA/ABPM における一義的な病変は，多数の好酸球塊および Charcot-Leyden 結晶とともに真菌を有する好酸球性粘液栓と考えられる．

▶ ABPA/ABPM が疑われた場合にはまず好酸球性粘液栓を検索すべきであり，病理組織学的に好酸球性粘液栓の内部に真菌を伴うことが確認されれば，ほとんどの場合 ABPA/ABPM と診断してよい．

▶ ABPA/ABPM 症例では細胞診検体においても粘液栓と同様の所見を確認できることが多く，診断に有用である．

▶ 慢性肺アスペルギルス症をはじめとする慢性肺真菌症の空洞から散布された真菌により，気道内に ABPA/ABPM に類似した好酸球性粘液栓が形成されることがある．鑑別には画像所見を含む臨床所見が重要となる．

▶ 喘息においても，ABPA/ABPM の好酸球性粘液栓に類似した構造物が形成されることが少なくない．鑑別には真菌の有無を含む形態学的検討が必要である．

A ≫ ABPA/ABPM における粘液栓の意義

ABPA/ABPM の形態学的特徴として，①好酸球性粘液栓（allergic mucin）が気管支内に嵌頓する像（mucoid impaction of bronchi），②粘液栓を有する気管支の拡張（中枢性気管支拡張），③上記病変の末梢にみられる，著しい好酸球浸潤を伴う肉芽腫性病変により気道壁が置換されている像（bronchocentric granulomatosis with tissue eosinophilia：BrCG-Eo）や好酸球性肺炎，器質化肺炎など，中枢気管支から末梢肺に及ぶ多種の病変が挙げられてきた[1]．1988 年に Bosken らはこれら所見を整理し，ABPA/ABPM の形態学的な診断基準を提唱した[2]．具体的には，好酸球性粘液栓もしくは BrCG-Eo が確認され，病変内に組織侵襲を示さない真菌が見出されれば，ABPA/ABPM として診断してよいとするものである．しかし，どの病変が一義的かは示されなかった．彼らの対象例には末梢肺のみが取られた外科的肺生検例が含まれており，このような症例では中枢側の気管支病変が観察されず，ABPA/ABPM の全体像が把握しきれなかったためかと思われる．

ABPA/ABPM の肺葉切除標本を対象として総合的に病理像を検討した結果[3,4]では，①多彩な病変のうち最も長い経過を窺わせる病変は好酸球性粘液栓であ

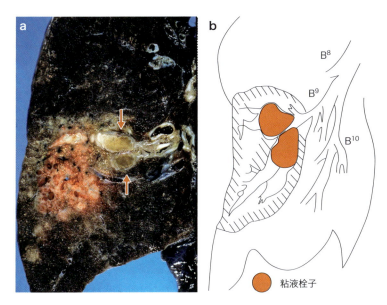

図1　ABPA/ABPM手術例の肉眼所見（a）およびシェーマ（b）
気管支内に硬い好酸球性粘液栓が嵌頓しており（a, 矢印），その末梢肺に炎症が広がっている．

る，②中枢性気管支拡張は，高度の好酸球/小円形細胞浸潤などの炎症反応により気道壁が脆弱化する一方，好酸球性粘液栓が大きくなる過程で，気道壁が引き伸ばされて形成された二次的病変である，③末梢肺の病変は，好酸球性粘液栓から真菌もしくは真菌の産生物が経気道的に散布されたことにより引き起こされる二次的病変である，などの根拠から，ABPA/ABPMの一義的な病変は好酸球性粘液栓であることが明らかとなった．ABPA/ABPMが疑われた場合にはまず，好酸球性粘液栓を探索すべきである．

B》ABPA/ABPMにおける好酸球性粘液栓の病理像

手術例にみられる好酸球性粘液栓は硬く（図1），組織学的にはフィブリンの滲出とともに，多数の好酸球（変性もしくはnecrobiosisに陥ったものを含む）やCharcot-Leyden結晶の集簇した構造物がほぼ同心円性に層状に配列し，一部はモミの木様構造を示す（図2a）．この構造は粘液内に滲出した好酸球などの集簇物（図2b）が乾燥して生じた亀裂部に粘液が入り込んだ結果として形成された，すなわち形成までに時間のかかった構造と解釈されている[3]．

真菌は，モミの木様構造の内外に，短い菌糸の形で散見される（図2c）．慢性肺真菌症にみられる菌塊のように真菌が密に集簇することはない．好酸球性粘液栓の辺縁に好中球が滲出していることがあるが，その数は好酸球に比し非常に少ない．ただし，ABPA/ABPMに細菌性感染症が加わった症例などでは好中球の数が増加する．

臨床例，すなわち喀出物や気管支鏡検体でみられる好酸球性粘液栓は多彩な肉

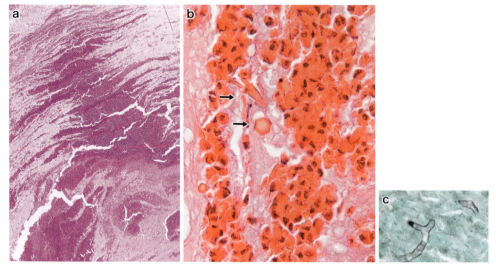

図2　ABPA/ABPM 手術例の好酸球性粘液栓のルーペ像（a）および拡大像（b, c）
a, b：粘液内に好酸球および Charcot-Leyden 結晶（矢印），フィブリンが集簇しており（b），これら構造物がモミの木様構造を形成している（a，対物×100）．
c：粘液栓内に有隔糸状真菌が確認される（Grocott 染色，対物×100）．

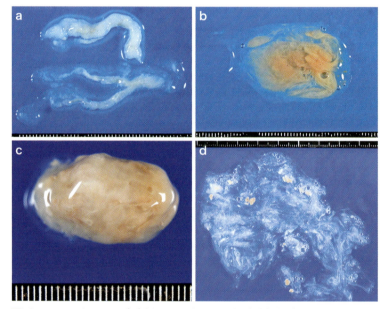

図3　ABPA/ABPM 臨床例から提出された好酸球性粘液栓の肉眼像
a：鋳型状構造を示す好酸球性粘液栓
b：喀痰と区別のつきにくい好酸球性粘液栓
c：塊状の好酸球性粘液栓
d：好酸球性粘液栓の一部のみが喀出されている

眼像を示し，気道を模倣した分岐を示すものから，膿性痰と見紛う軟らかいもの，塊状のもの，さらには好酸球性粘液栓の一部のみが取られたため細かい黄白色粒状物質が多数みられるものまでがある（図3）．組織学的には手術例とほぼ同様の構造物からなっており（図4a），内部に真菌が散見される（図4b）．ただ

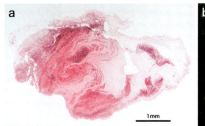
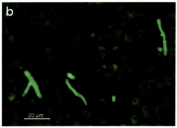

図4 ABPA/ABPM 臨床例から提出された好酸球性粘液栓の輪切り標本（a）およびファンギフローラ Y®染色像（b）
a：好酸性に濃染している部分は好酸球および Charcot-Leyden 結晶，フィブリンが密に集簇している領域である．
b：蛍光染色では，有隔糸状真菌が散在性に確認される．

し，手術例に比べて，形成されてからの時間が短いためかモミの木様構造を伴う頻度は少ない．

好酸球性粘液栓内の真菌を確認するために最も簡便な染色法は，真菌の細胞壁を蛍光陽性にするファンギフローラ Y®や KBM GP フルオファンギー®などによる染色などである（図4b）．Grocott 染色（図2c）がよく使われているが，この染色は手技が難しい．ただし，いずれの染色にても菌種を同定することは困難であり，同定には培養が必須である．

ABPA/ABPM における好酸球性粘液栓の細胞診所見

ABPA/ABPM の多くの症例では，細胞診材料でも好酸球性粘液栓に相当する所見を確認することができる[5,6]．国立病院機構東京病院において，喀出物や気管支鏡検体で病理形態学的に ABPA/ABPM の好酸球性粘液栓が確認され，かつ粘液栓と同時に細胞診検体が提出された症例54例を検討した結果では，44例（81.5%）の細胞診検体に，多数の好酸球（変性もしくは necrobiosis に陥ったものを含む）および糸状真菌が確認された（図5）．

細胞診検体のなかでは気管支洗浄・吸引痰などで陽性所見の出現率が高く，喀痰では低かった．ただし上記の対象以外の症例で，患者の状態が悪く気管支鏡検査ができなかったために喀痰細胞診検査をくり返したところ，糸状真菌と多数の好酸球が確認された症例がわずかながら存在した．

Papanicolaou 染色で真菌を確認することは可能であるが，菌糸の染色性がかなり弱い場合があり，この際には粘液との鑑別が困難となる．また，好酸球などの細胞成分に紛れて菌糸がみつけにくくなることもある（図5b）．真菌の確認には，病理検体と同様に蛍光染色が最も有用である（図5c）．病理検体で用いられる Grocott 染色や PAS 反応では，粘液も陽性に染まるため少量の真菌は確認しづらい．

細胞診検体と病理検体とでは菌糸の見え方が異なる．細胞診検体では明瞭な分

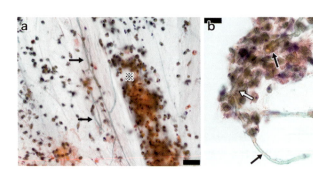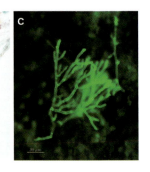

図5　ABPA/ABPM の細胞診検体.
a：Papanicolaou 染色，対物×40．好酸球や necrobiosis に陥った好酸球の集簇（※）とともに有隔分岐性糸状真菌（矢印）が認められる．
b：Papanicolaou 染色 対物×100．好酸球などの細胞に囲まれた部分（白矢印）では菌糸を認識しづらくなる．
c：ファンギフローラ Y® 染色．蛍光染色では，明瞭な分岐を示す真菌の全体像を把握できる．

岐を示す糸状真菌として認識される一方（図5），病理検体では短い菌糸が散在性に認められるのみである（図4b）．細胞診検体では真菌の全体的な形状をみることができるのに対して，病理検体ではおおよそ 3 μm の厚さで薄切された真菌を見ているためと考えられる．真菌の発育形態の評価には細胞診検体のほうが適していると考えられる．

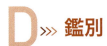 鑑別

　慢性肺真菌症（特に慢性肺アスペルギルス症）の空洞内菌塊が経気道的に散布され，空洞外の気管支内に好酸球性粘液栓が形成されることがある．この際の粘液栓を形態学的に ABPA/ABPM における好酸球性粘液栓と区別することは困難である．血清 IgE 値の上昇や好酸球数の増加，沈降抗体陽性などの臨床所見が ABPA/ABPM と同様に陽性となることも多い．ABPA/ABPM との鑑別には空洞や菌球の有無などの画像所見が決め手となる．
　喘息症例においても，ABPA/ABPM に類似した好酸球性粘液栓が喀出される，もしくは気管支鏡検査で採取されることが少なくない（図6）．しかし両者間の相違点も存在する．喘息症例では ABPA/ABPM に比べて径の細い粘液栓が多く，国立病院機構東京病院の症例で検討したところ，喘息症例の粘液栓（46 検体）は径が 1.40 mm±0.54 であったのに対し，ABPA/ABPM の粘液栓（75 検体）は径が 2.94 mm±1.56 であった（t 検定：$p<0.0001$）（図7）．ABPA/ABPM の粘液栓が中枢気道に形成されるのに対して喘息ではより末梢で作られる結果と考えられる．また，喘息患者の粘液栓の約半数では，何本かの粘液栓が寄り集まる形を呈していた（図6）．これらの症例では，複数の気道で形成された粘液栓が一緒に取られてきたものと推測される．さらに，喘息症例の粘液栓では内部に真菌が確認されないことも ABPA/ABPM との重要な鑑別点である．しかし，ABPA/ABPM の好酸球性粘液栓の一部のみが取られてきた場合には，真菌を見出せないこともありうる．好酸球性粘液栓に遭遇し，真菌を確認できなかった場

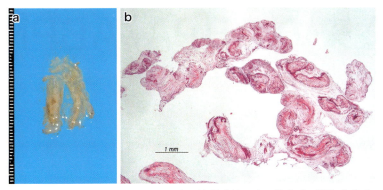

図6 喘息症例から喀出された好酸球性粘液栓の肉眼像および輪切り標本
a：この検体は肉眼的に1つの粘液栓として提出されたが，詳細に観察すると複数の細い粘液栓が集簇していることがわかった．
b：輪切り標本では，ABPA/ABPMに比して細い粘液栓が複数寄り集まっていることが確認された（ルーペ像）．

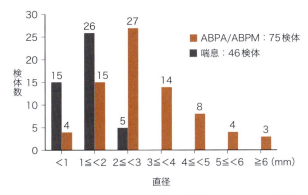

図7 喘息とABPA/ABPM（臨床例）における好酸球性粘液栓の直径
粘液栓の輪切り標本を作製し直径を計測した結果をグラフにした．縦軸は検体数，横軸は直径（1mm区切り）を表す．

合はすぐに喘息と結論を出さず，くり返し粘液栓を採取し病理学的に検討することが必要である．

文献

1) Katzenstein AL, Liebow AA, Friedman PJ：Bronchocentric granulomatosis, mucoid impaction, and hypersensitivity reactions to fungi. *Am Rev Resp Dis* **111**：497-537, 1975 (PMID：1092235)
2) Bosken CH, Myers JL, Greenberger PA, et al：Pathologic features of allergic bronchopulmonary aspergillosis. *Am J Surg Pathol* **12**：216-222, 1988 (PMID：3344888)
3) Jelihovsky T：The structure of bronchial plugs in mucoid impaction, bronchocentric granulomatosis and asthma. *Histopathology* **7**：153-167, 1983 (PMID：6852779)
4) 蛇沢 晶，田村厚久，倉島篤行，他：手術例から見たアレルギー性気管支肺アスペルギルス症・真菌症の病理形態学的研究．日呼吸会誌 **36**：330-337, 1998
5) Chen KT：Cytology of allergic bronchopulmonary aspergillosis. *Diagn Cytopathol* **9**：82-85, 1993 (PMID：8458290)
6) 寺下智美，立原素子，上原慶一郎，他：気管支擦過細胞診にてアレルギー性気管支肺アスペルギルス症が疑われた1例．日臨細胞会誌 **54**：221-222, 2015

［蛇澤 晶・我妻美由紀・田村厚久］

第5章 ABPA/ABPMの診断

10 従来のABPA/ABPM診断基準

> **ポイント**
> - ABPAはそれまでに知られていたアスペルギルス症とは異なる病型として1952年に提唱された．
> - その前後はさまざまな好酸球性の肺疾患の概念に含まれていた．
> - 有名なRosenbergらの診断基準はHendersonら，Safirsteinらの診断基準を参考に，1977年に報告された．
> - しかしRosenbergらの診断基準にいくつかの問題点が指摘され，今日に至るまで複数の診断基準が提案されている．

従来の診断基準（表1）

ABPAは1952年，Hinsonら[1]によって提唱された疾患概念である．

わが国では長期間にわたってRosenbergら[2]の診断基準が広く用いられてきたが，さまざまな問題点が指摘されてきた．

その後，いくつかのABPAの診断基準が作成されてきたが，過去の報告を参考に日本医療研究開発機構（Japan Agency for Medical Research and Development：AMED）の班会議で議論を重ね，2021年に班長のAsanoらがわが国の症例を集積して感度・特異度とも良好な成績を有する新たなABPA/ABPMの診断基準を発表した．

Asanoらが提唱した診断基準の詳細は別項に譲るが，それまでに報告された診断基準を知ることは，本症の病態を理解し，いかにしてよりよい診断基準の作成が試みられてきたかを理解する一助となる．本項では，Asanoらが新たな診断基準を発表するまでに報告されたABPA/ABPMの診断基準とそれに関連する病態について報告された年順に述べる．

▶ 1）Löffler症候群（1932年）

ABPA/ABPMの診断基準を述べる前にLöffler症候群[3]について触れる．

Löfflerは一過性（4週間以内に軽快）で遊走性の肺浸潤影を示す患者のなかに，著明な末梢血好酸球増多を伴う症例がいることを報告した[3]．この報告は肺の浸潤影と末梢血好酸球増多の関連を示唆するものであり，好酸球性肺疾患として先駆的に報告された疾患概念である．

表 1　ABPM 診断基準と関連疾患の報告

発表年	ABPM	好酸球性肺疾患，その他
1932		Löffler 症候群の提唱（Löffler）[3]
1952	Hinson らによる ABPA の症例報告[1]	PIE 症候群（Reeder）[4]，肺好酸球症（Crofton）[7]
1959	Pepys ら（皮膚テスト，沈降抗体）[8]	
1966		IgE 抗体の発見（石坂ら）
1968	Henderson の診断基準[9]	
1969		好酸球性肺炎（Liebow ら）
1973	Safirstein らの診断基準[10] ABPA で血清 IgE 抗体価が高値	好酸球性肺疾患（Citro ら）（Crofton 分類の修正）
1977	Rosenberg らの診断基準[2]	
1981	Glancy らによる喘息非合併例の報告[13]	
1986	ABPA-S の提唱[14]	
1988	Greenberger らの診断基準[15] Bosken らの病理診断基準[17]	
1991	ABPA-CB の essential criteria[18]	
1998	蛇沢らによる病理学的考察[19]	
2003	囊胞性線維症における ABPA の診断基準[20]	
2012	Knutsen らの診断基準[21]	
2013	Agarwal らの診断基準と Rosenberg らの診断基準との比較[23]	
2014	米国アレルギー・喘息・免疫学会[24]	
2016	Ishiguro らの ABPM 診断基準[25]	
2021	Asano ら AMED 研究班による診断基準	

ABPM：アレルギー性気管支肺真菌症，ABPA：アレルギー性気管支肺アスペルギルス症，CB：central bronchiectasis，AMED：日本医療研究開発機構

▶ 2）Reeder らによる PIE 症候群（1952 年）

　Löffler の報告から 20 年を経て，Reeder らは肺の浸潤影と末梢血の好酸球増多を示す疾患群に対して PIE（pulmonary infiltration with eosinophilia）症候群という症候名を提唱した[4]．PIE 症候群は肺野の陰影と末梢血好酸球増多（6%以上または 400/μL 以上）で診断可能である．ABPA/ABPM の直接的な診断基準ではないが，過去に多くの ABPA/ABPM 例がこの基準で PIE 症候群と診断されていたと考えられる．例えば，わが国の ABPA/ABPM は PIE 症候群全体の 28%，PIE with asthma の 62%[5]，海外の報告によると，ABPA/ABPM は PIE 症候群の約 80%，PIE with asthma の約 90%[6] を占めるとされている．

▶ 3）Crofton らによる肺好酸球（増多）症の報告（1952 年）

　Crofton らは末梢血の好酸球増多を伴い肺に陰影を認める疾患群として肺好酸球（増多）症（論文タイトルが pulmonary eosinophilia）を提唱した[7]．本書の対象疾患である ABPA は，肺好酸球（増多）症の Crofton 分類における pulmonary eosinophilia with asthma（喘息性肺好酸球増多症）に属する疾患である．

▶ 4) Hinson らによる ABPA の最初の報告（1952 年）

Reeder らの PIE 症候群や Crofton らの肺好酸球症の報告と同年に Hinson らが ABPA とみなされる初めての症例を報告した[1]．従来から知られていた病型（saprophytic，septicaemic または pyaemic）とは別の病態のアスペルギルス症が存在することを示した点で意義は大きい．彼らは診断基準を以下のとおり記載した．

アスペルギルス属真菌が気道検体から証明された症例で，以下のすべてを満たせば診断できる（**表 2**）．
① X 線写真に出没する無気肺・コンソリデーション（広範な浸潤影）
② 末梢血液中の好酸球数 ≥1,000/μL
③ くり返す発熱発作
④ 粘液栓と真菌を含む膿性痰の喀出

ABPA を診断する際の基準を明記したのはこの報告が初めてである．

Hinson らの報告した 3 例中 2 例は喘息を合併し，2 例には気管支拡張も確認されている．

3 例ともアスペルギルス・フミガーツスが培養され，好酸球を多数含む粘液栓とその内部に真菌が病理学的に証明されている．彼らは報告のなかで，「この 3 例の病態は従来から知られている気管支肺アスペルギルス症より"pulmonary eosinophilia"に類似しており，病因は宿主の真菌に対するアレルギー反応であろう．真菌へ感作された患者の気道内で，真菌・粘液・フィブリン・好酸球・Curschmann らせん体・Charcot-Leyden 結晶を含む滲出物が形成され，この塊が気道を閉塞し，その結果無気肺やコンソリデーションが出現するのであろう」と述べている一方，「診断基準に好酸球を多数含む粘液栓内の真菌の病理学的な証明を求めることは厳格すぎる」とも述べている．

▶ 5) Pepys らによる，アスペルギルス皮膚テスト・沈降抗体の報告（1959 年）

Pepys らは Hinson らの報告に合致する 16 例を検討している[8]．

喀痰から全例がアスペルギルスを検出し，15 例が喘息を合併し，くり返す発熱発作を 15 例に認め，13 例で胸部 X 線での陰影を確認し，6 例で喀痰の粘液栓を確認し，15 例は末梢血液中の好酸球数 1,000/μL 以上であった．また，検査した 5 例全例が気管支拡張を伴っていた．

これらの症例では全例がアスペルギルスの皮膚テスト陽性，10 例がアスペルギルス血清沈降抗体陽性であった．

Hinson らが ABPA をアレルギー性だろうとした根拠は好酸球増多と病理学的に粘液栓内に好酸球が多かったことであるが，Pepys らの論文は ABPA 患者にアスペルギルスに対する直接的なアレルギーがあることを証明した点で後の診断基準に影響を与える．

表 2 ABPA の診断基準（Rosenberg らの診断基準まで）

Hinson ら （1952 年）	Henderson ら （1968 年）	Safirstein ら （1973 年）	Rosenberg ら （1977 年）
①X 線で別の場所に出没する無気肺・浸潤影 ②末梢血好酸球数増多（≧1,000/μL） ③くり返す発熱発作 ④粘液栓と真菌を含む膿性痰の喀出	①異なる部位に一過性の肺野陰影 ②末梢血好酸球数増多（＞500/μL） ③発作性の気道閉塞（FEV_1/FVC＜70％） ④アスペルギルスに対する皮膚反応陽性 ⑤真菌を含む喀痰	大基準 ①くり返し出現する肺野陰影 ②喀痰および末梢血の好酸球数増多 ③気管支喘息（可逆性気道閉塞） ④アスペルギルス・フミガーツスに対する即時型皮膚反応陽性アルサス型皮膚反応陽性 小基準 ①アスペルギルス・フミガーツスに対する血清沈降抗体の検出 ②くり返す肺炎の既往歴 ③喀痰からアスペルギルス・フミガーツスが培養される ④粘液栓喀出の既往歴	一次基準 ①移動性または固定性の肺浸潤影の既往歴 ②末梢血好酸球数増多 ③気管支喘息（発作性呼吸困難） ④アスペルギルス抗原に対する即時型皮膚反応陽性 ⑤アスペルギルス抗原に対する血清沈降抗体陽性 ⑥血清総 IgE 高値 ⑦中枢性気管支拡張 二次基準 ①くり返し喀痰からアスペルギルスが検出される ②茶褐色の粘液栓を喀出した既往歴 ③アスペルギルス抗原に対するアルサス型皮膚反応陽性
	①〜⑤すべてを満たせばアレルギー性アスペルギルス症と診断．①と④を満たし，その他の項目を満たすが①〜⑤すべては満たせない場合は「おそらく診断アレルギー性アスペルギルス症」と診断．	すべての大基準項目と小基準項目のうち 3 項目以上を満たせば診断．	（確実）一次基準のすべてを満たす． （ほぼ確実）一次基準の①〜⑥を満たす．二次基準のいくつかを満たせば確実性が増す．

▶ 6) 石坂（Ishizaka）らによる IgE 抗体の発見（1966 年）

1966 年 IgE 抗体（当初の命名はγE）が日本の石坂らにより発見された．

当然ながら，それ以前に考案された ABPA の診断基準項目には IgE 抗体が含まれていない．

▶ 7) Henderson の診断基準（1968 年）

1968 年，Henderson らは**表 2** に示すように ABPA の診断基準を定義した[9]．

石坂らが IgE 抗体を発見した 2 年後に報告された Henderson らの論文は，まだ IgE 抗体について触れていない．

▶ 8) Safirstein らの ABPA 診断基準（1973 年）

Safirstein らは，Pepys らと共著で彼らの定義した ABPA の診断基準を満たす 50 例を後方視的に解析した[10]．Safirstein らの診断基準（**表 2**）はアスペルギルス・フミガーツスのみに対象を限定して記載されている．この Safirstein らの診断基準にも血清 IgE 抗体は含まれていない．

10　従来の ABPA/ABPM 診断基準　121

▶ 9) ABPA 患者では血清総 IgE が上昇している (1973 年)

Patterson らは ABPA 患者の血清総 IgE が上昇していることを報告した[11].

▶ 10) Rosenberg らの診断基準 (1977 年)

Patterson のグループの Rosenberg らは 15 例の ABPA 確実例と 5 例の強い疑い例をもとに診断基準 (**表 2**) を作成した[2].

　一次基準の①肺浸潤影の既往歴，②末梢血好酸球数増多，③気管支喘息，④アスペルギルス抗原に対する即時型皮膚反応陽性，⑤アスペルギルス抗原に対する血清沈降抗体陽性，⑥血清総 IgE 高値，⑦中枢性気管支拡張の 7 項目があれば確実，①〜⑥の 6 項目でもほぼ確実とした．⑦の中枢性気管支拡張は他の疾患ではみられないものであり診断を証明するものであるが，発症早期では伴っていない症例や，ごく軽度の症例もあり，この所見がなくても①〜⑥があればほぼ確実との診断でよいとした．また，二次基準として①喀痰からの検出 (複数回の培養または顕微鏡的確認)，②茶褐色の粘液栓の喀出の既往，③アスペルギルス抗原に対するアルサス型皮膚反応陽性の 3 つを挙げている．喀痰からのアスペルギルスの検出はコンタミネーションの可能性があり二次基準に下げたが，くり返し検出した場合は ABPA の診断に有用であるとし，茶褐色の粘液栓の喀出の既往は感度が低いことが理由で二次基準とし，アルサス型皮膚反応陽性は 5 例のみが陽性を示したのみであり，やはり感度が低いことで二次基準としている．

　なお，Rosenberg らの診断基準を示した原著論文では喘息の項目を必須としていない．前述の 20 例中，1 例は喘息を合併していなかった．しかし，その後多くの解析論文で気管支喘息が診断の必須項目のように記述されてしまった経緯がある．

▶ 11) ABPA の鑑別にアスペルギルス・フミガーツス血清特異的 IgG, IgE 抗体が有用 (1978 年)

Patterson や Rosenberg らが共著者となっている Wang らの報告により，ABPA を鑑別するのにアスペルギルスに対する血清特異的 IgG，IgE 抗体が有用と報告された[12].

▶ 12) 喘息を合併していない ABPM の報告 (1981 年)

Glancy らは，喘息のある 31 例の ABPA 以外に，喘息が存在しないが他の所見は典型的な ABPA に類似した臨床像をもつ 11 例を報告した[13].

　11 例中 3 例はアスペルギルス以外の真菌が原因であったため，ABPA という病名よりアレルギー性気管支肺真菌症 (ABPM) の診断名が適切であると提言している．

表 3　Greenberger らの ABPA 診断基準

ABPA-central bronchiectasis	ABPA-serologic
①喘息	①喘息
②胸部 X 線での肺浸潤影	②胸部 X 線での肺浸潤影
③アスペルギルス抗原に対する即時型皮膚反応陽性	③アスペルギルス抗原に対する即時型皮膚反応陽性
④血清総 IgE 高値	④血清総 IgE 高値
⑤アスペルギルス・フミガーツスに対する血清沈降抗体陽性	⑤アスペルギルス・フミガーツスに対する血清沈降抗体陽性
⑥末梢血好酸球数増加	⑥末梢血好酸球数増加
⑦中枢性気管支拡張	⑦アスペルギルス・フミガーツス血清特異的 IgE/IgG 抗体陽性

（Greenberger PA, Patterson R：Allergic bronchopulmonary aspergillosis and the evaluation of the patient with asthma. *J Allergy Clin Immunol* **81**：646-650, 1988 より作成）

▶ 13) ABPA-S という病型の提言（1986 年）

　Patterson らは，ABPA の診断基準のうち中枢性気管支拡張以外のすべての項目を満たす症例を ABPA-serologic（ABPA-S）group と命名，中枢性気管支拡張を伴う ABPA-central bronchiectasis（ABPA-CB）group の初期病変であると提言した[14]．

▶ 14) Greenberger らの診断基準（1988 年）

　中枢性気管支拡張はくり返す炎症により病態が進展して生じるため，早期診断において感度が高いとはいえない．むしろ，中枢性気管支拡張を生じる前段階での早期診断・早期治療が望まれるため，ABPA-S を提言したのと同じグループの Greenberger らが新たな ABPA の診断基準を示した（**表 3**）[15]．中枢性気管支拡張を伴わないが血清学的に ABPA とみなす ABPA-S と，中枢性気管支拡張を伴う ABPA-CB を分類し，それぞれの診断基準を提示している．

　ABPA-CB は Rosenberg の基準[2] と完全に一致している．一方で ABPA-S は中枢性気管支拡張を伴わない症例であるが，ABPA-CB 診断基準の中枢性気管支拡張を除いた 6 項目にアスペルギルス・フミガーツス血清特異的 IgE と IgG 抗体陽性を加えた．

　この研究では，中枢性気管支拡張を肺野の中枢側 2/3 以内で伴走する肺動脈より太いものと定義している．また，この研究は Rosenberg の診断基準におけるアスペルギルス血清沈降抗体の代わりに IgG 抗体とし，IgE 抗体もしくは IgG 抗体のどちらかが陽性であればよいと変更している．さらに，診断基準からは末梢血好酸球増多も除外されているが，その理由として「先行するステロイド薬治療により必ずしも好酸球増多を伴わないから」とコメントされている[15, 16]．

10　従来の ABPA/ABPM 診断基準　123

▶ 15) 病理診断基準の提唱 (1988 年)

Bosken らは 18 例の ABPA 手術例を検討した[17].

① 好酸球浸潤を伴う bronchocentric granulomatosis, または② allergic mucin を伴う気管支の粘液栓 (好酸球性粘液栓) があれば ABPA を示唆し, 組織侵襲を伴わない真菌が病理学的に確認されれば, 診断は確定すると記載した.

▶ 16) ABPA-CB の Minimal essential criteria の提唱 (1991 年)

Schwartz らは, アスペルギルス皮膚テスト陽性喘息患者 100 例を対象に ABPA の有病率を検討した[18].

ABPA-CB は①気管支喘息, ②末梢血好酸球数増多, ③アスペルギルス即時型皮膚反応陽性, ④アスペルギルス血清沈降抗体陽性, ⑤血清総 IgE 高値, ⑥アスペルギルス・フミガーツス血清特異的 IgE 抗体陽性, ⑦アスペルギルス・フミガーツス血清特異的 IgG 抗体陽性, ⑧中枢性気管支拡張の 8 つを満たすか, ①, ③, ⑧の必須項目 3 つを満たす場合とし, ①から⑦を満たせば ABPA-S と診断した. 10 例が ABPA-CB であり, 18 例が ABPA-S であった.

ただし, この検討は喘息症例でアスペルギルス即時型皮膚反応陽性であった 100 例のみを対象に ABPA の有病率を検討している. 当然全例が①と③は陽性ということになり, この診断基準を理解するうえで注意が必要である.

▶ 17) わが国から報告された ABPA/ABPM の病理学的検討による ABPA の検討. 一義的な病変として重要な粘液栓 (1998 年)

蛇沢らは, ABPA/ABPM の手術例 5 例を検討した[19].

全例で著しい好酸球を伴う硬い気管支内粘液栓子が確認され, これにより気管支は限局性に拡張し, 中心性気管支拡張像を呈していた. その末梢領域に気管支中心性肉芽腫症 (4 例), 黄色肉芽腫様病変 (3 例), 好酸球性肺炎 (2 例), 器質化肺炎 (3 例) などがみられた. 粘液栓と末梢病変内部には, 特徴的な変性好酸球塊と真菌がみられ, 末梢病変は粘液栓から散布された真菌により引き起こされた二次的病変と考えられた. これらの検討結果より, ABPA/ABPM の一義的な病変は粘液栓と結論した.

▶ 18) 嚢胞性線維症 (cystic fibrosis：CF) 例における ABPA 診断基準―国際コンセンサス会議 (2003 年)

Stevens らは嚢胞性線維症における ABPA の診断基準を報告した[20].

classic case の診断基準として①急性・亜急性の臨床像の悪化 (咳嗽・喘鳴・労作時息切れ・運動誘発喘息・肺機能の悪化・喀痰の増加), ②血清総 IgE 高値 (1,000 IU/mL 以上), ③アスペルギルス即時型皮膚反応陽性またはアスペルギルス・フミガーツス血清特異的 IgE 抗体陽性, ④アスペルギルス沈降抗体陽性またはアスペルギルス・フミガーツス血清特異的 IgG 抗体陽性, ⑤抗菌薬で改善

表4　Knutsen らの ABPA 診断に必須の基準 (2012 年)

必須項目
　①肺機能の悪化を伴う喘息または囊胞性線維症
　②アスペルギルス抗原に対する即時型皮膚反応陽性
　③血清総 IgE 高値 (≧416 IU/mL)
　④アスペルギルス・フミガーツス血清特異的 IgE／IgG 抗体陽性
　⑤胸部 X 線での浸潤影
その他の基準
　①末梢血好酸球数増多
　②アスペルギルス・フミガーツスに対する血清沈降抗体陽性
　③中枢性気管支拡張
　④アスペルギルスを含む粘液栓

(Knutsen AP, Bush RK, Demain JG, et al：Fungi and allergic lower respiratory tract diseases. *J Allergy Clin Immunol* **129**：280-291, 2012 より作成)

しない新たな胸部陰影が挙げられている.

　また, minimal diagnostic criteria には, ①急性・亜急性の臨床像の悪化 (咳嗽・喘鳴・労作時息切れ・運動誘発喘息・肺機能の悪化・喀痰の増加), ②血清総 IgE 高値 (500 IU/mL 以上), ③アスペルギルス即時型皮膚反応陽性またはアスペルギルス・フミガーツス血清特異的 IgE 抗体陽性, ④以下の 1 つ, (a) アスペルギルス血清沈降抗体陽性またはアスペルギルス・フミガーツス血清特異的 IgG 抗体陽性, (b) 抗菌薬で改善しない新たな胸部陰影が含まれる.

▶ 19) Knutsen らの診断基準 (2012 年)

　Knutsen らが The Journal of Allergy and Clinical Immunology の Review で提案した基準 (**表4**) である[21].

　minimal diagnostic criteria は, ①肺機能の悪化を伴う喘息または囊胞性線維症, ②アスペルギルス抗原に対する即時型皮膚反応陽性, ③血清総 IgE 高値 (416 IU/mL 以上), ④アスペルギルス・フミガーツス血清特異的 IgE 抗体陽性かつアスペルギルス・フミガーツス血清特異的 IgG 抗体陽性, ⑤胸部 X 線での陰影である. また, その他の所見として末梢血好酸球数増多, アスペルギルス血清沈降抗体陽性, 中枢性気管支拡張とアスペルギルスを含む粘液栓が挙げられている.

▶ 20) ISHAM2013 診断基準 (2013 年)

　素因的病態として喘息または囊胞性線維症のある患者で, 必須項目として①アスペルギルス抗原に対する即時型皮膚反応陽性またはアスペルギルス・フミガーツス血清特異的 IgE 抗体陽性, ②血清総 IgE 高値：1,000 IU/mL 以上の 2 つがあり, ①アスペルギルス・フミガーツスに対する血清沈降抗体または IgG 抗体陽性, ② ABPA に合致する画像陰影, ③末梢血好酸球数増多：500/μL 以上 (ス

表5　ISHAM2013 診断基準（2013年）

素因的病態
　喘息，囊胞性線維症
必須項目
　①アスペルギルス抗原に対する即時型皮膚反応陽性またはアスペ
　　ルギルス・フミガーツス血清特異的 IgE 抗体陽性
　②血清総 IgE 高値：1,000 IU/mL 以上
その他の基準（3項目中少なくとも2項目陽性）
　①アスペルギルス・フミガーツスに対する血清沈降抗体または
　　IgG 抗体陽性
　② ABPA に合致する画像陰影
　③末梢血好酸球数増多：500/μL 以上

〔Agarwal R, Chakrabarti A, Shah A, et al：Allergic bronchopulmonary aspergillosis：review of literature and proposal of new diagnostic and classification criteria. *Clin Exp Allergy* **43**：850-873, 2013 より作成〕

テロイド薬を投与されていない条件下）の3項目中2項目があれば ABPA と診断できると報告した（**表5**）[22]．この診断基準は喘息または囊胞性線維症を有する患者をもとに作成されている点で解釈には注意が必要である．なお，この報告の筆頭著者は次に述べる Agarwal である．

▶ 21）Rosenberg らの診断基準と Agarwal らの診断基準のどちらの診断基準がよいかの前向き検討（2013年）

インドから ABPM の研究を積極的に発表している Agarwal らは，Rosenberg 一次基準の7項目にアスペルギルス・フミガーツス血清特異的 IgE 陽性（≧ 0.35 kU$_A$/L）を加えた8項目中の5〜7項目と前述の ISHAM2013 診断基準を一部修正した Agarwal らの診断基準（**表6**）のどちらが正確な基準であるか，372 例の喘息患者を前向きに検討した[23]．その結果，Rosenberg の一次基準8項目中6項目を満たすことが最も正確に ABPA を診断したと報告し，さらなる診断基準の改良が必要と考えられた．

▶ 22）米国アレルギー・喘息・免疫学会 Committee Report（2014年）

米国アレルギー・喘息・免疫学会（American Academy of Allergy, Asthma & Immunology：AAAAI）の会員の ABPA アンケート調査を行い，2014年現在でも全員が一致した診断基準は存在しないことが確認された[24]．とりわけ血清総 IgE の値は，417 IU/mL 以上が 44.9%，1,000 IU/mL 以上を 42% が採用しており，統一基準の必要性が強調されている．

▶ 23）ABPA/ABPM の包括的な診断基準と原因真菌の定義（2016年）

2016年，筆者（Ishiguro）らが ABPA だけでなく ABPM の包括的な診断基準案（**表7**）を発表した[25]．ABPA/ABPM の包括的な診断基準としてはこれが初め

表 6　Rosenberg らの診断基準と Agarwal らの診断基準の比較

Rosenberg らの診断基準（原著から一部変更）	Agarwal らの診断基準
一次基準	必須項目
①発作性呼吸困難（喘息）	①喘息
②末梢血好酸球数増多（＞1,000/μL）	②血清総 IgE 抗体高値（≧1,000 IU/mL）
③アスペルギルス抗原に対する即時型皮膚反応陽性	③アスペルギルス・フミガーツス血清特異的 IgE 抗体
④アスペルギルス抗原に対する血清沈降抗体陽性	（＞0.35 kU$_A$/L）
⑤血清総 IgE 抗体高値（＞417 IU/mL）	その他の項目
⑥移動性または固定性の肺浸潤影の既往歴	①アスペルギルス抗原に対する即時型皮膚反応陽性
⑦中枢性気管支拡張	②アスペルギルス抗原に対する血清沈降抗体陽性
⑧アスペルギルス・フミガーツス血清特異的 IgE 抗体	③移動性または固定性の肺浸潤影の既往歴
陽性（＞0.35 kU$_A$/L）	④末梢血好酸球数増多（＞1,000/μL）
	⑤中枢性気管支拡張
8 項目中 5 項目以上あれば ABPA と診断	必須項目 3 つとその他の 5 項目中 3 項目以上あれば ABPA と診断

（Agarwal R, Maskey D, Aggarwal AN, et al：Diagnostic performance of various tests and criteria employed in allergic bronchopulmonary aspergillosis：a latent class analysis. *PLoS One* **8**：e61105, 2013 より作成）

表 7　ABPA/ABPM の包括的診断基準

臨床診断基準	①喘息
	②末梢血好酸球数増多（≧500/μL）
	③原因真菌に対する即時型皮膚反応または特異的 IgE 抗体陽性
	④原因真菌に対する血清沈降抗体または特異的 IgG 抗体陽性
	⑤血清総 IgE 抗体高値（≧1,000 IU/mL）
	⑥肺浸潤影（X 線または CT）
	⑦中枢性気管支拡張（X 線または CT）
	⑧真菌培養陽性（くり返す培養 or 鏡検）
	⑨粘液栓（喀出，気管支鏡または CT で検出）
	⑩遅延型皮膚反応陽性
病理診断基準	①好酸球性の粘液栓（アレルギー性ムチン）内に真菌菌糸あり

臨床診断基準の 10 項目中 6 項目以上，または病理診断基準を満たせば診断可
（Ishiguro T, Takayanagi N, Uozumi R, et al：Diagnostic criteria that can most accurately differentiate allergic bronchopulmonary mycosis from other eosinophilic lung diseases：A retrospective, single-center study. *Respir Investig* **54**：264-271, 2016 より作成）

ての報告である．ABPA/ABPM の鑑別対象となった疾患は ABPA/ABPM 以外の好酸球性肺疾患であり，臨床診断基準の 10 項目中 6 項目以上，または病理診断基準を満たす場合に ABPM と診断するならば，その感度，特異度，陽性反応的中率，陰性反応的中率はそれぞれ 100％，98.3％，95.5％，100％だった．

また，この報告では ABPA/ABPM の原因真菌の基準として，①真菌の培養陽性，②真菌に対する血清特異的 IgE 抗体陽性，③真菌に対する血清沈降抗体，特異的 IgG 抗体，または補体結合法で測定した血清抗体が陽性，の①～③3 項目

中2項目以上陽性の場合と定義した．これは，ABPM以外の好酸球性肺疾患で①〜③の2項目を認めることがなかったことに由来する．

従来のABPA/ABPM診断基準の問題点

Asanoらの診断基準が発表されるまでに報告された診断基準について，以下に問題点を整理する．

① ABPA/ABPM診断における血清総IgE値や末梢血好酸球数の最適の基準値を明らかにする必要がある．

② 病理学的には真菌を含む好酸球性粘液栓が疾患の本体であるとされているが，これが確認されれば他の基準を満たさなくても診断してよいのか？　具体的には，真菌感染症でこのような病理学的所見を呈することがどのくらいの頻度でみられるのかを明らかにする必要がある．

③ ABPA-SをABPAとして扱うのか？　この症例は気道内に粘液栓が嵌頓して気管支を拡張させる所見を伴っていないため，ABPA/ABPMの中心的な意義をもつ「真菌を含む好酸球性粘液栓」を認めない可能性が高い．

④ ABPA診断基準のvalidationとして，喘息のなかからABPAを抽出するモデルが用いられている．好酸球性肺疾患のなかからABPA・ABPMを抽出するモデルで検証する必要はないのか？

⑤ ABPA/ABPMの原因真菌を定義した研究は筆者らの報告[25]だけである．喀痰などの呼吸器検体から分離される，血清特異的IgE抗体，IgG抗体/沈降抗体/補体結合法で測定した血清抗体が陽性，のうち2項目以上陽性であれば原因真菌と定義した．しかし，この基準ではそれぞれの真菌に対する血清特異的抗体を測定する必要がある．喀痰からくり返し分離される場合や気管支粘液栓から証明される場合でも原因真菌とみなせるか議論を要する．

⑥ 上記と関連し，カンジダをABPMの原因真菌とみなしてよいか検討する必要がある．カンジダは喀痰からほぼ全例で分離され，血清特異的IgE抗体もしばしば陽性である．

以上，ABPA，ABPMの従来の診断基準について，報告された年代順に解説した．

かつては好酸球性肺疾患や肺好酸球(増多)症などの疾患概念に包含されていた疾患である．

本症に特徴的な所見が報告されるにつれて本症の診断基準は徐々に変化してきた．よりよい診断基準の確立のためには，従来の基準が作成された過程を理解し，その問題点を解決するための議論が欠かせない．

> **謝辞**
>
> 　本章の内容に関し，初版の原稿を作成された埼玉慈恵病院内科の高柳　昇先生（初版の執筆当時，埼玉県立循環器・呼吸器病センター）に許可をいただきその文章を流用させていただきました．また，今回の原稿に関して埼玉県立循環器・呼吸器病センター呼吸器内科　小林洋一先生に貴重なご助言を賜りました．この場をお借りして深謝いたします．

文献

1) Hinson KF, Moon AJ, Plummer NS：Broncho-pulmonary aspergillosis；a review and a report of eight new cases. *Thorax* **7**：317-333, 1952（PMID：13015523）

2) Rosenberg M, Patterson R, Mintzer R, et al：Clinical and immunologic criteria for the diagnosis of allergic bronchopulmonary aspergillosis. *Ann Intern Med* **86**：405-414, 1977（PMID：848802）

3) Löffler W：Zur Differential-Diagnoses der Lungen infiltrierungen：Über flüchtige Succedan-Infiltraten（mit Eosinophilie）. *Beitr Klin Tuberk* **79**：368, 1932

4) Reeder WH, Goodrich BE：Pulmonary infiltration with eosinophilia（PIE syndrome）. *Ann Intern Med* **36**：1217-1240, 1952（PMID：14924459）

5) 春日 明, 豊田丈夫, 味沢 篤, 他：わが国のアレルギー性気管支肺アスペルギルス症. 臨成人病 18：371-377, 1988

6) McCarthy DS, Pepys J：Allergic bronchopulmonary aspergillosis. Clinical immunology,（1）Clinical features. *Clin Allergy* **1**：262-286, 1971

7) Crofton JW, Livingstone JL, Oswald NC, et al：Pulmonary eosinophilia. *Thorax* **7**：1-35, 1952（PMID：14913498）

8) Pepys J, Riddell RW, Citron KM, et al：Clinical and immunologic significance of Aspergillus fumigatus in the sputum. *Am Rev Respir Dis* **80**：167-180, 1959（PMID：14431678）

9) Henderson AH：Allergic aspergillosis：review of 32 cases. *Thorax* **23**：501-512, 1968（PMID：5680235）

10) Safirstein BH, D'Souza MF, Simon G, et al：Five-year follow-up of allergic bronchopulmonary aspergillosis. *Am Rev Respir Dis* **108**：450-459, 1973（PMID：4126802）

11) Patterson R, Fink JN, Pruzansky JJ, et al：Serum immunoglobulin levels in pulmonary allergic aspergillosis and certain other lung diseases, with special reference to immunoglobulin E. *Am J Med* **54**：16-22, 1973（PMID：4404929）

12) Wang JL, Patterson R, Rosenberg M, et al：Serum IgE and IgG antibody activity against Aspergillus fumigatus as a diagnostic aid in allergic bronchopulmonary aspergillosis. *Am Rev Respir Dis* **117**：917-927, 1978（PMID：350109）

13) Glancy JJ, Elder JL, Mcaleer R：Allergic bronchopulmonary fungal disease without clinical asthma. *Thorax* **36**：345-349, 1981（PMID：7314002）

14) Patterson R, Greenberger PA, Halwig JM, et al：Allergic bronchopulmonary aspergillosis：natural history and classification of early disease by serologic and roentgenographic studies. *Arch Intern Med* **146**：916-918, 1986（PMID：3516103）

15) Greenberger PA, Patterson R：Allergic bronchopulmonary aspergillosis and the evaluation of the patient with asthma. *J Allergy Clin Immunol* **81**：646-650, 1988（PMID：3356845）

16) Greenberger PA：Allergic bronchopulmonary aspergillosis. *J Allergy Clin Immunol* **110**：685-692, 2002（PMID：12417875）

17) Bosken CH, Myers JL, Greenberger PA, et al：Pathologic features of allergic bronchopulmonary aspergillosis. *Am J Surg Pathol* **12**：216-222, 1988（PMID：3344888）

18) Schwartz HJ, Greenberger PA：The prevalence of allergic bronchopulmonary aspergillosis in patients with asthma, determined by serologic and radiologic criteria in patients at risk. *J Lab Clin Med* **117**：138-142, 1991（PMID：1993855）

19) 蛇沢 晶, 田村厚久, 倉島篤行, 他：手術例から見たアレルギー性気管支肺アスペルギルス症・真菌症の病理形態学的研究. 日呼吸会誌 **36**：330-337, 1998

20) Stevens DA, Moss RB, Kurup VP, et al：Allergic bronchopulmonary aspergillosis in cystic fibrosis—state of the art：Cystic Fibrosis Foundation Consensus Conference. *Clin Infect Dis* **37**（Suppl 3）：S225-S264, 2003（PMID：12975753）

21) Knutsen AP, Bush RK, Demain JG, et al：Fungi and allergic lower respiratory tract diseases. *J Allergy Clin Immunol* **129**：280-291, 2012（PMID：22284927）

22) Agarwal R, Chakrabarti A, Shah A, et al. Allergic bronchopulmonary aspergillosis : review of literature and proposal of new diagnostic and classification criteria *Clin Exp Allergy*. 43 : 850-873, 2013 (PMID : 23889240)
23) Agarwal R, Maskey D, Aggarwal AN, et al : Diagnostic performance of various tests and criteria employed in allergic bronchopulmonary aspergillosis : a latent class analysis. *PLoS One* **8** : e61105, 2013 (PMID : 23593902)
24) Greenberger PA, Bush RK, Demain JG, et al : Allergic bronchopulmonary aspergillosis. *J Allergy Clin Immunol Pract* **2** : 703-708, 2014 (PMID : 25439360)
25) Ishiguro T, Takayanagi N, Uozumi R, et al : Diagnostic criteria that can most accurately differentiate allergic bronchopulmonary mycosis from other eosinophilic lung diseases : A retrospective, single-center study. *Respir Investig* **54** : 264-271, 2016 (PMID : 27424826)

［石黒　卓］

第5章　ABPA/ABPM の診断

11 新しい ABPA/ABPM 診断基準

ポイント

▶ 2024 年に ISHAM の ABPA/ABPM 診断基準が改訂され，血清総 IgE 値のカットオフ値が 500 IU/mL に引き下げられるとともに，ABPM の診断基準に真菌培養が追加項目に含められた．

▶ わが国の診断基準は ABPA/ABPM のアレルギーコンポーネント，好酸球コンポーネント，真菌コンポーネントをバランスよく評価している．

▶ わが国の診断基準は原因真菌に対する血清診断法がない場合でも適用可能であり，感度は 90〜96％，特異度は 87〜96％と優れている．

A ≫ ISHAM2013 診断基準改訂版

　2013 年に ISHAM の ABPA ワーキンググループから提唱された診断基準[1] はエキスパートオピニオンに基づくものであるが，その妥当性に関する検証が行われていなかった．その最大の理由は ABPA 診断のゴールドスタンダードがないという点にあるとして，ISHAM2013 診断基準作成においても中心メンバーであったインドの Agarwal，Chakrabarti らが潜在クラス分析 (latent class analysis) という統計手法を用いて ISHAM2013 診断基準の評価を行った[2]．この解析では 543 名の ABPA 未診断の喘息患者〔41％がアスペルギルス・フミガーツス血清特異的 IgE 抗体陽性〕を対象に，Rosenberg らの診断基準[3]，ISHAM2013 診断基準[1]，および 3 つの ISHAM2013 診断基準改訂案を用いて，潜在クラス分析が行われた．結果として，5 つの診断基準のうちで表 1 に示す ISHAM2013 診断基準改訂案が最も感度，特異度が高かった．また，multidisciplinary discussion (MDD，集学的検討) に基づく ABPA 診断結果との合致率は 96.3％と，Rosenberg らの診断基準 (81.5％)，ISHAM2013 診断基準 (80.6％) と比較して高いと結論した[2]．ISHAM2013 診断基準と異なる点は，アスペルギルス・フミガーツス血清特異的 IgE／IgG 抗体値の測定法としてイムノキャップ法が採用され皮膚テスト，沈降抗体検査が排除されたこと，血清総 IgE 値のカットオフ値を 1,000 IU/mL から 500 IU/mL に下げたこと，画像所見を CT における気管支拡張所見のみに限定したことである．

　今までの診断基準においては診断精度の検証が行われていなかったが，ISHAM2013 診断基準改訂案は従来の診断基準より優れていることが検証済みで

表 1　ISHAM 診断基準 2013 改訂案

必須項目（すべてを満たす）

①喘息

②アスペルギルス・フミガーツス血清特異的 IgE 抗体 ≧0.35 kU$_A$/L

③血清総 IgE ≧500 IU/mL

追加項目（2 つ以上を満たす）

④アスペルギルス・フミガーツス血清特異的 IgG 抗体 ≧27 mg$_A$/L

⑤CT で気管支拡張あり

⑥末梢血好酸球数 ≧500/μL

(Saxena P, Choudhary H, Muthu V, et al：Which are the optimal criteria for the diagnosis of allergic bronchopulmonary aspergillosis? A latent class analysis. *J Allergy Clin Immunol Pract* **9**：328-335 e1, 2021 より作成)

ある点は評価できる．また，わが国の ABPA 患者では血清総 IgE 値が 1,000 IU/mL 未満である症例が多いことを指摘してきたが[4]，インドの ABPA 症例においてもカットオフ値を下げることが診断の精度向上に繋がることが証明される結果となった．しかし，アスペルギルス・フミガーツス血清特異的 IgG 抗体のカットオフ値を 27 mg$_A$/L と設定すると日本人では偽陽性の比率が高くなることが問題である[5]．また，喘息の存在を必須としたこと，皮膚テスト，沈降抗体検査が排除されたことで，喘息非合併例やアスペルギルス属以外の真菌による ABPM 症例の診断に適用することは難しいという欠点もある．

B ≫ ISHAM2024 診断基準

　ISHAM の ABPA ワーキンググループは，2024 年に新しい診断基準を含む ABPA/ABPM の診療ガイドライン改訂版を発表した[6]．この改訂においては，インドの研究者が作成した ABPA/ABPM の診断，管理，治療に関する質問リストに対して，わが国を含む世界各国で ABPA/ABPM 診療にかかわっている内科・小児科・放射線科医が回答し，さらに集計結果のフィードバックを受けた後に再回答をするというプロセスをくり返して見解の収束を図るデルファイ法が用いられた．2023 年 9 月にインドにエキスパートが集まり，直接の議論を経て最終案が決定された．この診断基準ではアスペルギルス属による ABPA の診断基準（**表 2**）と，それ以外の真菌による ABPM の診断基準が作成された（**表 3**）．

　血清総 IgE 値のカットオフ値を 1,000 IU/mL から 500 IU/mL に下げたことは ISHAM2013 診断基準改訂案と同様である．一方で，アスペルギルス・フミガーツス血清特異的 IgE 抗体の代用として皮膚テストが許容され，アスペルギルス・フミガーツス血清特異的 IgG 抗体価の測定法・カットオフ値については限定されなかった．これは，各国の医療水準によって特定の検査法の実施が必ずしも可能とは限らないこと，特異的 IgG 抗体価のカットオフ値が地域によって異なることを反映したものである．そのほか異なる点としては，基礎疾患の存在を必須としなかったこと，オリジナルの ISHAM2013 診断基準と同様に多様な画

132　第 5 章　ABPA/ABPM の診断

表 2　ABPA の診断基準 (ISHAM2024)

対象：基礎疾患として喘息，囊胞性線維症，COPD，気管支拡張症がある，または ABPA を疑う臨床的・胸部画像所見 (粘液栓の喀出，肺浸潤影など) を呈する患者

必須項目 (すべてを満たす)

①アスペルギルス・フミガーツス血清特異的 IgE 抗体価 ≧0.35 kU$_A$/L (即時型皮膚テスト陽性も可)

②血清総 IgE 値 ≧500 IU/mL

追加項目 (2 つ以上を満たす)

③アスペルギルス・フミガーツス血清特異的 IgG 抗体陽性 (カットオフ値については地域，検査法別に定める)

④末梢血好酸球数 ≧500/μL

⑤CT で気管支拡張，気管支内粘液栓，HAM，単純 X 線写真で移動性浸潤影がある

補足事項

a. 血清総 IgE 値が 500 IU/mL 未満であっても，他の項目をすべて満たす場合は ABPA と診断する

b. CT で HAM を認める場合は他の項目を満たさない場合も ABPA と診断する

COPD：慢性閉塞性肺疾患，HAM：high attenuation mucus
〔Agarwal R, Sehgal IS, Muthu V, et al：Revised ISHAM-ABPA working group clinical practice guidelines for diagnosing, classifying and treating allergic bronchopulmonary aspergillosis/mycoses. Eur Respir J 63：2400061, 2024 (PMID：38423624) より作成〕

表 3　ABPM の診断基準 (ISHAM2024)

対象：基礎疾患として喘息，囊胞性線維症，COPD，気管支拡張症がある，または ABPA を疑う臨床的・胸部画像所見 (粘液栓の喀出，肺浸潤影など) を呈する患者

必須項目 (すべてを満たす)

①真菌特異的 IgE 抗体価 ≧0.35 kU$_A$/L (即時型皮膚テスト陽性も可)

②血清総 IgE 値 ≧500 IU/mL

追加項目 (2 つ以上を満たす)

③真菌特異的 IgG 抗体陽性 (沈降抗体法も可)

④末梢血好酸球数 ≧500/μL

⑤2 回以上の喀痰培養あるいは 1 回の気管支肺胞洗浄液培養で原因真菌が検出される

⑥CT で気管支拡張，気管支内粘液栓，HAM，単純 X 線写真で移動性浸潤影がある

補足事項

a. 血清総 IgE 値が 500 IU/mL 未満であっても，他の項目をすべて満たす場合は ABPM と診断する

b. CT で HAM を認める場合は他の項目を満たさない場合も ABPM と診断する

c. アスペルギルス・フミガーツス血清特異的 IgE 抗体価が 0.35 kU$_A$/L 未満であること

〔Agarwal R, Sehgal IS, Muthu V, et al：Revised ISHAM-ABPA working group clinical practice guidelines for diagnosing, classifying and treating allergic bronchopulmonary aspergillosis/mycoses. Eur Respir J 63：2400061, 2024 (PMID：38423624) より作成〕

像所見を許容したことがある．

　一方，ABPM の診断基準においても真菌特異的 IgE 抗体の存在 (あるいは即時型皮膚テスト陽性) は必須とされた．問題点は，特異的 IgE 抗体が陽性であってもその真菌が原因真菌とは限らないことである．肺非結核性抗酸菌症に準じて 2 回以上の喀痰培養あるいは 1 回の気管支肺胞洗浄液培養で陽性となった真菌が原因真菌と規定されたが，この項目は必須ではない．気管支拡張をきたすことが多い真菌感作喘息では，血清総 IgE 値の基準に加えて末梢血好酸球数あるいは真菌培養の基準を満たせば，ABPM と診断されることになる．この診断基準の妥当性については今後の検証が必要と考えられる．

表4 ABPA/ABPMの臨床診断基準（ABPA/ABPM研究班）

① 喘息の既往あるいは喘息様症状あり
② 末梢血好酸球数（ピーク時）≧500/μL
③ 血清総IgE値（ピーク時）≧417 IU/mL
④ 糸状菌に対する即時型皮膚反応あるいは血清特異的IgE抗体陽性
⑤ 糸状菌に対する血清沈降抗体あるいは血清特異的IgG抗体陽性
⑥ 喀痰・気管支洗浄液で糸状菌培養陽性
⑦ 粘液栓内の糸状菌染色陽性
⑧ CTで中枢性気管支拡張
⑨ 粘液栓喀出の既往あるいはCT・気管支鏡で中枢気管支内粘液栓あり
⑩ CTで粘液栓の濃度上昇（HAM）

a. 6項目以上を満たす場合に，ABPA/ABPMと診断する．
b. 項目④，⑤，⑥は同じ属の糸状菌について陽性の項目のみ合算できる（例：アスペルギルス・フミガーツスに対する血清特異的IgE抗体と血清沈降抗体が陽性だが，培養ではペニシリウム属が検出された場合は2項目陽性と判定する）．
c. 項目⑦の粘液栓検体が得られず5項目を満たしている場合には，気管支鏡検査などで粘液栓を採取するように試みる．困難な場合は「ABPM疑い」と判定する．

わが国のABPA/ABPM臨床診断基準

　2013年に厚生労働省の「アレルギー性気管支肺真菌症の診断・治療指針確立のための調査研究」班（代表　浅野浩一郎）が発足した当時は，わが国では主にRosenberg-Pattersonの診断基準[3]が用いられていたが，欧米で40年前に作成された診断基準をそのまま現在のわが国のABPA/ABPM患者に当てはめられるか，不明であった．そこで2013年に第1回全国調査が実施され[4]，その結果を踏まえた新しい診断基準が日本医療研究開発機構（AMED）の「アレルギー性気管支肺真菌症の新・診断基準の検証と新規治療開発」研究班（代表　浅野浩一郎）で作成され，2019年に発表した（表4）[7]．他の診断基準と同様にエキスパートオピニオンに基づく診断基準であるが，異なる点として，診断基準の作成において病理医が参加していること，1つの診断基準でABPA/ABPM両方に適用可能であること，特定の項目を必須とはせず一定数以上の項目を満たせば診断可能としていること，などがある．

わが国のABPA/ABPM臨床診断基準各項目の解説

1）喘息の既往あるいは喘息様症状あり

　ABPAにおいては喘息あるいは囊胞性線維症がほぼ全例で合併すると考えられてきたため，ISHAM2013ではこれらの疾患をpredisposing conditionsとしていた[1]．この2疾患が特にABPAの発症に繋がりやすい理由としては，粘液線毛クリアランス低下と2型免疫応答をきたしやすい病態が同時に存在するためと

推測される（2章1「基礎疾患」➡34頁）.

　ISHAM2024では，さらに基礎疾患としてCOPDと気管支拡張症が追加されている[6]. COPDにおけるABPA合併率はインドからの2報告では9〜13%，シンガポール・マレーシア・スコットランド3か国の共同研究では4%とされている[8-10]. 一方，気管支拡張症におけるABPA合併率はインドで9%，上記3か国共同研究で10%とされているが，後者では気管支拡張症とCOPDのオーバーラップ病態では合併率34%ときわめて高率であったとしている[10,11]. わが国におけるCOPD，気管支拡張症におけるABPA合併に関しては報告がないが，インドなどからの報告のような頻度で合併しているとは考えにくく，診断基準に加える根拠は乏しいと判断している.

　一方，わが国においては喘息を含めて基礎疾患がない患者におけるABPA（ABPA sans asthma）発症頻度が比較的高い. 喘息非合併ABPAの頻度は2013年の第1回全国調査（358例）で19%[4]，2020年の第2回全国調査（350例）で18%（未発表データ），ABPA/ABPM研究班の前向き登録研究（106例）で24%であった[12]. 喘息も含めた基礎疾患を欠くABPAは日本以外でも認識されるようになっており，インドの単一施設研究（530例）でも7%と報告されている[13]. わが国のABPMでは喘息非合併例はさらに多く，スエヒロタケABPM（30例）では50%が先行する基礎疾患を認めなかった[14].

▶ 2) 末梢血好酸球数（ピーク時）≧500/mm^3

　ABPA患者の末梢血好酸球数中央値は日本，韓国，インドの報告でもいずれも1,000/μL前後でばらつきが少ない[15]. ただし，副腎皮質ステロイド薬の全身投与によって減少するため，既存の重症喘息に対して同薬の投与が行われていた場合には評価が困難である場合もある. 一方，好酸球性副鼻腔炎や好酸球性肺炎などを合併している場合は，合併疾患だけでも生じうることに注意する必要がある.

▶ 3) 血清総IgE値（ピーク時）≧417 IU/mL

　ABPAでは真菌感作重症喘息（severe asthma with fungal sensitization：SAFS）よりも血清総IgE値が高いことが特徴的とされ，その鑑別のためにISHAM2013診断基準では1,000 IU/mL[1]，インドでは2,347 IU/mL[16]がカットオフ値として提唱されていた. しかし，東アジア（日本，韓国，中国）のABPAで1,000 IU/mLをカットオフ値とした場合の偽陰性率は19〜50%と高く[15]，第1回全国調査（2013年）でも32%の症例で1,000 IU/mL未満であったことから[4]，417 IU/mLをカットオフ値として採用した. その後に報告されたISHAM2013診断基準改訂案，ISHAM2024診断基準でも同様に，低めのカットオフ値（500 IU/mL）を設定している[2,6].

　血清総IgE値はアスペルギルス・フミガーツス感作によって特に高値となるため，ABPA症例やアスペルギルス・フミガーツスにも感作されているABPM症例では高値を呈しやすい[14]. また，患者のアトピー素因の有無にも影響され

11　新しいABPA/ABPM診断基準　135

る[12]．他のアレルギー疾患と異なり，ステロイド薬治療が奏効すると速やかに血清総 IgE 値は低下し，再燃前に上昇することから，治療のモニタリングにも有用である[17]．ただし，抗 IL-5 療法を用いた症例では臨床的・画像的改善がみられても血清総 IgE 値には変動がみられないことが多い[18]．

▶ 4）糸状菌に対する即時型皮膚反応あるいは血清特異的 IgE 抗体陽性

アスペルギルス・フミガーツス血清特異的 IgE 抗体陽性あるいは即時型皮膚反応陽性であることが ABPA の診断には必須である．イムノキャップ法でのカットオフ値は 0.35 U$_A$/mL であるが，他の測定法ではそれぞれ一般的な陽性基準を使用する．他のアスペルギルス属真菌〔A. flavus（アスペルギルス・フラブス），A. niger（アスペルギルス・ニゲル）など〕が原因真菌である場合でも，交差反応性があるのでアスペルギルス・フミガーツス血清特異的 IgE 抗体で代用可能である．逆に，皮膚常在真菌であるマラセチア属とも交差反応性があるので，アトピー性皮膚炎合併症例では偽陽性になりやすいことに注意する[19]．また，慢性肺アスペルギルス症を合併している場合には，血清特異的 IgG 抗体だけでなく血清特異的 IgE 抗体も比較的高率に陽性となるため，解釈に注意が必要である．アスペルギルス・フミガーツス特異的 IgE 抗体価は血清総 IgE 値と異なり，治療のモニタリングには適していない[17]．

2021 年にイムノキャップ法での Asp f 1 特異的 IgE 測定が保険収載されたが，Asp f 1 は他の真菌との交差反応性がないため，Asp f 1 特異的 IgE が陽性であればアスペルギルス・フミガーツスに感作されていると判断してよい．また Asp f 1 は分生子（胞子）では発現せず，発芽後に分泌されるため，Asp f 1 特異的 IgE が陽性であれば気道内定着を反映すると考えられる．

アスペルギルス属以外の真菌に対する血清特異的 IgE 抗体については，真菌培養の結果と併せて判断する必要がある．ただし，カンジダに対する特異的 IgE は健常人でもしばしば陽性であるため，ABPM 診断において考慮すべきではない．

▶ 5）糸状菌に対する血清沈降抗体あるいは血清特異的 IgG 抗体陽性

真菌に対するⅢ型アレルギー反応を評価する検査としては沈降抗体法が用いられることが多かったが，商用ベースで使用できる測定キットが販売中止となったこともあり，再現性，定量性に優れるアスペルギルス・フミガーツス血清特異的 IgG 抗体測定法が普及しつつある．他のアスペルギルス属真菌とも交差反応性があるので，アスペルギルス・フミガーツス血清特異的 IgG 抗体で代用可能である[20]．イムノキャップ法については複数のカットオフ値が提唱されており，海外では 27 mg/L あるいは 40 mg/L が使用されているが，日本人での解析では 60 mg/L（55 歳以上では 45 mg/L）がよい[5]．Platelia Aspergillus IgG ELISA のカットオフ値としては 10 AU/mL が使われているが，17 AU/mL がよいとの報告もある[21]．補体結合法は感度が低いため推奨されない[20]．

ABPA におけるアスペルギルス・フミガーツス血清沈降抗体/特異的 IgG 抗体

陽性率は 50～100％と報告によりばらつきがある[15]．第 2 回全国調査（2020 年）では陽性率は 62％であった（未発表データ）．

▶ 6) 喀痰・気管支洗浄液で糸状菌培養陽性

喀痰・気管支洗浄液など下気道由来の検体で糸状菌培養陽性となった場合に陽性と判定する．糸状菌培養に適したポテトデキストロース寒天培地を用い，検体は希釈せず，粘液栓などもそのまま培養シャーレ上に置く．35℃で少なくとも 1 週間，可能であれば 2 週間培養することが望ましい（5 章 7「真菌培養・同定法」➡ 102 頁）．真菌の属が一致する場合のみ，**表 4** の項目④あるいは項目⑤と加算することができる．カンジダは口腔内常在真菌をみている可能性が高いので，培養陽性であっても ABPA/ABPM 診断において考慮すべきではない．

第 1 回全国調査（2013 年）では ABPA のうち 59％の症例でアスペルギルス属真菌が培養陽性であった[4]．第 2 回全国調査（2020 年）では，気管支鏡で得られた検体（288 検体）での真菌培養陽性率は 44％であり，喀痰培養（324 検体）の陽性率（34％）よりも高かった（5 章 8「気管支鏡検査」➡ 108 頁）．気管支鏡検体と喀痰の両者について培養した 216 例では，59％の症例で少なくとも一方の検体から培養陽性となった．検出された真菌はアスペルギルス属真菌が最も多く，次いでスエヒロタケであり，気管支鏡検体と喀痰の両者で真菌が検出された場合には菌種は概ね一致していた（未発表データ）．

▶ 7) 粘液栓内の糸状菌染色陽性

喀痰あるいは気管支洗浄液中に粘液栓が認められた場合に，Grocott 染色あるいはファンギフローラ Y 染色を行い，糸状菌菌糸が検出された場合に陽性と判定する（5 章 9「病理」➡ 112 頁）．第 2 回全国調査（2020 年）では粘液栓の病理学的検討を行った 227 症例中 50％で糸状菌菌糸が確認された（未発表データ）．糸状菌菌糸が検出された場合には培養陽性率も高いが，糸状菌菌糸が検出されなくても培養陽性になることも，また培養陰性でも真菌菌糸が確認されることもある．

▶ 8) CT で中枢性気管支拡張

隣接血管よりも径の大きい気管支が肺野の内側 2/3 以内で認められる場合に陽性と判定する．典型的には末梢側で tapering するが，その所見を欠く場合もあるため，ISHAM2024 診断基準では「中枢性」の用語は削除されている[6]．しかし，気道末梢のみに気管支拡張を呈する所見は喘息でも高率に観察されるため，ABPA/ABPM の診断根拠とはすべきではない．比較的早期に粘液栓が抜けた場合には気管支拡張が消失する場合もある（5 章 5「画像所見」➡ 88 頁）．

▶ 9) 粘液栓喀出の既往あるいは CT・気管支鏡で中枢気管支内粘液栓あり

典型的な粘液栓を喀出した既往，あるいは画像・内視鏡で中枢気道内に粘液栓を認める場合に陽性と判定する．診断時には粘液栓の喀出がない症例でも，治療開始後早期に粘液栓を喀出することがしばしばある．

▶ 10) CT で粘液栓の濃度上昇（HAM）

傍脊椎筋よりも高吸収を呈する粘液栓，あるいは CT 値が 70 HU 以上の粘液栓を HAM と診断する．この 2 つの基準間での Cohen の一致率（κ）は 0.72 と良好であった[22]．

E ≫ わが国の ABPA/ABPM 臨床診断基準の検証

わが国の ABPA/ABPM 臨床診断基準を Rosenberg-Patterson の診断基準，ISHAM2013 と比較し，妥当性を検証するために，Bosken らの病理学的診断基準（1988 年）[23]を満たす ABPM 79 例について検討を行った．わが国の臨床診断基準で 5 項目を満たす疑い例も含めると感度は 96%（6 項目以上を満たす確定診断例の場合は 90%）であり，Rosenberg-Patterson の診断基準の 25%，ISHAM2013 の 77% と比較して優れていた[24]．対照疾患〔真菌糸陰性の気管支内アレルギー性粘液栓，好酸球性肺疾患，アスペルギルス感作重症喘息（Rosenberg らの基準による ABPA/ABPM を除外），慢性肺アスペルギルス症〕を含めた ROC 曲線の area under the curve（AUC）はわが国の ABPA/ABPM 臨床診断基準が 0.98，Rosenberg-Patterson の診断基準が 0.85，ISHAM2013 診断基準が 0.90 であった．特異度は疑い症例を含めた場合に 87%，確定診断例の場合は 96% であった．特に，喘息非合併例やアスペルギルス属以外の糸状菌培養陽性例での診断率が，他の 2 つの診断基準よりも優れていた[24]．

ISHAM2013/2024 診断基準が血清総 IgE 値および真菌特異的 IgE 抗体陽性を重視しているのに対し，わが国の診断基準は ABPA/ABPM の基本病態である①真菌アレルギー，②真菌の気道定着，③気管支内粘液栓，それぞれを同程度重視していることが特徴である．ABPA/ABPM 研究班前向き登録研究で集積された ABPA 症例 106 例を因子分析した結果でも，ABPA の臨床像を決定している要素として，①アレルギーコンポーネント（喘息，IgE），②好酸球コンポーネント（好酸球，好酸球性粘液栓），③真菌コンポーネント（IgG，真菌培養）が特定されているが[12]（5 章 1「ABPA の臨床像」➡ 64 頁），わが国の診断基準はそれらをバランスよく評価していることになる．これが，ABPA/ABPM の診断率向上に寄与していると考えられる．

文献

1) Agarwal R, Chakrabarti A, Shah A, et al：Allergic bronchopulmonary aspergillosis：review of literature and proposal of new diagnostic and classification criteria. *Clin Exp Allergy* **43**：850-873, 2013（PMID：23889240）

2) Saxena P, Choudhary H, Muthu V, et al：Which are the optimal criteria for the diagnosis of allergic bronchopulmonary aspergillosis？ A latent class analysis. *J Allergy Clin Immunol Pract* **9**：328-335 e1, 2021（PMID：32890756）

3) Rosenberg M, Patterson R, Mintzer R, et al：Clinical and immunologic criteria for the diagnosis of allergic bronchopulmonary aspergillosis. *Ann Intern Med* **86**：405-414, 1977（PMID：848802）

4) Oguma T, Taniguchi M, Shimoda T, et al：Allergic bronchopulmonary aspergillosis in Japan：A nationwide survey. *Allergol Int* **67**：79-84, 2018（PMID：28546015）

5) Hamada Y, Fukutomi Y, Nakatani E, et al：Optimal Aspergillus fumigatus and Asp f 1 serum IgG cut-offs for the diagnosis of allergic bronchopulmonary aspergillosis. *Allergol Int* **70**：74-80, 2021（PMID：32814668）

6) Agarwal R, Sehgal IS, Muthu V, et al：Revised ISHAM-ABPA working group clinical practice guidelines for diagnosing, classifying and treating allergic bronchopulmonary aspergillosis/mycoses. Eur Respir J 63：2400061, 2024（PMID：38423624）

7) 日本アレルギー学会，日本呼吸器学会（監），「アレルギー性気管支肺真菌症」研究班（編）：アレルギー性気管支肺真菌症の診療の手引き．医学書院，2019

8) Agarwal R, Hazarika B, Gupta D, et al：Aspergillus hypersensitivity in patients with chronic obstructive pulmonary disease：COPD as a risk factor for ABPA？ *Med Mycol* **48**：988-994, 2010（PMID：20370368）

9) Agarwal R, Bhogal S, Choudhary H, et al：Aspergillus sensitisation in bidi smokers with and without chronic obstructive lung disease. *Mycoses* **60**：381-386, 2017（PMID：28139853）

10) Tiew PY, Lim AYH, Keir HR, et al：High frequency of allergic bronchopulmonary aspergillosis in bronchiectasis-COPD overlap. *Chest* **161**：40-53, 2022（PMID：34364870）

11) Sehgal IS, Dhooria S, Prasad KT, et al：Sensitization to A fumigatus in subjects with non-cystic fibrosis bronchiectasis. *Mycoses* **64**：412-419, 2021（PMID：33332671）

12) Okada N, Yamamoto Y, Oguma T, et al：Allergic bronchopulmonary aspergillosis with atopic, nonatopic, and sans asthma-Factor analysis. *Allergy* **78**：2933-2943, 2023（PMID：37458287）

13) Muthu V, Sehgal IS, Prasad KT, et al：Allergic bronchopulmonary aspergillosis（ABPA）sans asthma：A distinct subset of ABPA with a lesser risk of exacerbation. *Med Mycol* **58**：260-263, 2020（PMID：31111905）

14) Oguma T, Ishiguro T, Kamei K, et al：Clinical characteristics of allergic bronchopulmonary mycosis caused by Schizophyllum commune. *Clin Transl Allergy* **14**：e12327, 2024（PMID：38282191）

15) Asano K, Kamei K, Hebisawa A：Allergic bronchopulmonary mycosis - pathophysiology, histology, diagnosis, and treatment. *Asia Pac Allergy* **8**：e24, 2018（PMID：30079302）

16) Agarwal R, Aggarwal AN, Garg M, et al：Cut-off values of serum IgE（total and A. fumigatus -specific）and eosinophil count in differentiating allergic bronchopulmonary aspergillosis from asthma. *Mycoses* **57**：659-663, 2014（PMID：24963747）

17) Agarwal R, Aggarwal AN, Sehgal IS, et al：Utility of IgE（total and Aspergillus fumigatus specific）in monitoring for response and exacerbations in allergic bronchopulmonary aspergillosis. *Mycoses* **59**：1-6, 2016（PMID：26575791）

18) Tomomatsu K, Yasuba H, Ishiguro T, et al：Real-world efficacy of anti-IL-5 treatment in patients with allergic bronchopulmonary aspergillosis. *Sci Rep* **13**：5468, 2023（PMID：37015988）

19) Tanimoto H, Fukutomi Y, Yasueda H, et al：Molecular-based allergy diagnosis of allergic bronchopulmonary aspergillosis in Aspergillus fumigatus-sensitized Japanese patients. *Clin Exp Allergy* **46**：381, 2016（PMID：26817858）

20) Harada K, Oguma T, Saito A, et al：Concordance between Aspergillus-specific precipitating antibody and IgG in allergic bronchopulmonary aspergillosis. *Allergol Int* **67S**：S12-S17, 2018（PMID：29773475）

21) Shinfuku K, Suzuki J, Takeda K, et al：Validity of platelia Aspergillus IgG and Aspergillus precipitin test to distinguish pulmonary aspergillosis from colonization. *Microbiol Spectr* **11**：e0343522, 2023（PMID：36475776）

22) Hattori S, Oguma T, Ishiguro T, et al：High attenuation mucus in bronchi with allergic bronchopulmonary mycosis. *Mycoses* **67**：e13705, 2024（PMID：38369597）

23) Bosken CH, Myers JL, Greenberger PA, et al：Pathologic features of allergic bronchopulmonary aspergillosis. *Am J Surg Pathol* **12**：216-222, 1988（PMID：3344888）

24) Asano K, Hebisawa A, Ishiguro T, et al：New clinical diagnostic criteria for allergic bronchopulmonary aspergillosis/mycosis and its validation. *J Allergy Clin Immunol* **147**：1261-1268. e5, 2021（PMID：32920094）

［浅野浩一郎］

第6章

ABPA/ABPMの
類縁疾患・合併症

第6章 ABPA/ABPM の類縁疾患・合併症

1 真菌感作喘息

ポイント

▶ 真菌感作は喘息の難治化に関連する.

▶ SAFS に対する抗真菌薬の効果は確立されていない.

▶ SAFS に対して抗体製剤は通常の重症喘息と同様に使用する.

　呼吸器は外界に直結する臓器であり，環境中に存在する多くの外来因子の影響を受けやすく，なかでも，環境中に存在する無数の病原微生物は呼吸により気道内へと侵入し，気道炎症を増悪させることで気管支喘息の病態に深く関与する．従来，病原微生物のなかでも，呼吸器系ウイルスについては喘息の発症や急性増悪との関連から広く研究が行われてきた．一方，環境中に普遍的に存在し，アレルゲンとしても重要な真菌は近年特に難治性喘息との関連から注目を集めている．

A ≫ 喘息における真菌感作の疫学

　地球上には数百万種の真菌が存在すると推定されるが，同定されているのはその一部に過ぎない．真菌の発育には，大気中の温度や湿度が密接に関連するため，高温多湿なわが国では呼吸器疾患の病態に真菌が深く関連していることは容易に想像できる．

　世界的には，喘息患者の約20〜30％が真菌アレルゲンに感作されており，重症喘息に限るとその頻度はさらに増加する．わが国の成人喘息患者における真菌特異的 IgE 抗体を10年以上にわたって測定した研究によると，*Aspergillus fumigatus*（アスペルギルス・フミガーツス）特異的 IgE 抗体陽性率は2000年前後の約9％から2015年には約30％にまで増加している[1]．同期間においてダニやスギの感作率は変わらず，大気中の真菌量も変化していないことから，増加の原因は明らかにはなっていない．わが国の重症の成人喘息に限った調査によると，約30％が何らかの真菌特異的 IgE 抗体を有していた[2]．

B ≫ 真菌感作と喘息の難治化

　特に喘息病態に関与する（asthmagenic）真菌としては，*Candida* spp.（カンジダ属），アスペルギルス属，*Penicillium* spp.（ペニシリウム属），*Alternaria* spp.（アルテルナリア属）などが知られている．ほかに皮膚糸状菌症の原因菌である白癬菌（*Trichophyton* spp.）に対する感作が喘息の重症化に関連することも報告されている．

これまで，アスペルギルス属やアルテルナリア属などの環境中に存在する真菌の感作が喘息の難治化に関連することは多く報告されている．さらに，HRCTによる検討で，真菌に感作された喘息患者では，気管支拡張などの不可逆的構造変化の頻度が有意に高いことも報告されており[3]，リモデリングをきたしやすいことが重症化の一因である可能性がある．

C >>> 真菌感作重症喘息

真菌感作喘息は，原因真菌の種類や喘息重症度を問わず，真菌に感作された喘息全体を意味する疾患概念であるが，そのなかでも特に重症度の高い喘息は，独立した疾患概念として病態や治療法を考えるべきであることから，真菌感作重症喘息（severe asthma with fungal sensitization：SAFS）という疾患概念が提唱された[4]．SAFS は以下の 3 点から臨床的に診断される．

①重症喘息：高用量吸入ステロイド薬と長時間作用型吸入β_2刺激薬の併用によっても症状が持続し，頻回または持続的な経口ステロイド薬投与を要する患者であること．

②真菌感作の存在：原因真菌に対して即時型皮膚反応または血清真菌特異的 IgE 抗体が陽性であること．

③ABPA の除外

この診断基準では，SAFS と診断するために真菌の培養陽性は必須ではなく，感作が重視されている．しかし，SAFS のなかでも，感作真菌と同じ真菌が気道から培養される症例のほうが肺機能が低いという報告や後述する抗真菌薬が有効な SAFS の存在から，一部には気道に真菌が腐生している症例が含まれていることが推測される．SAFS の臨床像に関しては，その定義から，重症度が高くアトピー素因の強い喘息という共通点はあるものの，調査を行った地域によってさまざまである．わが国における SAFS の臨床像として[2]，感作真菌種としてはカンジダが最も多いが，口腔内常在真菌であり健常人においても抗体保有率の高いカンジダと重症喘息の関連は明らかではない．カンジダを除けば，アスペルギルスの頻度が最も高い．非真菌感作重症喘息に比較すると，喘息発症年齢が低く，血清中 IL-33 濃度が高いという特徴を有している．

D >>> 真菌感作喘息の治療

中等症以下の真菌感作喘息と SAFS の双方において，日常管理の原則は，通常の喘息と同様に吸入ステロイド薬を用いた持続的な抗炎症治療である．居住環境中の真菌量を減らす環境整備は特に重要である．

これまでアゾール系抗真菌薬を中心になされてきた SAFS に対する抗真菌薬の効果は成否が分かれている[5]．これには SAFS の定義の曖昧さ（真菌の培養結果が必須ではない）（➡ 29 頁）や使用薬剤の違い（イトラコナゾールかボリコナゾールか）などが影響していると考えられる．国内外の喘息診療ガイドラインにおいても，SAFS というだけで全例に抗真菌薬投与は推奨されていない．

同様に SAFS だけを対象とした抗体製剤の効果を支持するエビデンスは存在しないが，メポリズマブやベンラリズマブの重症喘息に対する効果は，真菌感作の影響を受けないことが報告されており，SAFS における抗体製剤の使用は，通常の重症喘息と同様に行うことが推奨される．

先述したように皮膚糸状菌感染が喘息の難治化に関連する可能性があるので，難治性喘息の患者では，皮膚，髪，爪を注意深く診察し，感染徴候があれば抗真菌薬を投与することも重要である．

文献

1) Watai K, Fukutomi Y, Hayashi H, et al : De novo sensitization to Aspergillus fumigatus in adult asthma over a 10-year observation period. *Allergy* **73** : 2385-2388, 2018 (PMID : 30030925)
2) Masaki K, Fukunaga K, Matsusaka M, et al : Characteristics of severe asthma with fungal sensitization. *Ann Allergy Asthma Immunol* **119** : 253-257, 2017 (PMID : 28801088)
3) Woolnough KF, Richardson M, Newby C, et al : The relationship between biomarkers of fungal allergy and lung damage in asthma. *Clin Exp Allergy* **47** : 48-56, 2017 (PMID : 27805757)
4) Denning DW, O'Driscoll BR, Hogaboam CM, et al : The link between fungi and severe asthma : a summary of the evidence. *Eur Respir J* **27** : 615-626, 2006 (PMID : 16507864)
5) Rapeport WG, Ito K, Denning DW : The role of antifungals in the management of patients with severe asthma. *Clin Transl Allergy* **10** : 46, 2020 (PMID : 33292524)

［松瀬厚人］

第6章 ABPA/ABPMの類縁疾患・合併症

2 慢性肺アスペルギルス症

> **ポイント**
> - ABPAと慢性肺アスペルギルス症は合併することがある．合併頻度は国によって異なる．
> - 欧米ではABPAが先行し，後に慢性肺アスペルギルス症が発症する例が多い．
> - わが国の全国調査では慢性肺アスペルギルス症先行例が多かった．
> - ABPAと慢性肺アスペルギルス症の合併症例では，抗真菌薬を積極的に用いる．全身性ステロイド薬減量のために喘息合併例では抗体製剤の使用も考慮する．

慢性肺アスペルギルス症の分類と診断

　肺アスペルギルス症は，その病態から慢性型（chronic pulmonary aspergillosis：CPA），急性型〔侵襲性肺アスペルギルス症：invasive pulmonary aspergillosis（IPA）〕，アレルギー型（ABPA）に分類される．CPAは，肺の器質的病変にアスペルギルスが腐生することによって生じる．一方IPAは，免疫不全宿主において，アスペルギルスの組織侵入が病理学的特徴である．CPAはさらに「深在性真菌症の診断・治療ガイドライン2014」において，単純性肺アスペルギローマ（simple pulmonary aspergilloma：SPA）と慢性進行性肺アスペルギルス症（chronic progressive pulmonary aspergillosis：CPPA）に分類される．

　SPAは，肺結核の遺残空洞，COPDのブラ，間質性肺炎の蜂巣肺など，肺の器質的破壊病変を有する患者において，単一の空洞内に菌球（fungus ball）を認める場合に疑われる（図1左）．通常無症状で，血液検査では血沈の亢進以外の炎症性マーカーの上昇は認められないことが多い．血清の抗アスペルギルス沈降抗体とIgG抗体が陽性，または/および病理組織学的に菌糸が証明されれば臨床診断され，臨床診断に加えて気道検体からアスペルギルスが培養されれば確定診断となる．

　CPPAは，SPAと同じく肺に器質的な基礎疾患を有する患者において，1か月以上続く咳嗽，喀痰，血痰，発熱，呼吸困難などの呼吸器症状があり，画像診断で新たな空洞性陰影の出現や拡大，空洞壁の肥厚や周囲の浸潤影の拡大，菌球の拡大などが認められる場合に疑われる（図2）．血液検査では白血球やCRPの上昇を認め，広域抗菌薬に反応しない．血清では，抗アスペルギルス沈降抗体と

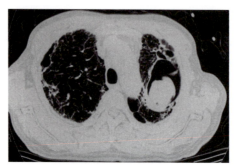

図1　SPA の胸部 CT 所見
左上葉の既存の空洞内に真菌球が認められる．

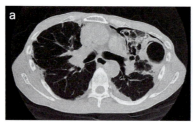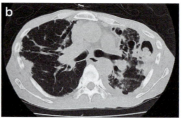

図2　CPPA の胸部 CT 所見
同一症例で初診時（a）に比較して約4か月後（b）に，左上葉の空洞内の真菌球が増大し，空洞周囲に浸潤影が拡大している．

IgG 抗体が陽性となることが多く，アスペルギルスガラクトマンナン抗原や β-D-グルカンが陽性となることもある．SPA と同様に血清診断または/および病理組織学的診断が陽性で臨床診断され，加えて気道検体からアスペルギルスが培養されれば確定診断となる．

B ABPA と慢性肺アスペルギルス症合併の病態生理

　アスペルギルス・フミガーツスは，ABPA 以外にも，宿主の免疫状態によっては，肺の感染病型である CPA の原因となる．アレルギー素因を有さない慢性肺アスペルギルス症症例の臨床経過中に，血中好酸球数や血清総 IgE 値が増加することはしばしば経験される．慢性肺アスペルギルス症のクラスター解析で，約 1/3 の症例で 2 型優位の免疫応答を有する群が認められることが報告されている[1]．このように ABPA と慢性肺アスペルギルス症には一部重複病態があり，同一症例内に両病態を合併する症例が存在することは想像に難くない（図3）．

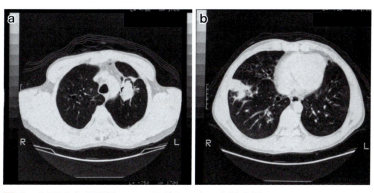

図3 ABPAと慢性肺アスペルギルス症の合併症例
同一症例の同一時期の胸部CTで，左上葉空洞内に慢性肺アスペルギルス症〔SPA (a)〕，右下葉にABPA（中枢性気管支拡張と末梢のmucoid impaction）が認められる (b).

C》 ABPAと慢性肺アスペルギルス症合併の実際

　欧米においては，ABPA患者の7～20％に慢性肺アスペルギルス症が合併し，その頻度は国によって異なることが推察されている[2]．同一患者におけるABPAと慢性肺アスペルギルス症の発症順序に関しては，ほぼ全例においてABPAが先行しており，中央値で7.5年後に慢性肺アスペルギルス症が発症したとする報告[3]や，肺結核に次いでABPAが約10％の慢性肺アスペルギルス症の肺の基礎疾患になるとする報告があり[4]，欧米では慢性肺アスペルギルス症の基礎疾患としてのABPA先行が注目されている．

　インドでは，ABPAの4.5％にアスペルギローマが合併しており，アスペルギローマの合併は，胸部CT上のhigh attenuation mucus (HAM) と並んでABPA再発の予測因子となっていた[5]．わが国におけるABPAと慢性肺アスペルギルス症の正確な合併頻度は正確には不明であり，症例報告が散見される程度である．

D》 第1回全国調査（2013年）におけるABPMと慢性肺アスペルギルス症の合併症例

　第1回全国調査で報告されたRosenberg Patersonの診断基準でABPA確実例と診断され，かつ「深在性真菌症の診断・治療ガイドライン2014」により慢性肺アスペルギルス症と診断された9例の合併症例が登録された．全例が男性で，発症時の平均年齢はABPAが53.3歳，慢性肺アスペルギルス症が59.8歳であった．1例を除いて喘息が合併しており，喘息の重症度は軽症例が多かった．ステロイド薬投与前の末梢血好酸球数，血清総IgE値は全例で上昇しており，アスペルギルス・フミガーツス特異的IgE抗体は全例陽性，沈降抗体も測定された症例では全例陽性であった．慢性肺アスペルギルス症発症に関連する肺の基礎疾患は肺結核が最も多く，ABPAか喘息を肺の基礎疾患として発症した症例が2例であった．原因真菌は不明の1例を除き，全例からアスペルギルス属真

菌が培養され，半数がアスペルギルス・フミガーツスと同定された．ABPAと慢性肺アスペルギルス症の発症の時間経過は，同時および慢性肺アスペルギルス症先行が8例であり，1例のみがABPA先行であった．

2013年時点でのわが国のABPM/慢性肺アスペルギルス症の合併症例の検討では，欧米と異なり，わが国ではABPAから慢性肺アスペルギルス症を発症する症例は少なく，慢性肺アスペルギルス症経過中にABPAを発症する症例のほうが優勢であった．

E ≫ ABPAと慢性肺アスペルギルス症合併の治療

先述したわが国の第1回全国調査（2013年）では，治療として慢性肺アスペルギルス症に対して全例抗真菌薬が投与されていたが，全身性ステロイド薬は慢性肺アスペルギルス症のため2例で投与されていなかった．ABPA再発例はなかったが，慢性肺アスペルギルス症再発例が3例認められた．ABPAの治療の第一選択薬は全身性ステロイド薬であるが，慢性肺アスペルギルス症の合併のため免疫を抑制するステロイド薬の全身投与が躊躇されている症例もある一方で，通常はステロイド薬の補助薬に位置づけられる抗真菌薬が全例に投与されていた．ABPAに慢性肺アスペルギルス症を合併した場合，アレルギー病態と感染病態のどちらが優勢で，抗真菌薬と全身性ステロイド薬のどちらを強化すべきかを迷う機会も多い．研究レベルでは，合併例の経過中の血清サイトカイン濃度の測定が両病態の鑑別に役立つ可能性が示唆されている[6]．

感染病型を合併する症例では抗真菌薬はもちろん，ステロイド薬減量のため，喘息合併例ではより積極的に抗体製剤を用いるなど通常のABPAとは異なった治療戦略を立てる必要がある．

文献

1) Sehgal IS, Dhooria S, Muthu V, et al : Identification of distinct immunophenotypes in chronic pulmonary aspergillosis using cluster analysis. *Mycoses* **66** : 299-303, 2023 (PMID : 36504459)
2) Denning DW, Pleuvry A, Cole DC : Global burden of allergic bronchopulmonary aspergillosis with asthma and its complication chronic pulmonary aspergillosis in adults. *Med Mycol* **51** : 361-370, 2013 (PMID : 23210682)
3) Lowes D, Chishimba L, Greaves M, et al : Development of chronic pulmonary aspergillosis in adult asthmatics with ABPA. *Respir Med* **109** : 1509-1515, 2015 (PMID : 26507434)
4) Smith NL, Denning DW : Underlying conditions in chronic pulmonary aspergillosis including simple aspergilloma. *Eur Respir J* **37** : 865-872, 2011 (PMID : 20595150)
5) Agarwal R, Aggarwal AN, Garg M, et al : Allergic bronchopulmonary aspergillosis with aspergilloma : an immunologically severe disease with poor outcome. *Mycopathologia* **174** : 193-201, 2012 (PMID : 22457034)
6) Ito Y, Takazono T, Obase Y, et al : Serum Cytokines Usefulness for Understanding the Pathology in Allergic Bronchopulmonary Aspergillosis and Chronic Pulmonary Aspergillosis. *J Fungi* (Basel) **8** : 436, 2022 (PMID : 35628692)

［松瀬厚人］

第6章　ABPA/ABPM の類縁疾患・合併症

3 アレルギー性真菌性鼻副鼻腔炎

ポイント

▶ アレルギー性真菌性鼻副鼻腔炎は，鼻副鼻腔に腐生した真菌がⅠ型やⅢ型の過敏反応を誘発して発症する．

▶ 真菌の菌糸と多数の好酸球を含む，粘液栓と類似した粘稠な分泌物を副鼻腔に認めることが特徴の１つである．

▶ 治療の第一選択は手術療法による病変の除去であり，術後のステロイド薬の有効性も示されている．

A ≫ 疾患の概要

　耳鼻咽喉科領域の深在性真菌症の１つである真菌性鼻副鼻腔炎は，重篤な症状を呈する浸潤性と限局した病変を呈する非浸潤性に大別される．さらに浸潤性については急性および慢性，非浸潤性については慢性とアレルギー性の４つの病態に分類されている[1,2]．これらのうち「アレルギー性」に分類されるアレルギー性真菌性鼻副鼻腔炎（allergic fungal rhinosinusitis：AFRS）は，1994 年にBent と Kuhn によって診断基準が提唱された疾患である[3]．その病態についてはいまだ不明な点も多いが，鼻副鼻腔で非浸潤性に増殖した真菌に対するⅠ型やⅢ型の過敏反応の関与が指摘されており，粘稠な分泌物である好酸球性ムチンの形成が病態の増悪因子であると考えられている．

　また，AFRS と ABPM が同一患者に併発した場合，アレルギー性副鼻腔気管支真菌症（sinobronchial allergic mycosis：SAM）と呼ばれる[4]．ただし，臨床的特徴において AFRS と ABPM は類似した点が多いにもかかわらず，アレルギー性副鼻腔気管支真菌症は非常に稀な疾患である．

B ≫ AFRS の診断

　1994 年に報告された Bent と Kuhn による診断基準は，①既往歴，皮膚テスト，または血清学的検査により確認された真菌に対するⅠ型の過敏反応，②多発する鼻茸，③ CT 画像上の特徴的な所見，④鼻副鼻腔組織への真菌浸潤を伴わない好酸球性ムチン，⑤手術中に摘出された副鼻腔内容物の真菌染色陽性，の５つの基準からなる[3]．現在では，これをもとにした米国アレルギー・喘息・免疫

表1　AFRSの診断基準

12週以上続く症状
　以下の症状が1つ以上必要
　　①前/後鼻漏
　　②鼻閉
　　③嗅覚低下
　　④顔面痛・圧迫感
　必須項目
　　①内視鏡検査におけるアレルギー性ムチン（病理検査にて真菌の菌糸と好酸球を確認）と粘膜腫脹や鼻茸などの炎症所見
　　②CTもしくはMRIにて鼻副鼻腔炎の所見
　　③真菌に対する特異的IgE抗体（血液検査ないしは皮膚テスト）
　　④病理検査において組織への真菌の浸潤を認めない
　参考項目（必須ではない）
　　①真菌の培養同定
　　②血清総IgE値
　　③AFRSに特徴的な画像所見

(Meltzer EO, Hamilos DL, Hadley JA, et al：Rhinosinusitis：developing guidance for clinical trials. J Allergy Clin Immunol 118：S17-61, 2006 より一部改変)

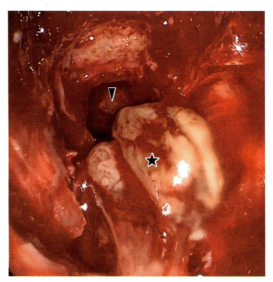

図1　AFRS患者の左鼻腔内視鏡所見
開放した左蝶形骨洞（矢頭）より吸引された粘稠な分泌物（★）.

学会（American Academy of Allergy, Asthma & Immunology：AAAAI）のガイドラインによる診断基準が広く用いられている（**表1**）[5]．

　AFRSの自覚症状は一般的な慢性副鼻腔炎と比較して特徴的なものはなく，特に好酸球性副鼻腔炎と類似している．他覚所見では，多発する鼻茸の形成や鼻副鼻腔粘膜腫脹とともに，粘稠な分泌物を認める（**図1**）．その分泌物には，真菌の菌糸と多数の好酸球とともに，好酸球に含まれるガレクチン-10が結晶化した

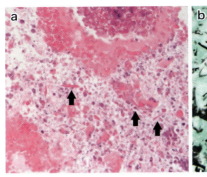
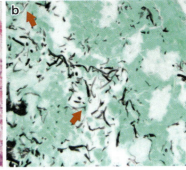

図2 好酸球性ムチンの病理組織検査所見
a：変性した好酸球のなかに Charcot-Leyden 結晶を認める（矢印）(HE 染色)．
b：隔壁を伴う糸状菌を多数認める（矢印）(Grocott 染色)．

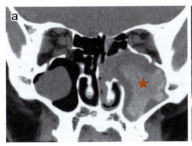
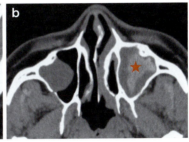

図3 典型的な副鼻腔 CT 所見 a：冠状断　b：水平断
左上顎洞に軟部濃度陰影が充満し，内部には好酸球性ムチンを示唆する高吸収域（★）を認める．右上顎洞にも軟部濃度陰影を認めるが，高吸収域はない．

Charcot-Leyden 結晶が認められることもあり，好酸球性ムチンと呼ばれている（図2）．

血液検査では，末梢血の好酸球増多と，非特異的 IgE 抗体や真菌に対する特異的 IgE 抗体の高値を認める．画像検査において，典型例では片側に病変を認めるが，両側性の症例も存在する．しかし，両側性に病変を認めた場合でも，病変の程度に差があったり，AFRS の病態は片側のみであったりすることが多い．CT 画像における特徴として，副鼻腔内に貯留する好酸球性ムチンに一致した高吸収域を認めるが，これは好酸球性ムチンに含まれる鉄やマンガンなどの重金属やカルシウム成分によるとされる（図3）．なお，MRI 画像では，同部位は T1WI で等～低信号，T2WI で低～無信号を示す．確定診断には病理組織検査が必須となるので，手術前に AFRS を疑った場合には，好酸球性ムチンや鼻副鼻腔粘膜を必ず採取することが重要である．

C ≫ AFRS の治療

AFRS に対する治療については，European Position Paper on Rhinosinusitis and Nasal Polyps 2020 (EPOS2020) が参考となる[6]．ここでは，内科的治療と

してステロイド薬（全身，局所），抗真菌薬（全身，局所），抗ロイコトリエン薬の投与だけでなく，真菌に対する免疫療法や生物学的製剤であるオマリズマブ（わが国では保険適用外）の効果などについても述べられている．

しかし，治療の第一選択は手術療法であり，まず内視鏡下鼻副鼻腔手術（endoscopic sinus surgery：ESS）により副鼻腔を単洞化して換気や排泄を促すとともに，真菌を含む好酸球性ムチンを除去する．ここで不十分なESSを行うと，残存した好酸球性ムチンが病態の再燃の原因となるため，精度の高い手術手技が必要である．

ESS後の治療として，ステロイド薬の全身投与が有効とされているが，有害事象のリスクもあることから投与量や投与期間について一致した見解はない．また，ESS後のステロイド薬の局所投与は，鼻茸を伴う慢性副鼻腔炎の治療として推奨されているが，AFRSに対する有効性については根拠が乏しい．

D ››› 今後の課題

これまでの多くの研究により，明確でなかったAFRSの病態生理が解明されつつある．それに伴って，BentとKuhnが提唱した5つの基準による現在の診断基準では他の鼻副鼻腔炎との鑑別において各基準の特異性に限界があることがわかり，よりAFRSに特異的な基準が求められている．その例として，末梢血中の好酸球数，血清総IgE値，真菌特異的IgE抗体のカットオフ値などが挙げられる．

また，治療において，手術療法が第一選択ではあるものの，それだけで根治は望めない．現状ではステロイド薬の全身投与や局所投与に関する根拠が乏しいことから，難治例の場合は真菌に対する免疫療法や抗真菌薬の全身投与などの補助療法も選択肢となっているが，その有効性は証明されていない．二重盲検ランダム化比較試験の結果が待たれるところであるが，これまでの観察研究から推測すると生物学的製剤は有望と考えられている．

文献

1) Morpeth JF, Rupp NT, Dolen WK, et al：Fungal sinusitis：an update. *Ann Allergy Asthma Immunol* **76**：128-139, 1996（PMID：8595530）
2) 吉川　衛：副鼻腔真菌症の診断と治療. 日耳鼻会報 **118**：629-635, 2015
3) Bent JP 3rd, Kuhn FA：Diagnosis of allergic fungal sinusitis. *Otolaryngol Head Neck Surg* **111**：580-588, 1994（PMID：7970796）
4) Venarske DL, deShazo RD：Sinobronchial allergic mycosis：the SAM syndrome. *Chest* **121**：1670-1676, 2002（PMID：12006459）
5) Meltzer EO, Hamilos DL, Hadley JA, et al：Rhinosinusitis：developing guidance for clinical trials. *J Allergy Clin Immunol* **118**：S17-61, 2006（PMID：17084217）
6) Fokkens WJ, Lund VJ, Hopkins C, et al：European Position Paper on Rhinosinusitis and Nasal Polyps 2020. *Rhinology* **58**（Suppl S29）：1-464, 2020（PMID：32077450）

［吉川　衛］

第6章 ABPA/ABPM の類縁疾患・合併症

4 慢性下気道感染症

ポイント

▶ ABPA/ABPM は気管支拡張症を伴い，慢性下気道感染症・慢性下気道感染症急性増悪，肺炎を合併することがある．起炎菌のなかでも頻度の高い緑膿菌や黄色ブドウ球菌に加え，非結核性抗酸菌にも注意が必要である．

▶ 慢性下気道感染症を合併した ABPA/ABPM の治療については確立されていないが，ステロイド薬と抗菌薬の同時治療や，ステロイド薬回避・減量のための抗体医薬を用いた治療の報告が増えてきている．

　　ABPA/ABPM は気管支拡張症を伴うことによる気道のリモデリングと標準的治療であるステロイド薬投与による免疫低下の複合的要因により，慢性下気道感染症の発症リスクになることが懸念される．そのなかでも ABPA/ABPM における緑膿菌と非結核性抗酸菌（non-tuberculousis mycobacteria：NTM）について考察する．

A ≫ ABPA/ABPM と緑膿菌

　　わが国では稀であるが嚢胞性線維症患者は ABPA/ABPM を合併し[1]，ABPA/ABPM 発症の前後にかかわらず著明な好中球性炎症，気管支拡張症，気道内粘液，慢性下気道感染症を伴っていることが想定される[2]．嚢胞性線維症の小児期は多彩な細菌が気道感染の原因菌となり，時間の経過とともに限られた菌種により慢性的なコロニーを形成し，後に緑膿菌が多くを占めることが示唆されていた[2,3]．一方，嚢胞性線維症の乳幼児の気管支肺胞洗浄液を用いた下気道感染症の有病率の解析によって，2000 年以降はより積極的な治療介入がされるようになった結果，緑膿菌の有病率は有意に低下し，アスペルギルスが最も多く分離される病原体となったと報告されている[4]．いずれにしても嚢胞性線維症に合併した ABPA/ABPM では慢性下気道感染症がほぼ必発であり，過去の報告においても嚢胞性線維症 172 例のなかで ABPA と診断された 16 例（9.3％）のすべてに緑膿菌による慢性下気道感染症を認めている[1]．

　　また，最近の英国の嚢胞性線維症患者の大規模コホート研究に登録された9,270 例からの検討では，4,142 例（45％）から緑膿菌，1,460 例（16％）からアスペルギルス，緑膿菌とアスペルギルスの重複感染を有する患者が 846 例（9.1％）であったと報告されている．この検討で ABPA と診断されたのは 636 例

(6.9％) であったが，その内訳で興味深いことに，緑膿菌感染のない，あるいは断続的な緑膿菌感染のある嚢胞性線維症患者では，アスペルギルス感染があるとABPAと診断される頻度が高くなり，反対に緑膿菌の慢性持続感染を起こしている患者では，アスペルギルス感染があるとABPAと診断される頻度が低いことがわかった[5]．この結果には前向き研究によるさらなる検討が必要ではあるが，ABPAの病態形成における緑膿菌の慢性持続感染による保護的な役割について示唆されている．

　嚢胞性線維症のない気管支拡張症でも慢性下気道感染症を高率に合併し，喀痰中に最も頻繁に同定されるのは緑膿菌をはじめとするグラム陰性菌であることが知られている[6]．ABPA/ABPMも気管支拡張症を伴うことから，しばしば慢性下気道感染症を合併することが知られているが，わが国以外からの報告は少ない．その理由の1つに他国と比較し，わが国のABPA/ABPMの発症年齢が高齢であり，慢性下気道感染症に罹患しやすい年齢であることが考えられる（4章「ABPA/ABPMの疫学」➡ 57頁）．

　Ishiguroらの報告によると，嚢胞性線維症ではないABPA/ABPM患者42例のうち半数（50％）に慢性下気道感染症を発症し，そのなかの8例（19％）が緑膿菌による慢性下気道感染症であった．気管支拡張症の存在と喘息・ABPA/ABPM治療のための吸入または全身投与された高用量ステロイド薬の使用が，これらの患者を慢性下気道感染症に罹患させやすい要因と考えられている[7]．

　またTomomatsuらの後ろ向き研究では，抗IgE抗体のオマリズマブによる治療を受けたABPA患者25例を評価したところ，25例中12例（48％）で慢性下気道感染症を罹患しており，そのなかの6例（24％）でオマリズマブ投与開始時に緑膿菌による慢性下気道感染症を有していたことを報告している．この6例全員は中〜高用量の吸入ステロイド薬治療中であり，そのなかの4例で全身ステロイド薬投与もされていた[8]．オマリズマブ投与により増悪回数の低下やステロイド薬投与量の減量に加え，呼吸機能の改善を認めており，ABPA/ABPMの標準的な治療である全身ステロイド薬投与が使いづらい慢性下気道感染症を合併した症例において，抗体医薬は有効な治療選択肢の1つになると考える．

B »» ABPA/ABPM と非結核性抗酸菌

　嚢胞性線維症の有無にかかわらず気管支拡張症患者には肺非結核性抗酸菌症の合併が多いことが知られている．気管支拡張症を伴うことの多いABPA/ABPM患者の肺非結核性抗酸菌症について，以下のとおりである．

　Mussaffiらの嚢胞性線維症139例の検討では，肺非結核性抗酸菌症合併6例中5例（83％）がABPAを合併し，肺非結核性抗酸菌症合併のない133例ではABPAの合併は1例（0.8％）のみであった[9]．前者のうち4名は非結核性抗酸菌感染の前にABPAを発症している．Levyらの嚢胞性線維症186例の検討では，肺非結核性抗酸菌症合併20例中3例（15％）がABPAを合併し，肺非結核性抗

酸菌症合併のない 166 例では ABPA の合併は 3 例 (1.8%) であった[10]．これら
の報告からは嚢胞性線維症患者の約 3～4% に ABPA を合併し，その半数以上に
肺非結核性抗酸菌症を併存していたことを示している．Kunst らによる気管支拡
張症 90 例における肺非結核性抗酸菌症と ABPA の検討では，肺非結核性抗酸菌
症を併発している気管支拡張症 30 例中 4 例 (13%) で ABPA の合併を認め，肺
非結核性抗酸菌症を併発していない 60 例では 3 例のみ (5%) に合併を認め
た[11]．気管支拡張症においても，肺非結核性抗酸菌症を併発している症例では
ABPA 合併が高いと考えられる．

　わが国からの報告には，肺非結核性抗酸菌症 109 例中 5 例 (4.6%) で新たに
ABPA と診断された横断研究や[12]，ABPM/ABPA 42 例中 7 例 (17%) が観察期
間中央値 6.4 年に肺非結核性抗酸菌症を合併したとする後ろ向き研究がある[7]．
後者の報告では，肺非結核性抗酸菌症を発症した ABPM/ABPA 7 例中 6 例
(86%) は肺非結核性抗酸菌症発症前にステロイド薬治療を受けており，肺非結
核性抗酸菌症を発症していない ABPM/ABPA 35 例のなかでステロイド薬治療
を受けていた患者は 20 例 (57%) であったことから，ステロイド薬使用と肺非
結核性抗酸菌症との関連が示唆されている．前述の Mussaffi らの検討でも
ABPA と肺非結核性抗酸菌症を合併した 6 例中 5 名 (83%) で長期間のステロイ
ド薬治療を受けていたと報告されている[9]．

　呼吸器症状増悪時・画像悪化時に ABPA/ABPM と肺非結核性抗酸菌症の鑑別
は困難なことが多い．その原因の 1 つに，ABPA/ABPM は肺非結核性抗酸菌症
と同様に中枢気道だけでなく末梢気道に病変が及ぶことがあり，CT 所見で小葉
中心性粒状影や分岐線状影を示すことが挙げられる[13, 14]．また，ABPA の診断基
準に含まれているアスペルギルス沈降抗体は，前述の肺非結核性抗酸菌症の横断
研究において 109 例中 20 例 (18%) は陽性であったが，その後に ABPA と診断
されたのは 5 名 (4.6%) のみであり，血清学的検査も十分に有用とはいえな
い[12]．診断確定のためには喀痰の真菌・一般細菌・抗酸菌培養に加え，気管支
鏡検査も含めた積極的な細菌学的検査を実施することが重要である．

　肺非結核性抗酸菌症合併 ABPA/ABPM 患者への治療について，同時あるいは
肺非結核性抗酸菌症治療中に発症した ABPA に対して全身ステロイド薬投与を
開始したところ，良好な結果が得られた症例が報告されている一方[15, 16]，Mus-
saffi らは ABPA 治療の全身ステロイド薬投与が嚢胞性線維症患者における肺非
結核性抗酸菌症悪化の危険因子であるとしている[9]．最近では，肺非結核性抗酸
菌症のような慢性下気道感染症における全身ステロイド薬投与は感染を悪化させ
る可能性が高いため，回避・減量したいという意向もあり，ABPA と肺非結核性
抗酸菌症の同時発症に対してイトラコナゾール単剤療法を行い奏効した症例[17]
や，抗 IgE 抗体のオマリズマブ[8]や抗 IL-5 抗体のメポリズマブ[18]を用いること
で肺非結核性抗酸菌症の増悪を認めずに ABPA の病勢コントロールを可能にし
た症例がわが国から報告されている．

　ABPA/ABPM と肺非結核性抗酸菌症の両方を有する患者に対する適切な診断

4　慢性下気道感染症　　155

方法や治療戦略はいまだエビデンスが乏しく確立されておらず，今後の研究が期待される．

文献

1) Nepomuceno IB, Esrig S, Moss RB：Allergic bronchopulmonary aspergillosis in cystic fibrosis：role of atopy and response to itraconazole. *Chest* **115**：364-370, 1999 (PMID：10027433)

2) Stoltz DA, Meyerholz DK, Welsh MJ：Origins of cystic fibrosis lung disease. *N Engl J Med* **372**：351-362, 2015 (PMID：25607428)

3) Döring G, Flume P, Heijerman H, et al：Treatment of lung infection in patients with cystic fibrosis：current and future strategies. *J Cyst Fibros* **11**：461-479, 2012 (PMID：23137712)

4) Breuer O, Schultz A, Turkovic L, et al：Changing prevalence of lower airway infections in young children with cystic fibrosis. *Am J Respir Crit Care Med* **200**：590-599, 2019 (PMID：30811949)

5) Hughes DA, Archangelidi O, Coates M, et al：Clinical characteristics of Pseudomonas and Aspergillus co-infected cystic fibrosis patients：A UK registry study. *J Cyst Fibros* **21**：129-135, 2022 (PMID：33958279)

6) McShane PJ, Naureckas ET, Tino G, et al：Non-cystic fibrosis bronchiectasis. *Am J Respir Crit Care Med* **188**：647-656, 2013 (PMID：23898922)

7) Ishiguro T, Takayanagi N, Baba Y, et al：Pulmonary nontuberculous mycobacteriosis and chronic lower respiratory tract infections in patients with allergic bronchopulmonary mycosis without cystic fibrosis. *Intern Med* **55**：1067-1070, 2016 (PMID：27150856)

8) Tomomatsu K, Oguma T, Baba T, et al：Effectiveness and safety of omalizumab in patients with allergic bronchopulmonary aspergillosis complicated by chronic bacterial infection in the airways. *Int Arch Allergy Immunol* **181**：499-506, 2020 (PMID：32388510)

9) Mussaffi H, Rivlin J, Shalit I, et al：Nontuberculous mycobacteria in cystic fibrosis associated with allergic bronchopulmonary aspergillosis and steroid therapy. *Eur Respir J* **25**：324-328, 2005 (PMID：15684298)

10) Levy I, Grisaru-Soen G, Lerner-Geva L, et al：Multicenter cross-sectional study of nontuberculous mycobacterial infections among cystic fibrosis patients, Israel. *Emerg Infect Dis* **14**：378-384, 2008 (PMID：18325250)

11) Kunst H, Wickremasinghe M, Wells A, et al：Nontuberculous mycobacterial disease and Aspergillus-related lung disease in bronchiectasis. *Eur Respir J* **28**：352-357, 2006 (PMID：16611651)

12) Suzuki S, Asakura T, Namkoong H, et al：Aspergillus precipitating antibody in patients with Mycobacterium avium complex lung disease：A cross-sectional study. *Respir Med* **138**：1-6, 2018 (PMID：29724379)

13) Ward S, Heyneman L, Lee MJ, et al：Accuracy of CT in the diagnosis of allergic bronchopulmonary aspergillosis in asthmatic patients. *AJR Am J Roentgenol* **173**：937-942, 1999 (PMID：10511153)

14) Agarwal R, Khan A, Garg M, et al：Chest radiographic and computed tomographic manifestations in allergic bronchopulmonary aspergillosis. *World J Radiol* **4**：141-150, 2012 (PMID：22590668)

15) Kadamkulam Syriac A, Malhotra G, Anez de Gomez CI, et al：Mycobacterium avium intracellulare infection complicated by allergic bronchopulmonary aspergillosis in a non-asthmatic patient. *BMJ Case Rep* **2018**：bcr2018224835, 2018 (PMID：29804082)

16) Oda N, Nakashima K, Homma Y, et al：Simultaneous treatment for *Mycobacterium-avium* complex lung disease and allergic bronchopulmonary aspergillosis：A case report. *Respir Med Case Rep* **34**：101488, 2021 (PMID：34381684)

17) Takasaka N, Chida K, Ishikawa T, et al：Simultaneous diagnosis of allergic bronchopulmonary aspergillosis and *Mycobacterium avium* complex lung disease. *BMJ Case Rep* **16**：e255845, 2023 (PMID：37751982)

18) Tsubouchi H, Tsuchida S, Yanagi S, et al：Successful treatment with mepolizumab in a case of allergic bronchopulmonary aspergillosis complicated with nontuberculous mycobacterial infection. *Respir Med Case Rep* **28**：100875, 2019 (PMID：31205860)

［古橋一樹］

第6章 ABPA/ABPM の類縁疾患・合併症

5 気管支拡張症

> **ポイント**
> ▶ ABPA は欧州における気管支拡張症の原因疾患として 8 番目に多い．
> ▶ ABPA は気管支拡張症に合併するアスペルギルス関連疾患の 1 つである．
> ▶ 気管支拡張症においてアスペルギルス IgG/IgE 抗体をフォローすることは，アスペルギルス関連疾患の早期発見に有用である．

 ≫ 気管支拡張症の原因疾患

　気管支拡張症は不可逆的な拡張をきたした気管支のある，慢性炎症性の気管支病変からなる症候群で，咳や痰や気道感染をくり返すなどの症状がみられる．気管支拡張症は特発性のものが最も多いが，病因として線毛の機能異常などの先天的な要因，細菌性肺炎や抗酸菌症などの感染症，喘息や COPD，関節リウマチをはじめとした膠原病などさまざまである．

　ABPA/ABPM も気管支拡張症の原因の 1 つに挙げられ，中枢性気管支拡張は ABPA/ABPM の特徴的な画像所見であり，Rosenberg[1]や「アレルギー性気管支肺真菌症」研究班が提唱した ABPA の診断基準項目[2]の 1 つにもなっている．欧州の気管支拡張症国際臨床研究ネットワークである EMBARC の報告では，気管支拡張症の原因として ABPA は 2.8％を占め，8 番目に多い原因と報告された．欧州のなかでも地域差があり，英国や北/西欧では多く，南/中/東欧では少なかった[3]．

　ABPA/ABPM の中枢気管支拡張の機序としては好酸球性粘液栓が大きくなる過程で，炎症により脆弱化した気道壁を押し広げることによる．ABPA/ABPM の診断が遅れると，広範囲の気管支に拡張が及び，さらには線維化や囊胞性変化が進行し，呼吸不全や肺高血圧合併を呈する ABPA/ABPM の終末期像となる．ABPA の気管支拡張はある研究では 33〜43％で末梢に及んでいたとされ[4]，中枢気管支に限った変化ではない．蛇沢らの ABPA/ABPM 症例の病理を詳細に検討した報告でも，粘液栓が詰まったレベルより末梢の気管支において好酸球浸潤を伴う気管支中心性肉芽腫 (bronchocentric granulomatosis with tissue eosinophilia：BrCG-Eo) や黄色肉芽腫性病変 (xanthogranulomatous lesion) などが気道を破壊していることが確認されている[5]．

B ≫ 気管支拡張症とアスペルギルス関連疾患 (図1)

　一方，気管支拡張症もまた ABPA/ABPM の背景疾患となりうる．ISHAM2013 の ABPA 診断基準では喘息のほかに嚢胞性線維症（cystic fibrosis：CF）が ABPA の背景疾患として挙げられている[4]．嚢胞性線維症はわが国では 60 万人に 1 人の稀な疾患であるが，欧米では 3,000 人に 1 人と多い疾患で，CFTR 遺伝子異常が原因で，全身の分泌液/粘液が著しく粘稠となり，肺では気道感染がくり返され，気管支拡張をきたす．気道の粘膜線毛クリアランスは著しく損なわれ，CFTR 欠損肺胞マクロファージは吸入されたアスペルギルス属の分生子を除去する機能が低く，成人の嚢胞性線維症患者の 10％に ABPA が合併するとされる[6]．

　気管支拡張症患者からはさまざまな微生物が検出され，EMBARC の集計では，気管支拡張症患者の安定期の喀痰検体から検出される主な菌とその割合は，培養陰性検体も含めた全検体の数を母数として，緑膿菌（21.8％），インフルエンザ菌（19.2％），Enterobacteriales（13.1％），黄色ブドウ球菌（7.8％），肺炎レンサ球菌（5.8％），Moraxella catarrhalis（3.7％），アスペルギルス・フミガーツス（3.0％），Stenotrophomonas maltophilia（2.1％）と報告されている．アスペルギルス属真菌は患者の年齢や気管支拡張症の重症度が増すにつれ，また抗菌薬の慢性的な使用により検出頻度が増すとする報告もある[7]．

　嚢胞性線維症以外の気管支拡張症においてもアスペルギルスの影響について報告がある．アスペルギルスの気管支拡張への関与について，喘息における気管支拡張の発生は通常 1 葉または 2 葉に限られるが，真菌感染や真菌に対するアレルギー反応のある喘息患者では，気管支拡張はより多く発生するとする報告や，アスペルギルス・フミガーツスに感作された喘息患者の 68％に気管支拡張を認める一方，感作されていない喘息患者では 35％と有意に少なかったとする報告などがある[8]．

　アスペルギルスの気管支拡張を進行させる病原因子としていくつかのものが明らかとなっている．糸状真菌全般の細胞壁構成要素であるキチンは好酸球性の炎症を引き起こすほか，細胞壁の構成成分である β グルカンや，アスペルギルスが産生し細胞毒性/線毛毒性活性を発揮するグリオトキシンなどが挙げられる．分生子は気道上皮細胞に取り込まれる際には自然炎症反応を引き起こし，気道マクロファージによる速やかな排除が妨げられると，分生子の発芽と菌糸の伸長に伴って自然免疫反応が起こるほかに，プロテアーゼなどの免疫賦活作用をもつ分子が発現・分泌され，遺伝的に感受性の高い宿主において Th2 優位の獲得免疫反応が誘導されるなど，さまざまな免疫応答が起こる．免疫反応が Th2 優位に逸脱すると，クリアランスがうまくいかず，好酸球や好中球の流入を伴う顆粒球性炎症が持続し，気道のリモデリングが進み，最終的に気管支拡張症が発症すると考えられている[9]．

　気管支拡張症では，粘膜線毛クリアランス障害により，真菌性気管支炎などの

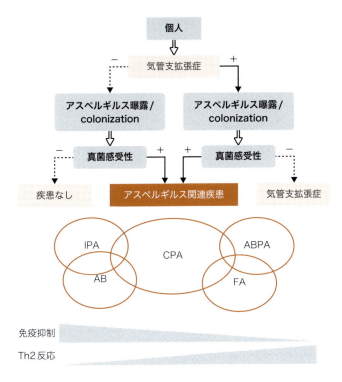

図1 気管支拡張症とアスペルギルス関連疾患
IPA：invasive pulmonary aspergillosis（侵襲性肺アスペルギルス症）
AB：aspergillus bronchitis（アスペルギルス気管支炎）
CPA：chronic pulmonary aspergillosis（慢性肺アスペルギルス症）
FA：fungal asthma（真菌感作喘息）

　アスペルギルス感染を促進するほか，気道に直接障害を与えるアスペルギルス関連抗原が持続的に存在し，例えばアスペルギルスの産生するプロテアーゼがMUC5acを介して粘液の性状を変化させるなどして粘液が停滞すると，粘液貯留性の気管支拡張が進行するとされる．同様にアスペルギルス関連抗原のクリアランス障害はTh2に偏った免疫細胞との長期的なかかわりを通じてアレルギー反応を促進し，ABPAを発症する可能性がある．そのほか気管支拡張の構造的な点から，囊胞性の気管支拡張病変や終末細気管支や肺胞レベルまで炎症性病変が及び，肺実質の構造破壊や空洞形成に至ると，同部位にアスペルギルス感染をきたしうる[10]．しかしこれらのアスペルギルス関連の病態は気管支拡張症の患者全員に発症するわけではなく，いずれの病型においても真菌に対する宿主の感受性が病態の因子として影響している．また非結核性抗酸菌症を合併している気管支拡張症では，合併のない気管支拡張症と比較し，アスペルギルス関連疾患の合併が多いことが示されており[11]，非結核性抗酸菌など他の微生物との相互作用が気管支拡張症におけるアスペルギルス症の発症に影響している可能性も示唆されている．

　これらの気管支拡張症に合併するアスペルギルス関連疾患は，1人の患者にお

いて同時にいくつかの異なる臨床像〔侵襲性肺アスペルギルス症（IPA），アスペルギルス気管支炎（AB），慢性肺アスペルギルス症（CPA），ABPA，真菌感作喘息（FA）など〕を呈することもあり，それらは気管支拡張症の進行や患者の免疫状態と免疫応答の強さに応じて時間の経過とともに変化する（図1）．診断は気管支拡張症がない場合に比較し画像所見の変化を捉えにくいため，英国胸部疾患学会 or British Thoracic Society の気管支拡張症ガイドラインにも記載があるようにアスペルギルス IgG/IgE 抗体などの血清マーカーをフォローすることは有用と思われるが[12]，慢性肺アスペルギルス症でも ABPA と同様に IgE や好酸球，アスペルギルス特異的 IgG/IgE などが高いフェノタイプが存在すことも示されており[13]，いくつかのアスペルギルスの病型で検査所見もオーバーラップするため，診断は各種所見をあわせて総合的に判断する必要がある．

文献

1) Rosenberg M, Patterson R, Mintzer R, et al：Clinical and immunologic criteria for the diagnosis of allergic bronchopulmonary aspergillosis. *Ann Intern Med* **86**：405-414, 1977 (PMID：848802)

2) Asano K, Hebisawa A, Ishiguro T, et al：New clinical diagnostic criteria for allergic bronchopulmonary aspergillosis/mycosis and its validation. *J Allergy Clin Immunol* **147**：1261-1268.e5, 2021 (PMID：32920094)

3) Chalmers JD, Polverino E, Crichton ML, et al：Bronchiectasis in Europe：data on disease characteristics from the European Bronchiectasis registry (EMBARC). *Lancet Respir Med* **11**：637-649, 2023 (PMID：37105206)

4) Agarwal R, Chakrabarti A, Shah A, et al：Allergic bronchopulmonary aspergillosis：review of literature and proposal of new diagnostic and classification criteria. *Clin Exp Allergy* **43**：850-873, 2013 (PMID：23889240)

5) 蛇沢 晶，田村厚久，倉島篤行，他：手術例から見たアレルギー性気管支肺アスペルギルス症・真菌症の病理形態学的研究．日呼吸会誌 **36**：330-337, 1998

6) Lv Q, Elders BBLJ, Warris A, et al：*Aspergillus*-related lung disease in people with cystic fibrosis：can imaging help us to diagnose disease? *Eur Respir Rev* **30**：210103, 2021 (PMID：34789463)

7) Máiz L, Nieto R, Cantón R, et al：Fungi in bronchiectasis：a concise review. *Int J Mol Sci* **19**：142, 2018 (PMID：29300314)

8) Fairs A, Agbetile J, Hargadon B, et al：IgE sensitization to Aspergillus fumigatus is associated with reduced lung function in asthma. *Am J Respir Crit Care Med* **182**：1362-1368, 2010 (PMID：20639442)

9) Moss RB：Fungi in cystic fibrosis and non-cystic fibrosis bronchiectasis. *Semin Respir Crit Care Med* **36**：207-216, 2015 (PMID：25826588)

10) De Soyza A, Aliberti S：Bronchiectasis and Aspergillus：How are they linked? *Med Mycol* **55**：69-81, 2017 (PMID：27794529)

11) Kunst H, Wickremasinghe M, Wells A, et al：Nontuberculous mycobacterial disease and Aspergillus-related lung disease in bronchiectasis. *Eur Respir J* **28**：352-357, 2006 (PMID：16611951)

12) Pasteur MC, Bilton D, Hill AT, et al：British Thoracic Society guideline for non-CF bronchiectasis. *Thorax* **65** (Suppl 1)：i1-i58, 2010 (PMID：20627931)

13) Sehgal IS, Dhooria S, Muthu V, et al：Identification of distinct immunophenotypes in chronic pulmonary aspergillosis using cluster analysis. *Mycoses* **66**：299-303, 2023 (PMID：36504459)

〔鈴木純子〕

第7章 ABPA/ABPMの予後

第7章 ABPA/ABPMの予後

1 臨床病期

> **ポイント**
> ▶ ABPA/ABPMは進行すると気管支拡張のほか，肺の囊胞・線維化をきたし，呼吸不全に至ることがある．その進行は段階的ではなく，ISHAM2024ではABPAは5つのカテゴリー（急性期，反応期，寛解期，治療依存期，進行期）に分離された．
> ▶ ABPAの放射線学的分類は臨床的な重症度を反映し，ISHAM2024ではABPA-S，ABPA-B，ABPA-MP，ABPA-HAM，ABPA-CPFの5つに分けることが提案されている．

 臨床病期

　ABPA/ABPMは気管支拡張だけでなく，一部の症例では肺の囊胞性変化や線維化を引き起こし，呼吸不全や肺性心に至ることがある．ABPAの臨床病期はこれまで，気道構造破壊の進行時期を考慮し5段階に分類されてきた（**表1**）[1]．後に，各病期の定義の曖昧さから，より詳細な定義での臨床病期（Stage 0〜6）が2013年のInternational Society for Human and Animal Mycology（ISHAM）-ABPAワーキンググループ（ISHAM2013）によって提唱された（**表2**）[2]．この修正された定義は，新規治療薬の有効性を評価する臨床試験に有効とされた．

　しかし，必ずしも段階的に病期が進行するわけではないことや，より安定していると思われる寛解期がStage 4で，発作期がStage 3であるなど段階が重症度を必ずしも反映しないなどの問題が指摘されていた．2024年のISHAM2024では，病期を段階的に分類することをやめ，5つのカテゴリー（**表3**）に分類することが提案された[3]．ISHAM2013の臨床病期から無症候期，グルココルチコイド依存性喘息は，ABPAへの治療に明確な関連性がないことから削除された．また，ABPAの新規診断と増悪は急性期に統一された．

表1 PattersonらのABPA臨床病期分類（1982年）

Stage	胸部画像での浸潤影	血清総IgE値
I（急性期）	上葉または中葉優位	著増
II（寛解期）	6か月以上プレドニゾロンを中止していても浸潤影なし	正常もしくはわずかに増加
III（再燃期）	上葉または中葉優位	著増
IV（ステロイド薬依存期）	間欠的浸潤影	正常もしくはわずかに増加
V（終末期）	線維化，囊胞化，空洞化	ほぼ正常

（Patterson R, Greenberger PA, Radin RC, et al：Allergic bronchopulmonary aspergillosis：Staging as an aid to management. *Ann Intern Med* **96**：286-291, 1982 より作成）

表2 ISHAM2013のABPA臨床病期分類

Stage	定義	特徴
0	無症候期	コントロール良好な気管支喘息（GINAの分類） ABPAの診断基準（Agarwalら，2013）を満たす 以前にABPAと診断されたことがない
1	急性期	コントロール不良な気管支喘息/全身症状を呈する ABPAの診断基準（Agarwalら，2013）を満たす 以前にABPAと診断されたことがない
1a	粘液栓あり	ABPAの診断基準（ISHAM2013）のすべてを満たし，胸部X線検査，CT検査，または気管支鏡検査で粘液栓を認める
1b	粘液栓なし	ABPAの診断基準（ISHAM2013）のすべてを満たし，胸部X線検査，CT検査，または気管支鏡検査で粘液栓を認めない
2	反応期	臨床症状の改善（全身症状・気管支喘息コントロールの改善） 大幅な画像所見の改善 8週間後にベースラインの血清総IgE値から25％以上減少
3	発作期	臨床的かつ/または画像的悪化を認め，血清総IgE値が50％以上増加
4	寛解期	6か月間以上持続する臨床的・画像的改善を認め，血清総IgE値がベースライン以下または50％未満の増加（全身性グルココルチコイド以外の治療の有無は問わない）
5a	治療依存期	治療中止後6か月以内に2回以上の再燃を認める または経口ステロイド薬・抗真菌薬の減量中に臨床的，画像的，免疫学的に悪化する
5b	グルココルチコイド依存期	血清総IgE値や胸部X線所見でABPAの活動性は抑えられているが，気管支喘息のコントロールに経口ステロイド薬または注射ステロイド薬を要する
6	進行期	胸部HRCT検査でABPAによる肺の線維化を伴い，II型呼吸不全かつ/または肺性心を認める（可逆性の急性呼吸不全を除外する）

（Agarwal R, Chakrabarti A, Shah A, et al：Allergic bronchopulmonary aspergillosis：review of literature and proposal of new diagnostic and classification criteria. *Clin Exp Allergy* **43**：850-873, 2013 より作成）

B ≫ 放射線画像学的な分類

　ABPA患者の診断には，その特徴的な胸部画像所見を知ることが重要である．ABPA患者の放射線学的な分類には画像所見と臨床的な重症度が考慮され分類されてきた歴史がある．ABPA患者の胸部画像所見は，Pattersonらにより抗*Aspergillus*（アスペルギルス）IgG抗体/沈降抗体を有するが中枢性気管支拡張/粘液栓を認めない症例（ABPA-seropositive：ABPA-S）と，ABPA-Sがその後進展し

表3　ISHAM2024のABPA/ABPMの治療反応性と臨床分類基準

急性期	・新規に診断：以前に診断基準を満たすABPA/ABPMと診断されていない
	・再燃：ABPA/ABPMと診断されている患者において
	・持続する（＞14日）臨床症状の悪化，もしくは
	・画像的な悪化，かつ
	・臨床的に安定している間の最新の血清総IgE値からの50％以上の上昇，に加えて
	・他の悪化の原因の除外
	・喘息の悪化：ABPA/ABPMの免疫学的または画像所見の悪化を伴わない少なくとも48時間にわたる呼吸器症状の悪化
	・感染/気管支拡張の増悪：ABPA/ABPMの免疫学的または画像所見の悪化を伴わない少なくとも48時間にわたる臨床症状の悪化（咳，呼吸困難，喀痰の量または粘稠度，喀痰の排出，疲労，倦怠感，発熱，もしくは喀血）
反応期	・治療8週間後に少なくとも50％以上の症状の改善（LikerもしくはVisual analogスケール）かつ
	・大幅な画像所見の改善（画像所見の50％を超える改善）または 治療8週間後に少なくとも20％以上の血清総IgE値の低下
寛解期	・6か月以上持続する臨床的画像所見の改善（グルココルチコイド非投与下）かつ 臨床的に安定している間の最新の血清総IgE値からの50％以上の上昇を認めない
	・（生物学的製剤または長期の抗真菌薬投与中の患者もまた，上記の基準を満たしていれば寛解と考慮してもよいかもしれない）
治療依存期	・グルココルチコイド治療中止後3か月以内に2回以上のABPA/ABPM増悪
	・呼吸器症状の悪化 かつ 画像所見の悪化 もしくは 血清総IgE値の50％以上の上昇が経口ステロイド薬減量4週間以内に2回ある
進行期	・画像検査でABPA/ABPMによる広範な気管支拡張（10区域以上）かつ
	・肺性心 または 慢性II型呼吸不全

（Agarwal R, Singh Sehgal I, Muthu V, et al：Revised ISHAM-ABPA working group clinical practice guidelines for diagnosing, classifying, and treating allergic bronchopulmonary aspergillosis/mycoses. *Eur Respir J* 63：240006, 2024 より作成）

気管支拡張症を伴うABPA-central bronchiectasis（ABPA-CB）に分類された[4]．
　しかし，近年の検討ではABPA-SからABPA-CBへの進展はむしろ否定的であり[5]，ABPA-Sとsevere asthma with fungal sensitization（SAFS）との異同が問題視されている[2]．2003年には，Kumarが，ABPAをABPA-S，ABPA-CB，その他の画像所見を有する症例ABPA-CB with other radiological findings（ABPA-CB-ORF）に分類しABPA-CB-ORFがABPAの重症度が高いことを示した[6]．2010年にAgarwalらは画像所見の臨床的な意義を検討するためABPA患者234名の画像所見を検討することで，画像所見と臨床的な重症度（再発リスク，免疫学的な重症度）の関係性を示し，ABPA-S（mild），ABPA-CB（moderate），ABPA-CB-high attenuation mucus（HAM）（severe）の3つに分類した[7]．これまでの報告を踏まえ，ISHAM2013ではABPA患者を放射線画像に基づき4つに分類〔ABPA-S，ABPA with bronchiectasis（ABPA-B），ABPA-HAM，ABPA-with chronic pleuropulmonary fibrosis（ABPA-CPF）〕することが提案された[2]（**表4**）．ISHAM2024においては，気管支拡張と粘液栓を有するABPA患者は粘液栓を有するほうがより免疫学的な重症度が高いことからABPA with mucus plugging but without high-attenuation mucus（ABPA-MP）に分類され

表 4　ABPA の放射線画像学的な分類

画像の特徴	Patterson ら (1986)[4]	Kumar ら (2003)[6]	Agarwal ら (2010)[7]	ISHAM (2013)[2]	ISHAM (2024)[3]
抗アスペルギルス IgG 抗体/沈降抗体の有無	ABPA-S	ABPA-S	ABPA-S	ABPA-S	ABPA-S
中枢性気管支拡張の有無	ABPA-CB	ABPA-CB	ABPA-CB	ABPA-B	ABPA-B
粘液栓の有無					ABPA-MP
HAM の有無			ABPA-CB-HAM	ABPA-HAM	ABPA-HAM
その他の画像所見の有無（線維化，線維性空洞性病変，真菌球，胸膜の肥厚のうち 2 つ以上）		ABPA-CB-ORF[*1]		ABPA-OPF	ABPA-CPF

ABPA-S：ABPA with seropositive，ABPA-CB/B：ABPA with central bronchiectasis，ABPA-CB-ORF：ABPA with central bronchiectasis and other radiologic findings，ABPA-HAM：ABPA with high attenuation mucus，ABPA-CB-HAM：ABPA with central bronchiectasis and high attenuation mucus, ABPA-MP：ABPA with mucus plugging but without high-attenuation mucus.
[*1]ABPA-OPF：肺の線維化，ブラ，ブレブ，気胸，瘢痕化，気腫性変化，多発性囊胞，線維空洞性病変，アスペルギローマ，すりガラス陰影，肺の虚脱，縦隔リンパ節腫脹，胸水および胸膜肥厚

5 分類となった[3]．

文献

1) Patterson R, Greenberger PA, Radin RC, et al：Allergic bronchopulmonary aspergillosis：staging as an aid to management. *Ann Intern Med* **96**：286-291, 1982（PMID：7059089）
2) Agarwal R, Chakrabarti A, Shah A, et al：Allergic bronchopulmonary aspergillosis：review of literature and proposal of new diagnostic and classification criteria. *Clin Exp Allergy* **43**：850-873, 2013（PMID：23889240）
3) Agarwal R, Singh Sehgal I, Muthu V, et al：Revised the ISHAM-ABPA working group clinical practice guidelines for diagnosing, classifying, and treating allergic bronchopulmonary aspergillosis/mycoses. *Eur Respir J* 63：2400061, 2024（PMID：38423624）
4) Patterson R, Greenberger PA, Halwig JM, et al：Allergic bronchopulmonary aspergillosis. Natural history and classification of early disease by serologic and roentgenographic studies. *Arch Intern Med* **146**：916-918, 1986（PMID：3516103）
5) Agarwal R, Garg M, Aggarwal AN, et al：Serologic allergic bronchopulmonary aspergillosis（ABPA-S）：long-term outcomes. *Respir Med* **106**：942-947, 2012（PMID：22445696）
6) Kumar R：Mild, moderate, and severe forms of allergic bronchopulmonary aspergillosis：a clinical and serologic evaluation. *Chest* **124**：890-892, 2003（PMID：12970013）
7) Agarwal R, Khan A, Gupta D, et al：An alternate method of classifying allergic bronchopulmonary aspergillosis based on high-attenuation mucus. *PLoS One* **5**：e15346, 2010（PMID：21179536）

［小熊　剛・田中　淳］

第7章 ABPA/ABPMの予後

2 臨床的寛解

> **ポイント**
> - ISHAM2024では臨床的寛解は経口ステロイド中止後，6か月の臨床的・画像的な安定と血清総IgE値50％未満の上昇にとどまることとされた．
> - ABPA/ABPMの標準治療に対する治療反応性は良好とされるが，治療後の寛解失敗リスクはまだはっきりとわかっていない．

A ≫ 臨床的寛解の定義

ABPA/ABPMの治療目標は，症状をコントロールすること，喘息をコントロールすること，喘息やABPA/ABPMの増悪を防ぐこと，不可逆的な気管支拡張への進行を抑えること，治療による合併症を最小化することである[1]．ABPA/ABPM患者の臨床経過は，すべての症例が同じように段階的に進行するわけではなく，個体差が大きい．通常，ステロイド薬の治療反応性は良好とされるが，診断時点でその臨床経過を予測することは困難とされる．

ABPA/ABPMの寛解は，これまで報告によってその定義は異なっていた．1982年PattersonらのABPAの臨床病期分類では，6か月以上プレドニゾロンを中止していて浸潤影がなく，血清総IgE値は正常もしくはわずかな増加に留まる場合に寛解とされた（**表1**）[2]．ISHAM2013のABPA臨床期分類では経口ステロイド治療なしで6か月間以上臨床的・画像的改善が持続し，かつ血清総IgE値がベースライン以下または50％未満の増加にとどまる状態とされた[3]．2023年に，Agarwalらは，182名のABPA患者のうち再燃を認めた81名を詳細に検討し，血清総IgE値の前値からの増悪率がABPA再燃時は50％以上，喘息増悪時には50％未満であったことを報告している[4]．

これらの報告を踏まえ，ISHAM2024によるABPA/ABPMの臨床的寛解の定義は，経口ステロイド薬中止後，6か月以上臨床的・画像的に安定しており，かつ血清総IgE値が安定期の直近の値から50％以上上昇していない状態とされた．経口ステロイド薬以外の生物学的製剤や長期抗真菌薬を使用している患者も，上記の基準を満たせば寛解とみなすとした[1]．

表1 ABPAの臨床的寛解の"定義"

	Patterson (1982)[2]	ISHAM (2013)	ISHAM (2024)[1]
臨床的・画像所見	6か月以上持続する浸潤影の改善（プレドニゾン非投与下）		6か月以上持続する改善（プレドニゾン非投与下）
血清総IgE値	正常もしくはわずかに増加	ベースライン以下または50%未満の増加	臨床的に安定している間の血清総IgE値からの上昇が50%未満

臨床寛解失敗リスク

　ABPA/ABPM患者における標準治療介入後の寛解失敗リスクはまだはっきりわかっていない．一般にABPAは標準治療に対する治療反応性は良好とされるが[5-7]，経口ステロイド薬の速やかな減量が困難であったり，ステロイド薬治療に依存性となるABPA/ABPM症例を経験することも稀ではない．ABPAの再燃もしくは喘息のコントロールのため経口ステロイド薬が継続的に必要な場合をステロイド依存，完全寛解として治療終了後3か月間再燃（この研究では血清総IgE値の100%以上の上昇と定義）がない場合を寛解と定義したとき，経口ステロイド薬による治療介入が行われた124例のABPA患者の85%は寛解に至ったが，13%がステロイド依存となったとの報告がある[8]．また，高用量と中用量の経口ステロイド薬投与を比較したランダム化比較試験において，経口ステロイド薬の用量にかかわらず2年以内に11.4～14.6%のABPA患者がステロイド依存に至ったと報告されている[7]．

　第2回全国調査（2020年）において，標準治療を受けた浅野らの基準を満たすABPA患者を対象とし，6か月以内の速やかな減量・中止の達成を困難とするリスク因子は，血清総IgE値高値，アスペルギルス特異的IgE値高値，喀痰もしくは気管支鏡検体からのアスペルギルス属の真菌培養が陽性，低肺機能であることであった．一方で，CTにおけるHAMの存在は，有意差を認めなかったものの，その傾向があった．

　さらに，筆者らは，2013年から2020年までに行われたABPAおよび関連疾患の前向きコホートのデータから，浅野らの診断基準を用いてABPAと診断された106人の患者データを用い因子分析を行い，寛解失敗のリスク因子を検討した[9]．まずABPAには，アレルギーコンポーネント，好酸球コンポーネント，真菌コンポーネントの3つの因子が特定された．次に，診断から6か月以内に経口ステロイド薬5 mg/日以下（プレドニゾロン換算）かつ抗真菌薬を中止し，その後12か月以内にABPAが増悪しない場合を臨床的寛解と定義し，どのコンポーネントが寛解と関連するか検討した．疾患寛解を達成し維持した患者は，アレルギーコンポーネントのスコアが有意に低かった．これらの研究結果を踏まえると気道内の真菌負荷やアトピー素因があるABPA患者は臨床的寛解が得られ

にくい可能性があり，より強力な治療を考慮する必要があると考えられる．

文献

1) Agarwal R, Singh Sehgal I, Muthu V, et al：Revised ISHAM-ABPA working group clinical practice guidelines for diagnosing, classifying, and treating allergic bronchopulmonary aspergillosis/mycoses. *Eur Respir J* **63**：2400061, 2024 (PMID：38423624)

2) Patterson R, Greenberger PA, Radin RC, et al：Allergic bronchopulmonary aspergillosis：staging as an aid to management. *Ann Intern Med* **96**：286-291, 1982 (PMID：7059089)

3) Agarwal R, Chakrabarti A, Shah A, et al：Allergic bronchopulmonary aspergillosis：review of literature and proposal of new diagnostic and classification criteria. *Clin Exp Allergy* **43**：850-873, 2013 (PMID：23889240)

4) Agarwal R, Sehgal IS, Muthu V, et al：Long-term follow-up of allergic bronchopulmonary aspergillosis treated with glucocorticoids：A study of 182 subjects. *Mycoses* **66**：953-959, 2023 (PMID：37555291)

5) Agarwal R, Muthu V, Sehgal IS, et al：A randomised trial of prednisolone versus prednisolone and itraconazole in acute-stage allergic bronchopulmonary aspergillosis complicating asthma. *Eur Respir J* **59**：2101787, 2021 (PMID：34503983)

6) Agarwal R, Dhooria S, Singh Sehgal I, et al：A randomized trial of itraconazole vs prednisolone in acute-stage allergic bronchopulmonary aspergillosis complicating asthma. *Chest* **153**：656-664, 2018 (PMID：29331473)

7) Agarwal R, Aggarwal AN, Dhooria S, Saikia B, et al. A randomised trial of glucocorticoids in acute-stage allergic bronchopulmonary aspergillosis complicating asthma. *Eur Respir J* **47**：490-498, 2016 (PMID：26585431)

8) Agarwal R, Gupta D, Aggarwal AN, et al：Allergic bronchopulmonary aspergillosis：lessons from 126 patients attending a chest clinic in north India. *Chest* **130**：442-448, 2006 (PMID：16899843)

9) Okada N, Yamamoto Y, Oguma T, et al：Allergic bronchopulmonary aspergillosis with atopic, nonatopic, and sans asthma-Factor analysis. *Allergy* **78**：2933-2943, 2023 (PMID：37458287)．

［小熊　剛・田中　淳］

第7章 ABPA/ABPM の予後

3 増悪・長期予後

ポイント

▶ 臨床症状・画像所見の増悪，血清総 IgE 値の前値の 50％以上の増加で増悪と診断する．

▶ 増悪率は 20〜50％とされる．放置すれば広範囲の気管支拡張，肺の嚢胞形成・線維化により呼吸不全に進展するとされるがその頻度，危険因子は不明である．

A ≫ 増悪の定義

　ABPA 症例では胸部 X 線あるいは胸部 CT での陰影の出現，血清総 IgE 値の上昇，末梢血好酸球数の著明な増多，治療の変更の必要性などが ABPA の増悪の指標として挙げられていた[1]．なお，アスペルギルス以外の真菌による ABPM の増悪に関してはこれまでまとまった報告はなく，明確な指標もないため ABPM の増悪は，ABPA の増悪に準じたものになる[2]．ABPA 患者の血清総 IgE 値はこれまで疾患活動性の評価に有用であることが知られており，血清総 IgE 値が前値より 50％以上の上昇を疾患の増悪，25〜35％以上の低下を疾患の改善とする報告がされていた[3,4]．2019 年の『アレルギー性気管支肺真菌症の診療の手引き（初版）』(医学書院) では，**表 1** 中に示したような案を増悪・再燃の定義として提唱した．

　Agarwal らは，81 名の新規 ABPA 患者の経口ステロイド薬治療前後・増悪時の血清総 IgE 値の変動を詳細に検討し，前値の 20％以上の低下を改善，50％以上の上昇を増悪とすることを推奨した[3]．しかし，この研究で検討された増悪症例は 13 名のみであったため，さらに 3 つのランダム化比較試験[5-7]から経口ステロイド薬で治療を受けた ABPA 患者の解析を行った[8]．182 名の ABPA 患者のうち増悪を認めた 81 名を詳細に検討し，80％以上の患者で増悪時の血清総 IgE 値が前値から 50％以上上昇していることを示した．なお，ABPA/ABPM の増悪を考える際には，喘息の増悪と ABPA/ABPM の増悪との鑑別が難しい症例が時にみられるが，喘息の増悪時に血清総 IgE 値が前値から 50％以上の増加を示した ABPA 患者はいなかった[8]．一方，末梢血好酸球数は，経口ステロイド薬治療などで容易に変動し，また疾患活動性のバイオマーカーとしての有用性は低い[9]．また，アスペルギルス特異的 IgE 抗体値やアスペルギルス特異的 IgG 抗体

表1　ABPA/ABPMの増悪の比較

	2019年「アレルギー性気管支肺真菌症」研究班（案）	2020年第2回全国調査	ISHAM2024[2]
①自覚症状の悪化	①〜③項目中2項目以上を満たす，または④を満たす場合	①〜③項目中2項目以上を満たす，かつ④を満たす場合	少なくとも1つどちらかを満たす
②画像所見の悪化			
③血清総IgE値の50％以上の上昇			必須
④治療の変更*			

＊：全身ステロイドの開始・増量，抗真菌薬の開始/変更，抗体医薬の開始など

値は本症の診断には有用であるが，血清総IgE値とは異なり，治療前後・増悪時において一定の傾向の変化は示さず，治療効果判定，疾患活動性などのモニタリングには適さない[3,10]．

ISHAM2024では，①血清総IgE値からの50％以上（安定期の直近値との比較）の上昇，②14日以上の持続する臨床症状の悪化もしくは画像所見の悪化，③喘息の悪化や感染/気管支拡張症の増悪の除外，のすべてを満たした場合に，ABPA/ABPMの増悪とすることが提案された[2]．血清総IgE値の増悪時の上昇率は，ABPA患者を検討し得られた結果であり，ABPM増悪における血清総IgE値の適切な上昇率は今後の検討すべき課題である．

増悪の頻度とその要因

ABPAの増悪率はこれまでおよそ20〜50％と報告されており[11,12]，わが国の全国調査でも，48％と既報より高頻度で増悪を呈していた[13]．最近の報告では経口ステロイド薬の治療終了後におよそ半数のABPA患者で増悪をきたし，その90％は3年以内に起こっていることが報告された[8]．標準治療の強化は増悪抑制に対する効果は乏しく，ABPA患者に対する経口ステロイド薬の高用量・長期投与あるいは抗真菌薬の併用が増悪リスクを減らすかを検討したランダム化比較試験において，いずれも中用量経口ステロイド薬単独療法と比較して治療終了後の増悪抑制効果はなかったと報告されている[5,14]．ただし末梢血好酸球数≧1,000/μL，気管支拡張が10区域以上あるABPA患者は抗真菌薬併用療法による治療終了後1年の増悪リスクを軽減する可能性が示唆されている[5]．

ABPAの増悪に気管支拡張の進展とHAMが関連しているとする報告がある[15]．最近の報告では，気管支拡張の進展，末梢血好酸球数，若年，女性などがABPA患者の治療後の増悪に関連したとされ，HAMは関連しなかったことが報告されている[8]．わが国の第1回全国調査（2013年）での検討ではHAMは増悪との関連は明らかではなく，若年発症と高IgE血症が関与していた（表2）[13]．

表2　ABPA増悪の有無と臨床像の比較

	増悪 (+) n=169	増悪 (-) n=185	P値
年齢	63 (52～72)	64 (50～72)	0.85
女性	58%	57%	0.83
ABPA発症年齢*	55 (42～63)	59 (44～69)	0.03
喘息	85%	77%	0.44
末梢血好酸球数 (/μL)*	1,029 (631～1,653)	1,134 (642～2,136)	0.33
血清総IgE値 (IU/mL)*	2,339 (820～6,852)	1,728 (686～4,561)	0.05
浸潤影/すりガラス影	91%	86%	0.01
経口ステロイド薬使用例	82%	71%	0.01
抗真菌薬使用例	60%	55%	0.04

*：中央値（四分位範囲）
(Oguma T, Taniguchi M, Shimoda T, et al：Allergic bronchopulmonary aspergillosis in Japan：A nationwide survey. *Allergol Int* **67**：79-84, 2018 より引用作成)

また，わが国では *Schizophyllum commune*（スエヒロタケ）を原因真菌とするABPM症例がABPMのなかで高頻度に認められる．このスエヒロタケABPMはABPAに比して増悪が多いことが報告されている[16]．

長期予後

ABPAは増悪が多く，放置すれば広範囲の気管支拡張，肺の線維化，囊胞形成ひいては呼吸不全・肺性心に至る症例も存在することが知られている[1,4,17]．肺の線維化・囊胞形成，呼吸不全に至る頻度，その危険因子は不明であり，今後の検討を有する．わが国の全国調査では胸部CTで線維化・囊胞形成を呈した症例を13%認めていたが，これらには軽微な画像変化の症例も含まれているため，高度の画像変化を呈した重症例はより少ないと推察される[13]．一方で，漫然とした経口ステロイド薬投与はさまざまな副作用につながり，抗真菌薬長期投与も耐性菌出現リスクがある．不必要な長期治療を避けるために必要な増悪リスク評価指標の開発や，抗体医薬や環境整備などによる再燃抑制効果の評価が今後求められる．

文献

1) Agarwal R, Chakrabarti A, Shah A, et al：Allergic bronchopulmonary aspergillosis：review of literature and proposal of new diagnostic and classification criteria. *Clin Exp Allergy* **43**：850-873, 2013
2) Agarwal R, Singh Sehgal I, Muthu V, et al：Revised ISHAM-ABPA working group clinical practice guidelines for diagnosing, classifying, and treating allergic bronchopulmonary aspergillosis/mycoses *Eur Respir J* 63：2400061, 2024（PMID：38423624）
3) Agarwal R, Aggarwal AN, Sehgal IS, et al：Utility of IgE (total and Aspergillus fumigatus specific) in monitoring for response and exacerbations in allergic bronchopulmonary aspergillosis. *Mycoses* **59**：1-6, 2016（PMID：26575791）

4) Ricketti AJ, Greenberger PA, Patterson R：Serum IgE as an important aid in management of allergic broncho-pulmonary aspergillosis. *J Allergy Clin Immunol* **74**：68-71, 1984（PMID：6429230）

5) Agarwal R, Muthu V, Sehgal IS, et al：A randomised trial of prednisolone versus prednisolone and itraconazole in acute-stage allergic bronchopulmonary aspergillosis complicating asthma. *Eur Respir J* **59**：2101787, 2021（PMID：34503983）

6) Agarwal R, Dhooria S, Singh Sehgal I, et al：A randomized trial of itraconazole vs prednisolone in acute-stage allergic bronchopulmonary aspergillosis complicating asthma. *Chest* **153**：656-664, 2018（PMID：29331473）

7) Agarwal R, Dhooria S, Sehgal IS, et al：A randomised trial of voriconazole and prednisolone monotherapy in acute-stage allergic bronchopulmonary aspergillosis complicating asthma. *Eur Respir J* **52**：1801159, 2018（PMID：30049743）

8) Agarwal R, Sehgal IS, Muthu V, et al：Long-term follow-up of allergic bronchopulmonary aspergillosis treated with glucocorticoids：A study of 182 subjects. *Mycoses* **66**：953-959, 2023（PMID：37555291）

9) Agarwal R, Khan A, Aggarwal AN, et al：Clinical relevance of peripheral blood eosinophil count in allergic bronchopulmonary aspergillosis. *J Infect Public Health* **4**：235-243, 2011（PMID：22118718）

10) Agarwal R, Dua D, Choudhary H, et al：Role of Aspergillus fumigatus-specific IgG in diagnosis and monitoring treatment response in allergic bronchopulmonary aspergillosis. *Mycoses* **60**：33-39, 2017（PMID：27523578）

11) Agarwal R, Khan A, Gupta D, et al：An alternate method of classifying allergic bronchopulmonary aspergillo-sis based on high-attenuation mucus. *PLoS One* **5**：e15346, 2010（PMID：21179536）

12) Agarwal R：Allergic bronchopulmonary aspergillosis. *Chest* **135**：805-826, 2009（PMID：19265090）

13) Oguma T, Taniguchi M, Shimoda T, et al：Allergic bronchopulmonary aspergillosis in Japan：A nationwide survey. *Allergol Int* **67**：79-84, 2018（PMID：28546015）

14) Agarwal R, Aggarwal AN, Dhooria S, et al：A randomised trial of glucocorticoids in acute-stage allergic bronchopulmonary aspergillosis complicating asthma. *Eur Respir J* **47**：490-498, 2016（PMID：26585431）

15) Agarwal R, Gupta D, Aggarwal AN, et al：Clinical significance of hyperattenuating mucoid impaction in aller-gic bronchopulmonary aspergillosis：an analysis of 155 patients. *Chest* **132**：1183-1190, 2007（PMID：17646221）

16) 宇留賀公紀, 今福 礼, 花田豪郎, 他：Hyperattenuating mucoid impactionを呈したスエヒロタケによるアレルギー性気管支肺真菌症の1例. 日呼吸会誌 **48**：749-754, 2010

17) Lee TM, Greenberger PA, Patterson R, et al：Stage V (fibrotic) allergic bronchopulmonary aspergillosis. A re-view of 17 cases followed from diagnosis. *Arch Intern Med* **147**：319-323, 1987（PMID：3545117）

［小熊　剛・田中　淳］

第 8 章

ABPA/ABPMの治療

第8章 ABPA/ABPM の治療

1 治療総論

ポイント

▶ ABPA/ABPM に対する標準治療は経口ステロイド薬あるいはアゾール系経口抗真菌薬の投与である.

▶ 長期投与の際には一般的な薬剤副作用に加えて，ステロイド薬による慢性下気道感染症合併，抗真菌薬によるアゾール耐性真菌出現のリスクに注意することが必要である.

▶ ステロイド依存症例や増悪を繰り返す症例などは標準治療では治療が困難であり，喘息を合併している場合には抗体医薬が有効である場合がある.

ABPA/ABPM に対する現在の標準治療は，経口副腎皮質ステロイド（以下，ステロイド）薬あるいはアゾール系経口抗真菌薬の投与である．ステロイド薬は好酸球に直接作用してアポトーシスを誘導するとともに，Th2 細胞などに作用して２型免疫応答や IgE 抗体産生を抑制する．初期投与量としてプレドニゾロン中用量（0.5 mg/kg/日）を投与し，症状，画像所見の改善に加えて，血清総 IgE 値の低下で治療効果を評価する．ステロイド薬治療開始早期に気管支内に嵌頓していた粘液栓を一気に喀出することがあるが，その後は比較的速やかに治療効果がみられ，治療開始後 6 週間以内にほぼ全例で呼吸器症状の改善と血清総 IgE 値の低下が認められる[1,2].

抗真菌薬はステロイド薬と併用する補助的な治療薬として位置づけられていたが，ランダム化比較試験の結果，イトラコナゾール，ボリコナゾールいずれにおいても単剤治療で経口ステロイド薬治療とほぼ同等の効果があることが明らかとなった[2,3]．*Aspergillus* spp.（アスペルギルス属）以外の原因真菌，例えば *Schizophyllum commune*（スエヒロタケ）に対してもアゾール系抗真菌薬は有効である[4]．ステロイド薬との併用療法で増悪頻度の減少，ステロイド減量効果があるとされていたが，最近のランダム化比較試験では併用効果については明らかでなかった[5].

現状のエビデンスから判断すると，初回治療では患者背景（併存症や服用中の薬剤など）を考慮したうえで経口ステロイド薬かアゾール系経口抗真菌薬のいずれかでの単剤治療を選択するのが妥当である．抗真菌薬は効果が出現するのがやや遅いため，喘鳴などの臨床症状を伴っている場合には経口ステロイド薬から使用する（図1）．症状が乏しい場合は経過観察をしてもよいが，気管支内粘液栓がある場合は長期間放置すると不可逆性の気管支拡張をきたすため，早期に治療

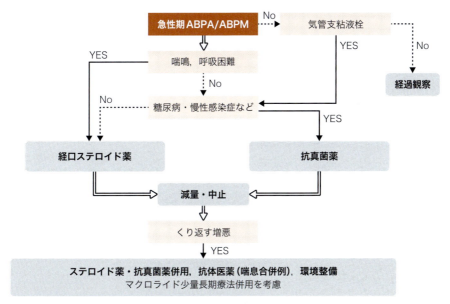

図 1 急性期 ABPA/ABPM の治療アルゴリズム

を検討すべきである．

　経口ステロイド薬，抗真菌薬いずれも，治療期間は 3～5 か月が原則である．しかし薬剤の減量あるいは中止によって高頻度に増悪するため，長期投与を余儀なくされることが多い．その場合，経口ステロイド薬による一般的な副作用（骨粗鬆症など）に加え，気管支拡張を伴っているために緑膿菌や非結核性抗酸菌（*non-tuberculous mycobacteria*：NTM）による慢性下気道感染症を合併するリスクが高い．また，アゾール系抗真菌薬を半年以上使用すると耐性真菌の出現リスクがあることに注意が必要である．

　治療を終了できない，あるいは増悪をくり返す症例では，ステロイド薬と抗真菌薬との切り替えあるいは併用療法を行うが，重症喘息を合併している場合には抗 IgE 抗体，抗 IL-5/IL-5 受容体抗体の投与を考慮してよい[6]．抗 IL-4 受容体抗体，抗 TSLP 抗体についてはさらに有効性が高いとの症例報告がある．マクロライド少量長期療法，アムホテリシン B 吸入療法については，現時点ではエビデンスに乏しい．環境からの真菌曝露を減らすような環境整備も重要である．

文献

1) Agarwal R, Aggarwal AN, Dhooria S, et al：A randomised trial of glucocorticoids in acute-stage allergic bronchopulmonary aspergillosis complicating asthma. *Eur Respir J* **47**：490-498, 2016（PMID：26585431）
2) Agarwal R, Dhooria S, Singh Sehgal I, et al：A Randomized Trial of Itraconazole vs Prednisolone in Acute-Stage Allergic Bronchopulmonary Aspergillosis Complicating Asthma. *Chest* **153**：656-664, 2018（PMID：29331473）
3) Agarwal R, Dhooria S, Sehgal IS, et al：A randomised trial of voriconazole and prednisolone monotherapy in acute-stage allergic bronchopulmonary aspergillosis complicating asthma. *Eur Respir J* **52**：1801159, 2018（PMID：30049743）
4) Singh PK, Kathuria S, Agarwal K, et al：Clinical significance and molecular characterization of nonsporulating molds isolated from the respiratory tracts of bronchopulmonary mycosis patients with special reference to ba-

sidiomycetes. *J Clin Microbiol* **51** : 3331-3337, 2013 (PMID : 23903552)

5) Agarwal R, Muthu V, Sehgal IS, et al : A randomised trial of prednisolone *versus* prednisolone and itraconazole in acute-stage allergic bronchopulmonary aspergillosis complicating asthma. *Eur Respir J* **59** : 2101787, 2021 (PMID : 34503983)

6) Asano K, Suzuki Y, Tanaka J, et al : Treatments of refractory eosinophilic lung diseases with biologics. *Allergol Int* **72** : 31-40, 2023 (PMID : 36333218)

［浅野浩一郎］

第8章 ABPA/ABPM の治療

2 経口副腎皮質ステロイド薬

ポイント

▶ ABPA/ABPM 治療において経口ステロイド薬投与は主要な治療で，急性期の管理に適応されている．

▶ 現在，ABPA/ABPM に対するステロイド薬治療の標準的な投与量や方法は中用量ステロイド薬での治療が推奨されている．そのため，治療の効果を判断する際には，胸部 X 線写真，血清総 IgE 値，臨床症状などを参考にしながら，ステロイド薬の適切な減量を行う．

　ABPA に対する副腎皮質ステロイド薬（以下，ステロイド薬）治療は，喘鳴などの臨床症状の軽減や，血中好酸球の増加や出現した陰影の改善などに対して効果的である．しかし，ステロイド薬治療の標準的なプロトコールは確立されておらず，さまざまな研究が行われている．

　高用量ステロイド薬（プレドニゾロン：0.75 mg/kg/日を 6 週間，0.5 mg/kg/日を 6 週間，その後 6 週間ごとに 5 mg/日ずつ減量して全体の治療として 8～10 か月）および中用量（プレドニゾロン：0.5 mg/kg/日を 2 週間，その後 2 日ごとに 0.5 mg/kg/日を 8 週間，その後 2 週ごとに 5 mg ずつ減量；総継続期間：3～5 か月）の無作為割付試験が行われている（表 1）．結果，治療開始 6 週間後の治療反応性や血清総 IgE 値抑制は高用量群で有意に高かったが，肺機能の改善および最初の悪化までの期間は両群でほぼ同等であった．また 1 年後の増悪患者数（40.9 vs 50.0％，$P=0.59$）や，2 年後のステロイド薬から離脱できなかった患者の割合（11.4 vs 14.6％，$P=0.88$）は，両治療法の効果が同等であることが示されている．一方，副作用の発生率は高用量群で有意に高かった．このことから，中用量ステロイド薬治療は高用量と同程度の効果であり安全であることが示された[1]．

　また急性期 ABPA 患者に対してステロイド薬と抗真菌薬（イトラコナゾール）の有用性を検討した 2 つの臨床試験が行われている（表 2）[2,3]．ステロイド薬とイトラコナゾールをそれぞれ投与した群を比較した結果はイトラコナゾールよりステロイド薬投与群で治療反応性が高かったが，1 年および 2 年後の増悪率は両グループで同様の結果が得られた．一方でステロイド薬単独とステロイド薬＋イトラコナゾールの併用治療を比較した結果は，6 週の治療反応率は両群とも 100％と高かったが，1 年および 2 年後の増悪率は併用群で低かった．これらの結果から ABPA/ABPM 急性期治療としてステロイド薬とイトラコナゾールの併

表1 ABPA における高用量および中用量ステロイド投与の比較

	高用量ステロイド群	中用量ステロイド群
投与プロトコール	プレドニゾロン 0.75 mg/kg/日を6週間，その後 0.5 mg/kg/日を6週間，6週間ごとに5 mg ずつ減量．総投与期間は8〜10か月	プレドニゾロン 0.5 mg/kg/日を2週間，その後隔日で8週間，2週間ごとに5 mg ずつ減量，3〜5か月で中止
1年後の増悪率	40.9%	50%
2年後のステロイド依存性 ABPA の発症率	11.4%	14.6%
6週間後の IgE の減少率	43.8%	11.8%
肺機能の改善（FEV1%改善）	25.4%改善	15.2%改善
6週間後の複合反応率[1]	100%	87.5%
最初の悪化までの期間	平均 12か月	平均 8か月
副作用	クッシング様症状：79.6% 体重増加：65% 線状皮膚萎縮：30%	クッシング様症状：29.2% 体重増加：20% 線状皮膚萎縮：10%

[1] 複合反応率：臨床症状の改善（咳と息切れの75%以上の改善）．免疫学的改善（血清 IgE レベルの25%以上の減少）．画像診断の改善（胸部X線検査での異常影の部分的または完全な消失）．

表2 ABPA における抗真菌薬の有用性

文献	Agarwal R, et al, Chest, 2018[2]	Agarwal R, et al, Eur Respir J, 2021[3]
治療グループ	プレドニゾロン群 vs イトラコナゾール群	プレドニゾロン単独群 vs プレドニゾロン＋イトラコナゾール群
治療プロトコール	プレドニゾロン群：0.5 mg/kg/日で4週間，その後 0.25 mg/kg/日で4週間，0.125 mg/kg/日で4週間，その後5 mg ずつ2週間ごとに減量し，4か月間で中止 イトラコナゾール群：400 mg/日を4か月間	プレドニゾロン単独群：0.5 mg/kg/日で4週間，その後 0.25 mg/kg/日で4週間，0.125 mg/kg/日で4週間，その後5 mg ずつ2週間ごとに減量し，4か月間で中止 プレドニゾロン＋イトラコナゾール群：上記プレドニゾロン治療4か月に加えイトラコナゾール 400 mg/日を6か月間
6週間の複合反応率[*1]	プレドニゾロン群：100% イトラコナゾール群：88%	プレドニゾロン単独群：100% プレドニゾロン＋イトラコナゾール群：100%
1年後の増悪率	プレドニゾロン群：33.0% イトラコナゾール群：21.7%	プレドニゾロン単独群：33% プレドニゾロン＋イトラコナゾール群：20.6%
2年後の増悪率	プレドニゾロン群：25.4% イトラコナゾール群：26.5%	プレドニゾロン単独群：48.9% プレドニゾロン＋イトラコナゾール群：39.2%

[*1] 複合反応：臨床症状の改善：咳と息切れの75%以上の改善．画像所見の改善：胸部X線画像における病変の部分的（50%以上）または完全な消失．IgE の減少：血清総 IgE レベルの25%以上の減少．

　　　　用治療の有効性が示唆されているが，個々の患者の症状の重症度，副作用のリスク，既存の併用薬物療法なども考慮しながら治療を選択する必要がある．

治療効果を判定する際には，初期評価として治療開始後 8 週間で，臨床症状の改善（症状の 50％以上の改善）や血清総 IgE の減少（20％以上）および胸部単純 X 線，CT などによる画像評価を行う[4]．最終的な治療効果の判定や寛解の判断には 6 か月以上の安定した臨床および放射線学的な状態の維持が必要である．

　ステロイド薬治療の期間は患者の重症度，治療への反応，副作用のリスクなどを鑑みながら約 4 か月を目安に行う．ステロイド依存性の ABPA/ABPM 患者には先述したように抗真菌薬（イトラコナゾールなど）の併用治療を検討する．最近では生物学的製剤（抗 IgE 抗体，抗 IL-5 抗体，抗 IL-5 受容体抗体，抗 IL-4 受容体α抗体）の有用性も報告されており，今後新たな治療の選択肢として期待されている．

文献

1) Agarwal R, Aggarwal AN, Dhooria S, et al：A randomised trial of glucocorticoids in acute-stage allergic bronchopulmonary aspergillosis complicating asthma. *Eur Respir J* **47**：490-498, 2016
2) Agarwal R, Dhooria S, Singh Sehgal I, et al：A randomized trial of itraconazole vs prednisolone in acute-stage allergic bronchopulmonary aspergillosis complicating asthma. *Chest* **153**：656-664, 2018
3) Agarwal R, Muthu V, Sehgal IS, et al：A randomised trial of prednisolone versus prednisolone and itraconazole in acute-stage allergic bronchopulmonary aspergillosis complicating asthma. *Eur Respir J* **59**：2101787, 2021 （PMID：34503983）
4) Agarwal R, Sehgal IS, Muthu V. Revised ISHAM-ABPA working group clinical practice guidelines for diagnosing, classifying and treating allergic bronchopulmonary aspergillosis/mycoses. *Eur Respir J* **63**：2400061, 2024 （PMID：38423624）

［福永興壱］

第8章　ABPA/ABPM の治療

3 抗真菌薬

> **ポイント**

▶ 再発のためステロイド薬が減量できない ABPA 症例や併存症のために使用できない ABPA 症例に対してアゾール系抗真菌薬が有効な場合があるが，投与開始時期，投与期間については明らかではない.

▶ ABPA に対するアムホテリシン B リポソーム製剤の吸入療法は，最初の増悪までの期間を延長させる.

▶ ABPA にアゾール系抗真菌薬を投与する場合，副作用（肝機能障害など），ステロイド薬の血中濃度上昇による副腎抑制，アゾール耐性誘導などに注意すべきである.

▶ ABPA 以外の ABPM における抗真菌薬の有用性は不詳である.

A ≫ ABPA に対する抗真菌薬の位置づけ

　ABPA は *Aspergillus fumigatus*（アスペルギルス・フミガーツス）を原因とするアレルギー性呼吸器疾患であり，その治療の基本は抗真菌薬ではなく，全身性の副腎皮質ステロイド薬（以下，ステロイド薬）投与である．ABPA に対して抗真菌薬の保険適用は認められていない．しかし，なかには合併症のためにステロイド薬の全身投与ができない症例や，増悪をくり返し，ステロイド薬の減量・中止ができない症例も経験される．このような症例を中心に抗真菌薬の有用性が検討されてきた．第 1 回全国調査（2013 年）で報告された Rosenberg らの診断基準で ABPA 確実例と診断された症例に対するわが国の呼吸器専門施設における抗真菌薬の投与は全体の 56% になされており，その 98% がイトラコナゾール，残りの 2% がボリコナゾールであった.

　本症の治療における抗真菌薬の位置づけについては，各国のガイドラインで方針が微妙に異なっている．米国感染症学会（IDSA）のアスペルギルス診療ガイドライン[1]では，気管支拡張か粘液栓を有し，経口あるいは吸入ステロイド薬を用いても喘息症状が認められる症例に，血中濃度測定を行いながらイトラコナゾールを第一選択薬として用いることを弱く推奨している．イトラコナゾールが無効，あるいは副作用で使用できない場合には，ボリコナゾール，ポサコナゾール，アムホテリシン B リポソーム製剤吸入が推奨されている.

ISHAM2024では，急性期ABPAの初期治療として，4か月間の経口イトラコナゾール投与を中〜高用量の全身性ステロイドと同等に推奨している．全身性ステロイドと経口イトラコナゾールの併用は初期治療としては推奨されていないが，頻回に増悪をくり返す症例に対しては推奨されている．経口ボリコナゾール，ポサコナゾール，イサブコナゾールは，全身性ステロイドが使用できない場合や副作用や耐性化によりイトラコナゾールが使用できないあるいは効果がない場合に限って初期治療として推奨されている．

一方，わが国の「深在性真菌症の診断・治療ガイドライン2014」[2]では，できるだけ原因真菌の同定を行い，抗真菌薬投与は培養で真菌が同定された場合に行うことが望ましいとされている．日本医真菌学会の「アスペルギルス症の診断・治療ガイドライン2015[3]」では，再発をくり返す場合や，喀痰や気管支検体からアスペルギルス属が検出される場合に，ステロイド薬と抗真菌薬の併用が推奨されている．また，診療ガイドラインではないが，専門医の意見として，Agarwalらは，気管支拡張を有するABPAの初期治療において，全身性ステロイド薬投与によるリスクを有する症例（肥満，骨粗鬆症など）では，アゾール系経口抗真菌薬（イトラコナゾールかボリコナゾール）を用い，重症例（広範な気管支拡張，末梢血好酸球数が著増，ステロイド薬を中止できない，頻回に増悪するなど）に対しては，全身性ステロイド薬とイトラコナゾールを併用することを提案している[4]．

Agarwalらは免疫学的および画像的に診断された急性期のABPA症例に対して，4か月間のイトラコナゾールカプセル単独かプレドニゾロン単独による無作為化介入試験を行い，効果発現はプレドニゾロンのほうが速いが，イトラコナゾールカプセルの有効性も高く，再発予防率はプレドニゾロンと同等で副作用はプレドニゾロンよりも有意に少ないことを報告している（図1）[5]．本研究は原因真菌の同定がなされておらず，イトラコナゾールの血中濃度が測定されていないなどの問題点はあるが，イトラコナゾール単独療法がABPAの初期治療の選択肢の1つとなる可能性を示唆している．比較的少数例でのパイロットスタディではあるが，ボリコナゾール錠単独とプレドニゾロン単独を比較した無作為化比較試験で，ボリコナゾールにも同様の効果が認められている（図2）[6]．

全身性ステロイド薬に対する抗真菌薬の付加効果に関して，無治療で有症状のABPAに対して，4か月間のプレドニゾロン単独投与と4か月間のプレドニゾロン投与と6か月間のイトラコナゾール投与併用を無作為に比較した試験において，併用群のほうが1年間の増悪率を約2/3に低下させる傾向が示されたが有意ではなかった[7]．この研究のサブ解析では，末梢血好酸球数が$1,000/mm^3$以上および気管支拡張が10以上の区域気管支に及ぶ群では，併用群のほうが有意に1年間の増悪率を低下させていた．

気道局所に高濃度の薬物を到達させ，他の薬物との血中相互作用を低下させる目的で，ABPAに対する吸入抗真菌薬の効果が検討されている．急性期にステロイド薬とイトラコナゾールで治療され，安定しているABPAに，週1回，6か

3　抗真菌薬　181

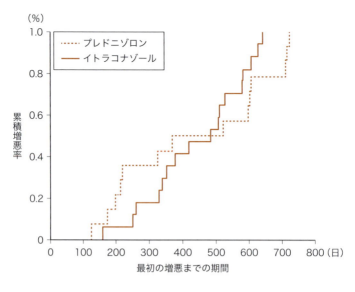

図1 プレドニゾロン投与群とイトラコナゾール投与群との間でのABPA患者の最初の増悪までの期間の比較

有意差は認められなかった.

(Agarwal R, Dhooria S, Singh Sehgal I, et al：A randomized trial of itraconazole vs prednisolone in acute-stage allergic bronchopulmonary aspergillosis complicating asthma. Chest **153**：656-664, 2018 より引用改変)

月間のアムホテリシンBリポソーム製剤をネブライザー吸入させたところ，投与開始2年間の増悪率には差は認められなかったが，最初の増悪までの期間はアムホテリシンBリポソーム製剤吸入群のほうが長かった（図3）[8].

ABPAに対する抗真菌薬について，4つの無作為比較試験と38の観察研究をまとめたsystematic review[9]では，抗真菌薬投与により，ABPA患者の自他覚所見，増悪頻度，肺機能，炎症マーカー，画像所見の改善が認められ，ステロイド薬減量効果があるが，ケースコントロール研究の少なさ，各研究デザインの不均一性，観察研究におけるバイアスのために，ABPAに対する抗真菌薬投与の推奨度は弱いと結論されている．

ABPAは別項でも述べられているとおり多様な疾患であり，その治療法は一様であってはならない．抗真菌薬が有効な症例は確かに存在する一方で，全例に有効というわけではない．投与開始にあたっては，抗真菌薬を使うべき症例を適切に見極める必要があり，今後そのような症例の臨床像を明らかにする必要がある．表1にISHAM2024の推奨を加味したABPAに対する抗真菌薬の適応（案）を示す．

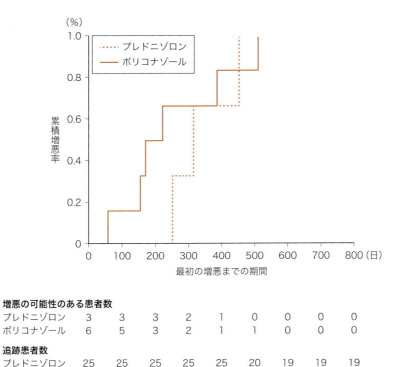

図2 プレドニゾロン投与群とボリコナゾール投与群との間でのABPA患者の最初の増悪までの期間の比較
有意差は認められなかった．
(Agarwal R, Dhooria S, Sehgal IS, et al：A randomised trial of voriconazole and prednisolone monotherapy in acute-stage allergic bronchopulmonary aspergillosis complicating asthma. *Eur Respir J* **52**：1801159, 2018 より引用改変)

B ABPAに対する抗真菌薬の投与期間

　ABPAに対する抗真菌薬の投与期間については明確ではない．米国感染症学会のガイドラインでは投与期間は明記されていない．既報に基づいて，わが国のガイドラインではイトラコナゾールであれば16週間，ボリコナゾールの投与期間は不明とされている．増悪期のみに短期間使用するという方法もあるが，実臨床においては，慢性的な経過をとり，増悪をくり返す症例に対して用いられるため，投与期間は長期に及んでいることも予測される．現実的には，血中濃度を測定しながら，自覚症状，血液検査，画像診断，増悪予防効果などをもとに抗真菌薬の効果を客観的に判断し，投与期間を患者ごとに決めてゆくべきであろう．表2にABPAに対してわが国で使用可能な経口アゾール系抗真菌薬の特徴を示す．

C ABPAに対する抗真菌薬投与の副作用

　表2に経口アゾール系抗真菌薬の有害事象と併用禁忌・注意薬を示す．アゾール系抗真菌薬で認められる肝機能障害や腎機能障害などに注意が必要である．イ

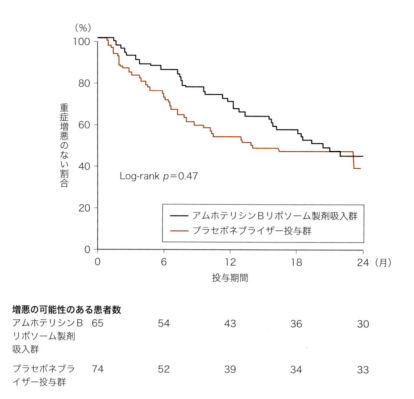

図3　ABPA 患者の重症増悪のない割合の比較

重症増悪とは，吸入薬の増量もしくは全身性ステロイド薬投与もしくは入院を要し，7日間以上持続する呼吸困難と定義される．アムホテリシン B リポソーム製剤ネブライザー投与群とプラセボネブライザー投与群との間で有意差は認められなかった．
(Godet C, Couturaud F, Marchand-Adam S, et al：Nebulised liposomal amphotericin-B as maintenance therapy in allergic bronchopulmonary aspergillosis：a randomised, multicentre trial. *Eur Respir J* **59**：2102218, 2022 より引用改変)

表1　ABPA に対する抗真菌薬の適応（案）

1. 気道検体からくり返しアスペルギルス・フミガーツスが培養される
2. 全身性ステロイド薬投与が禁忌の合併症を有する
3. 全身性ステロイド薬減量により増悪をくり返す
4. 頻回増悪時に全身性ステロイド薬と併用
5. 重症例（広範な気管支拡張や末梢血好酸球が著増）に全身性ステロイド薬と併用

　トラコナゾールとステロイド薬を併用する場合は，薬剤相互作用によりステロイド薬の血中濃度が増加する場合がある．わが国においては臨床的に ABPA と診断される症例のなかに，アスペルギルス・フミガーツス以外の真菌や担子菌が原因の ABPM が含まれる[10,11]．原因真菌の同定なしにアスペルギルス・フミガーツスを想定した抗真菌薬を併用することは，近年問題となっている抗真菌薬耐性のアスペルギルス・フミガーツスを誘導する可能性もある．欧米の報告でも ABPA 患者の喀痰中に PCR によって同定されるアスペルギルス・フミガーツスの 75％がアゾール耐性遺伝子を有することが報告されている[12]．ABPA に対し

表2 経口抗真菌薬の特徴[*1]

薬剤	イトラコナゾール	ボリコナゾール	イサブコナゾール
投与量[*2]	（カプセル）100〜200 mg を1日1回食直後	（体重40 kg 以上）初日は1回300 mg を1日2回，2日目以降は1回150 mg または1回200 mg を1日2回食間	1回200 mg を約8時間おきに6回．6回目投与の12〜24時間経過後，1回200 mg を1日1回
	（内用液）200 mg を1日1回空腹時	（体重40 kg 未満）初日は1回150 mg を1日2回，2日目以降は1回100 mg を1日2回食間	
主な有害事象[*3]	うっ血性心不全・肺水腫，肝障害，皮膚粘膜眼症候群，アナフィラキシー，間質性肺炎，偽アルドステロン症，消化器症状，浮腫など	アナフィラキシー，皮膚粘膜眼症候群，肝障害，心電図QT延長・心室頻拍，心不全，腎障害，ギランバレー症候群，血液障害，間質性肺炎，低血糖，眼障害，胃腸障害など	皮膚粘膜眼症候群，肝機能障害，急性腎障害・腎不全，アナフィラキシー，胃腸障害，ほてりなど
主な併用禁忌・注意薬[*3]	禁忌：トリアゾラム，シンバスタチン，アゼルニジピン，ダビガトラン，リバーロキサバンなど	禁忌：リファンピシン，カルバマゼピン，トリアゾラム，リバーロキサバン，アゼルニジピンなど	禁忌：クラリスロマイシン，リファンピシン，カルバマゼピンなど
	注意：アトルバスタチン，メチルプレドニゾロン，デキサメサゾン，ブデソニド，ベンゾジアゼピン系薬剤，免疫抑制薬，抗悪性腫瘍薬，ワルファリン，ジヒドロピリジン系カルシウム拮抗薬など	注意：抗てんかん薬，免疫抑制薬，ワルファリン，オメプラゾール，ミダゾラムなど	注意：免疫抑制薬，抗悪性腫瘍剤，メトホルミンなど

[*1]ABPA に保険適用のある薬剤はない，[*2]CPA に適応される投与量，[*3]代表的なもののみ．使用時には添付文書も参照すること．

て抗真菌薬を投与する場合には，事前に原因真菌を同定する労力を惜しむべきではない．

D ≫ ABPM に対する抗真菌薬の位置づけ

アスペルギルス・フミガーツス以外の真菌や担子菌を原因とする ABPM に対する抗真菌薬の有用性を検討したケースコントロール研究は存在しない．

文献

1) Patterson TF, Thompson GR 3rd, Denning DW, et al：Practice guidelines for the diagnosis and management of aspergillosis：2016 update by the Infectious Diseases Society of America. Clin Infect Dis **63**：e1-e60, 2016（PMID：27365388）
2) 深在性真菌症のガイドライン作成委員会（編）：深在性真菌症の診断・治療ガイドライン2014．協和企画，2014
3) 日本医真菌学会アスペルギルス症の診断・治療ガイドライン作成委員会（編）：アスペルギルス症の診断・治療ガイドライン2015．日本医真菌学会，2015
4) Agarwal R, Muthu V, Sehgal IS, et al：Relationship between Aspergillus and asthma. Allergol Int **72**：507-520, 2023（PMID：37633774）
5) Agarwal R, Dhooria S, Singh Sehgal I, et al：A randomized trial of itraconazole vs prednisolone in acute-stage allergic bronchopulmonary aspergillosis complicating asthma. Chest **153**：656-664, 2018（PMID：29331473）
6) Agarwal R, Dhooria S, Sehgal IS, et al：A randomised trial of voriconazole and prednisolone monotherapy in

acute-stage allergic bronchopulmonary aspergillosis complicating asthma. *Eur Respir J* **52**：1801159, 2018 (PMID：30049743)

7) Agarwal R, Muthu V, Sehgal IS, et al：A randomised trial of prednisolone *versus* prednisolone and itraconazole in acute-stage allergic bronchopulmonary aspergillosis complicating asthma. *Eur Respir J* **59**：2101787, 2022 (PMID：34503983)

8) Godet C, Couturaud F, Marchand-Adam S, et al：Nebulised liposomal amphotericin-B as maintenance therapy in allergic bronchopulmonary aspergillosis：a randomised, multicentre trial. *Eur Respir J* **59**：2102218, 2022 (PMID：34764182)

9) Moreira AS, Silva D, et al：Antifungal treatment in allergic bronchopulmonary aspergillosis with and without cystic fibrosis：a systematic review. *Clin Exp Allergy* **44**：1210-1227, 2014 (PMID：24809846)

10) Matsuse H, Tsuchida T, Fukahori S, et al：Dissociation between sensitizing and colonizing fungi in patients with allergic bronchopulmonary aspergillosis. *Ann Allergy Asthma Immunol* **111**：190-193, 2013 (PMID：23987194)

11) Ishiguro T, Takayanagi N, Kagiyama N, et al：Clinical characteristics of biopsy-proven allergic bronchopulmonary mycosis：variety in causative fungi and laboratory findings. *Intern Med* **53**：1407-1411, 2014 (PMID：24990332)

12) Denning DW, Park S, Lass-Florl C, et al：High-frequency triazole resistance found in nonculturable Aspergillus fumigatus from lungs of patients with chronic fungal disease. *Clin Infect Dis* **52**：1123-1129, 2011 (PMID：21467016)

［松瀬厚人］

第8章 ABPA/ABPM の治療

4 抗体医薬

> **ポイント**
> ▸ 難治症例や経口ステロイド薬の使用困難例で，近年抗体医薬が使用されてきている．
> ▸ 各種抗体医薬において，少数の臨床試験や症例報告において，増悪の抑制や経口ステロイド薬の減少などに加えて，粘液栓の改善効果も報告されている．
> ▸ 抗体医薬の使い分けについては，ABPA/ABPM においてエビデンスは少ないが，フェノタイプなど個々の病態に応じて薬剤選択を行うことが今後期待される．

　ABPA/ABPM の標準治療は経口副腎皮質ステロイド（以下ステロイド）薬と抗真菌薬であるが，標準治療でコントロールできない難治性症例や，併存疾患などで経口ステロイド薬の使用が難しい症例において，抗 IgE 抗体や抗 IL-5/IL-5 受容体α抗体などの抗体医薬が使用されてきている．

A ≫ ABPA/ABPM の標準治療と分子標的治療薬の意義

　ABPA/ABPM に対する現在の標準治療は経口ステロイド薬と経口アゾール系抗真菌薬である[1,2]．しかし，ステロイド薬と抗真菌薬による標準治療を行ってもコントロール不良で再燃をくり返す症例が存在する[3]．また，糖尿病や骨粗鬆症，慢性下気道感染症などの併存疾患合併例では経口ステロイド薬の使用が困難である．このような難治例を対象に分子標的治療薬として抗体医薬の効果が期待されている[4]．

　抗体医薬としては，喘息で適応を有している抗 IgE 抗体オマリズマブ，抗 IL-5 抗体メポリズマブ，抗 IL-5 受容体α抗体ベンラリズマブなどで主に喘息や囊胞性線維症を合併した ABPA に対して報告がなされている．最も使用経験の多いオマリズマブは多くの症例報告をはじめ，前向き試験も報告されている．近年ではその後に上市された各種抗体医薬の報告も相次いでいる．

B ≫ 投与に至る背景

　わが国での第 1 回全国調査（2013 年）では，ABPA の発症年齢中央値は 57 歳と，インドの報告での 30 歳代と比べて比較的高齢であり，経口ステロイド薬の

使用が困難な併存疾患を有する症例の比率は高くなる[3]．また，低用量であっても経口ステロイド薬の長期使用例では非結核性抗酸菌症や緑膿菌をはじめとした下気道感染の併発が多いとされる[5]．

わが国でのオマリズマブを投与されたABPA 25症例の検討でもオマリズマブ投与の理由を調べると，すべての症例で自覚症状の悪化が原因として挙げられていたが，経口ステロイド薬の減量や回避目的が32%と多く認められた．特に慢性下気道感染を伴っていた12症例では58%と感染を伴わない13症例の8%と比べて，ステロイド薬の減量や投与回避の臨床医の意向が大きな理由となっていた[6]．

ABPA/ABPMに対する抗体医薬治療の現状と今後の展望

1) 抗IgE抗体

オマリズマブは喘息に対して2009年に承認され，アレルギー領域の抗体医薬のなかで最も歴史がある薬剤であり，IgEが病態に関与していると考えられるABPAに対しても比較的使用経験が多い．喘息を基礎にもつABPA症例を中心に各種報告がなされ，少数の症例報告や前向き試験で臨床効果が示されている[7]．わが国のオマリズマブを投与されたABPA症例の検討でも同様に，増悪抑制，ステロイド薬減量，画像所見の改善などが認められた[6]．102例の過去の報告をまとめたメタ解析では，自覚症状の改善，血清総IgE値の低下，増悪抑制，ステロイド薬減量効果，呼吸機能改善などが示されている[8]．

オマリズマブの問題点として，血清総IgE高値症例では保険適用となっている投与量では十分にIgEが中和できず，臨床効果が落ちる可能性もある．ABPA/ABPMは喘息と比べて血清総IgE値が高いことが特徴的な病態であり，この点が特に問題となりやすい．実際に過去の報告では，血清総IgE高値で十分量のオマリズマブが投与できなかった症例では，十分量の投与が可能であった症例よりも臨床効果が低い傾向がある．ただし，わが国の報告ではインドなどと比べて血清総IgE値がそこまで高値でない症例も多く存在するため[3]，そのような症例はオマリズマブの対象になってくると考えられる．

血清総IgE高値症例でも有効なのか，ABPA/ABPMに対して現在の換算表に沿った投与量がよいのか固定用量がよいのかなど，今後検討すべき内容は多い．

2) 抗IL-5/抗IL-5受容体抗体

ABPAが血中好酸球数の著明な上昇を伴いETosisの機序による好酸球性粘液栓が特徴的な病態であることから[9]，IL-5を介した好酸球性炎症が重要視されている．メポリズマブが2016年に，ベンラリズマブが2018年にわが国で気管支喘息に対して承認されて以降，このような背景からわが国を中心にABPA使用

例についての症例報告がなされ，両剤ともに自覚症状の改善や粘液栓の改善など良好な臨床効果が報告されている[10,11]．わが国のメポリズマブ，ベンラリズマブを投与された ABPA 29 症例の解析検討でも増悪抑制，ステロイド薬減量，粘液栓の改善など良好な効果が認められている[12]．喘息同様総 IgE 値に改善は認められなかった．また，末梢血好酸球数低下率が粘液栓改善例で有意に高かった．メポリズマブ投与後に残存した粘液栓が，ベンラリズマブに変更後に改善した症例も存在し，粘液栓に対する治療効果に違いが示唆される．

▶ 3) 抗 IL-4 受容体抗体

2019 年に喘息に対して承認された抗 IL-4 受容体抗体デュピルマブは，ABPA/ABPM において IL-5 を介した好酸球性炎症が重要視されているなかで粘液栓の形成が病態の特徴でもあることから ABPA/ABPM 症例に対する症例報告が少数ではあるが行われている[13,14]．これらにおいて，増悪抑制，ステロイド薬減量効果，血清総 IgE 値低下などの効果が報告されている．

第III相試験である LIBERTY ABPA AIRED 試験 (NCT04442269) が進行中であるが，患者登録が難航しており，目標症例数の削減，開発の位置付けの第II相試験への変更が行われている[15]．今後試験結果の公表が行われると考えるが，喘息合併 ABPA に対する比較的大規模な前向き臨床試験であり注目したい．

▶ 4) 抗 TSLP 抗体

2022 年に喘息に対して抗 TSLP 抗体であるテゼペルマブが承認された．真菌関連気道アレルギー疾患において，気道上皮細胞や TSLP の役割が注目されており[16]，ABPA/ABPM においてもその臨床効果が期待されている．2025 年 2 月現在，ABPA/ABPM 症例に対する投与経験は 2 例の症例報告のみときわめて限られている[17,18]．いずれも投与後に症状の改善や血清総 IgE 値，末梢血好酸球数の低下など良好な効果を認めていたが，今後のさらなる投与症例の検討が必要である．

▶ 5) 抗体医薬の使い分け

喘息における抗体医薬の使い分けは議論が多い領域であるが，ABPA/ABPM においてはさらにエビデンスが乏しい．使用上の適応としては，オマリズマブは血清総 IgE 値が高い ABPA 症例では換算表内に収まらない症例も多く，投与が難しい症例もある．また，デュピルマブは投与後一過性に末梢血好酸球数の上昇を認めることが知られ，投与後に好酸球性肺炎や EGPA の発症も報告されており[19,20]，著明な好酸球増多を特徴とする ABPA/ABPM において安全性に懸念はある．この問題については今後の臨床試験の結果をもって確認する必要がある (NCT04442269)[15]．一方で，抗 IL-5 治療 (メポリズマブ，ベンラリズマブ) はこれらと比較して懸念材料は少なく，ABPA/ABPM 症例全体が投与可能な点は使用しやすいと考えられる．

4 抗体医薬 189

また，抗体医薬から他の抗体医薬への変更がなされ，効果を認めた症例報告も存在する[11, 21, 22]．粘液栓が残存し改善がない場合など臨床効果を認めない場合にはスイッチすることも1つの方法である．

▶ 6) 薬剤開発と今後の展望

希少疾病であるABPA/ABPMに対する抗体医薬の薬剤開発は試みられているが，難航している．ベンラリズマブの臨床試験は登録困難のため途中中止となっており，現在進行中のデュピルマブの第Ⅲ相臨床試験も登録困難なため当初予定していた目標症例数を変更し開発の位置付けを第Ⅱ相試験へと変更している[15]．これまでの開発状況を考慮すると，治験の実施可能性は低くABPA/ABPMに対する適応をもった抗体医薬への期待は困難である．

そのため，今後も喘息合併症例に対する抗体医薬の使用が中心となるだろう．2024年時点でわが国および海外において，これら抗体医薬はABPAに対して保険適用を有しておらず適用外使用であることは特に注意が必要である．基礎病態として重症喘息を有している場合には使用することができるが，保険診療上の適用には注意が必要である．また，わが国とは別に欧米においては嚢胞性線維症を伴っているABPA症例も多く感染症が問題となる．わが国のみならず世界的にABPA/ABPM診療には抗体医薬の必要性があると考えられ，臨床データの蓄積を期待したい．

また，各種抗体医薬のABPA/ABPM症例での臨床効果をみる場合には，併存する喘息への効果であるのか，ABPA/ABPMの病態に対する効果であるのかを見極める必要がある．症例報告などをみる際には注意が必要であるが，単純に自覚症状をみるだけでは喘息に対する効果をみている可能性もあるので，特に粘液栓など画像所見などを含めたABPA/ABPMに特徴的な病態が改善しているかを見極めて評価することが求められる．

まとめ

経口ステロイド薬，抗真菌薬を中心とした標準治療でコントロールできない難治性症例や，併存疾患などで経口ステロイド薬の使用が難しい症例において，各種抗体医薬が喘息合併例を中心に使用されてきている．今後，テゼペルマブなど新規の抗体医薬の使用も想定されるなかで，各薬剤の使い分けも求められる課題となってくると思われる．また，希少疾患ではあるがゆえに，各種抗体医薬のABPAに対しての適応追加へ向けた取り組みは厳しいところがある．気管支喘息における抗体医薬の使い分けの議論と同様に，ABPAにおいてもフェノタイプなど個々の病態に合わせて薬剤選択を行うことが重要かもしれない．

文献

1) Agarwal R, Gupta D, Aggarwal AN, et al：Allergic bronchopulmonary aspergillosis：lessons from 126 patients attending a chest clinic in north India. *Chest* **130**：442-448, 2006 (PMID：16899843)

2) Patterson TF, Thompson GR 3rd, Denning DW, et al：Practice guidelines for the diagnosis and management of aspergillosis：2016 update by the Infectious Diseases Society of America. *Clin Infect Dis* **63**：e1-e60, 2016 (PMID：27365388)

3) Oguma T, Taniguchi M, Shimoda T, et al：Allergic bronchopulmonary aspergillosis in Japan：A nationwide survey. *Allergol Int* **67**：79-84, 2018 (PMID：28546015)

4) Asano K, Suzuki Y, Tanaka J, et al. Treatments of refractory eosinophilic lung diseases with biologics. *Allergol Int* **72**：31-40, 2023 (PMID：36333218)

5) Ishiguro T, Takayanagi N, Baba Y, et al：Pulmonary nontuberculous mycobacteriosis and chronic lower respiratory tract infections in patients with allergic bronchopulmonary mycosis without cystic fibrosis. *Intern Med* **55**：1067-1070, 2016 (PMID：27150856)

6) Tomomatsu K, Oguma T, Baba T, et al：Effectiveness and safety of omalizumab in patients with allergic bronchopulmonary aspergillosis complicated by chronic bacterial infection in the airways. *Int Arch Allergy Immunol* **181**：499-506, 2020 (PMID：32388510)

7) Voskamp AL, Gillman A, Symons K, et al：Clinical efficacy and immunologic effects of omalizumab in allergic bronchopulmonary aspergillosis. *J Allergy Clin Immunol Pract* **3**：192-199, 2015 (PMID：25640470)

8) Li JX, Fan LC, Li MH, et al：Beneficial effects of Omalizumab therapy in allergic bronchopulmonary aspergillosis：A synthesis review of published literature. *Respir Med* **122**：33-42, 2017 (PMID：27993289)

9) Ueki S, Hebisawa A, Kitani M, et al：Allergic bronchopulmonary aspergillosis-A luminal hypereosinophilic disease with extracellular trap cell death. *Front Immunol* **9**：2346, 2018 (PMID：30364279)

10) Schleich F, Vaia ES, Pilette C, et al：Mepolizumab for allergic bronchopulmonary aspergillosis：Report of 20 cases from the Belgian Severe Asthma Registry and review of the literature. *J Allergy Clin Immunol Pract* **8**：2412-2413. e2, 2020 (PMID：32268213)

11) Hirota S, Kobayashi Y, Ishiguro T, et al：Allergic bronchopulmonary aspergillosis successfully treated with mepolizumab：Case report and review of the literature. *Respir Med Case Rep* **26**：59-62, 2018 (PMID：30533379)

12) Tomomatsu K, Yasuba H, Ishiguro T, et al：Real-world efficacy of anti-IL-5 treatment in patients with allergic bronchopulmonary aspergillosis. *Sci Rep* **13**：5468, 2023 (PMID：37015988)

13) Ramonell RP, Lee FE, Swenson C, et al：Dupilumab treatment for allergic bronchopulmonary aspergillosis：A case series. *J Allergy Clin Immunol Pract* **8**：742-743, 2020 (PMID：31811944)

14) van der Veer T, Dallinga MA, van der Valk JPM, et al：Reduced exacerbation frequency and prednisone dose in patients with ABPA and asthma treated with dupilumab. *Clin Transl Allergy* **11**：e12081, 2021 (PMID：34962725)

15) Investigating treatment with dupilumab in patients with allergic bronchopulmonary aspergillosis (ABPA) (LIBERTY ABPA AIRED) (https://clinicaltrials.gov/study/NCT04442269)

16) Khosravi AR, Shokri H, Hassan Al-Heidary S, et al：Evaluation of murine lung epithelial cells (TC-1 JHU-1) line to develop Th2-promoting cytokines IL-25/IL-33/TSLP and genes Tlr2/Tlr4 in response to Aspergillus fumigatus. *J Mycol Med* **28**：349-354, 2018 (PMID：29525270)

17) Matsuno O：Allergic bronchopulmonary aspergillosis successfully treated with tezepelumab. *J Allergy Clin Immunol Pract* **11**：2589-2591, 2023 (PMID：37245732)

18) Ogata H, Sha K, Kotetsu Y, et al：Tezepelumab treatment for allergic bronchopulmonary aspergillosis. *Respirol Case Rep* **11**：e01147, 2023 (PMID：37082171)

19) Menzella F, Montanari G, Patricelli G, et al：A case of chronic eosinophilic pneumonia in a patient treated with dupilumab. *Ther Clin Risk Manag* **15**：869-875, 2019 (PMID：31371974)

20) Ikeda M, Ohshima N, Kawashima M, et al：Severe asthma where eosinophilic granulomatosis with polyangiitis became apparent after the discontinuation of dupilumab. *Intern Med* **61**：755-759, 2022 (PMID：34393172)

21) Bernal-Rubio L, de-la-Hoz Caballer B, Almonacid-Sánchez C, et al：Successful treatment of allergic bronchopulmonary aspergillosis with benralizumab in a patient who did not respond to omalizumab. *J Investig Allergol Clin Immunol* **30**：378-379, 2020 (PMID：32376515)

22) Tomomatsu K, Sugino Y, Okada N, et al：Rapid clearance of mepolizumab-resistant bronchial mucus plugs in allergic bronchopulmonary aspergillosis with benralizumab treatment. *Allergol Int* **69**：636-638, 2020 (PMID：32247541)

［友松克允］

第8章 ABPA/ABPM の治療

5 マクロライド系抗菌薬

ポイント

▶ 慢性下気道感染症を合併した ABPA/ABPM 症例にはマクロライド系抗菌薬（エリスロマイシンが推奨される）の少量長期投与を行う.

▶ ABPA/ABPM の気道炎症に対して，好中球性炎症と気道分泌の抑制効果を有するマクロライド系抗菌薬が有効である可能性がある.

A ≫ 慢性下気道感染症を伴う ABPA/ABPM に対するマクロライド系抗菌薬

　マクロライド系抗菌薬には抗真菌活性はなく，ABPA/ABPM そのものへの効果は期待できない. しかし，ABPA/ABPM では，他項において述べられているように，緑膿菌や非結核性抗酸菌などによる慢性下気道感染症を合併する症例も存在する（図1）[1]. そのような症例に対しては，マクロライド系抗菌薬の少量長期投与が行われる. わが国においては慢性下気道感染症の原因微生物として，非結核性抗酸菌の頻度が高く，ABPA/ABPM に合併することも多い. マクロライド系抗菌薬のなかでもクラリスロマイシンは *Mycobacterium avium* complex（MAC）のキードラッグであり，ABPA/ABPM に対してマクロライド系抗菌薬投与を考慮する場合には，耐性化を進めないためにもエリスロマイシンを選択することが望ましい.

B ≫ ABPA/ABPM に対するマクロライド系抗菌薬の可能性

　マクロライド系抗菌薬が ABPA/ABPM そのものに有効であるとする臨床的根拠は存在せず，保険適用も認められていない. 一方で，気道分泌の多い ABPA/ABPM において，マクロライド系抗菌薬が気道分泌抑制に有用であったとする症例報告が散見される. ABPA/ABPM における気道分泌亢進には，さまざまな機序が関与しており，純粋な好酸球性気道炎症に対してはマクロライド系抗菌薬の効果は期待できない. 一方，ヒトの ABPA[2] やマウスモデル[3] において，ABPA/ABPM の気道炎症に好中球が関与することが報告されている. マウスABPA モデルの好中球性気道炎症はステロイド薬では抑制されず[4]，アジスロマ

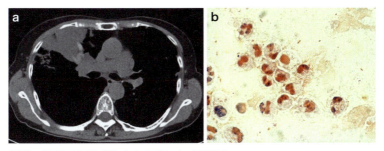

図1　慢性下気道感染症を合併した ABPM
胸部 CT（a）で中葉の HAM を伴う mucoid impaction を示した ABPM 症例の喀痰グラム染色所見（b）．ムコイド型と非ムコイド型のグラム陰性桿菌（緑膿菌）の貪食像を認める．

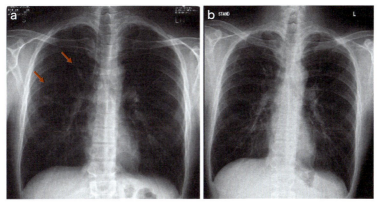

図2　マクロライド系抗菌薬が有効であった ABPM
ステロイド薬投与中に喀痰が多く，粘液栓（a，矢印）をくり返した症例．クラリスロマイシン追加で粘液栓が消失した（b）．

イシン水和物が好中球性と好酸球性の両方の重症喘息の増悪を抑制する[5]ことが報告されている．さらにマウスモデルにおいて，アスペルギルス・フミガーツス感染により気道上皮細胞においてムチンのコア蛋白である MUC5ac 発現が亢進することが示されている[3]．マクロライド系抗菌薬は MUC5ac 発現を抑制するため，気道分泌が多い ABPA/ABPM 症例の補助療法として期待できる（図2）．

文献

1) Ishiguro T, Takayanagi N, Baba Y, et al：Pulmonary nontuberculous mycobacteriosis and chronic lower respiratory tract infections in patients with allergic bronchopulmonary mycosis without cystic fibrosis. *Intern Med* **55**：1067-1070, 2016（PMID：27150856）
2) Wark PA, Saltos N, Simpson J, et al：Induced sputum eosinophils and neutrophils and bronchiectasis severity in allergic bronchopulmonary aspergillosis. *Eur Respir J* **16**：1095-1101, 2000（PMID：11292112）
3) Fukushima C, Matsuse H, Fukahori S, et al：Aspergillus fumigatus synergistically enhances mite-induced allergic airway inflammation. *Med Sci Monit* **16**：BR197-BR202, 2010（PMID：20581767）
4) Matsuse H, Fukushima C, Fukahori S, et al：Differential effects of dexamethasone and itraconazole on Aspergillus fumigatus-exacerbated allergic airway inflammation in a murine model of mite-sensitized asthma. *Respiration* **85**：429-435, 2013（PMID：23327882）
5) Brusselle GG, Vanderstichele C, Jordens P, et al：Azithromycin for prevention of exacerbations in severe asthma (AZISAST)：a multicentre randomised double-blind placebo-controlled trial. *Thorax* **68**：322-329, 2013（PMID：23291349）

［松瀬厚人］

第9章 環境整備

第9章 環境整備

1 居住環境

> **ポイント**
>
> ▶ 近年の気候温暖化と高気密住宅の普及に伴い，居住環境における真菌汚染の増加している．また，わが国の人口高齢化もあいまって，今後，真菌関連アレルギー性気道疾患の発症率増加が懸念されるため，居住環境の真菌汚染を低減させることが重要である．

A》》 居住環境の真菌による健康への影響について

　第1回全国調査（2013年）では，わが国のABPA患者の66%は，発症年齢が50歳以上（中央値57歳）であった[1]．また，成人喘息患者のアレルゲンに対する感作率変化を追跡した調査では，10年間でダニやスギに対するアレルギー感作はあまり変化していないが，*Aspergillus fumigatus*（アスペルギルス・フミガーツス）への感作率は8.6%から31%に増加し，5人に1人の成人喘息患者が治療中にアスペルギルス・フミガーツスに対し，新規に感作された[2]．近年の気候温暖化，普及が進む高気密住宅と換気不足[3-5]，自然災害後の住居の真菌汚染増加[3,6]に加え，今後の人口高齢化が進むことから，ABPA/ABPMを含む真菌関連アレルギー性気道疾患の発症率増加が懸念される．居住空間の真菌量を減少させることは，真菌関連アレルギー性気道疾患患者の予防や管理においてきわめて重要である[7-9]（**表1**）．

B》》 居住環境の真菌量を低減させるアプローチ

　居住環境における真菌の成長に適した条件を排除・軽減させる手段として以下の方法が有効である，

　真菌の増殖には環境要素，とりわけ栄養源，水分などが必要である．したがって，環境面での真菌対策においては，まず掃除やエアコンディショナー（エアコン）洗浄による栄養源と真菌の除去が重要である．また，真菌の生育湿度環境の制御も重要である．できるだけ過剰な加湿，ストーブでの湯沸し，開放型暖房器具の使用，室内での洗濯物の乾燥など水蒸気を発生させることを避ける．また，真菌は粒子状物質であるため，必要に応じて空気清浄機の利用も有効である．

［柳　宇］

表 1　真菌関連アレルギー性気道疾患の原因菌と曝露環境

原因菌	関連疾患	曝露環境
アスペルギルス属 (酵母) 　アスペルギルス・フミガーツス 　*A. flavus* (アスペルギルス・フラブス) 　*A. restrictus* 　*A. versicolor* 　*A. niger* (アスペルギルス・ニゲル) など	真菌感作喘息[10, 11], ABPA[12]	室内[13], 屋外[7, 8]
Candida albicans (カンジダ・アルビカンス) (酵母) (原因菌として誤診の可能性あり[14])	真菌感作喘息[15], ABPM[15-17]	人体常在, 室内[15], 屋外[7]
Cladosporium (クラドスポリウム属) (黒色真菌)	真菌感作喘息[11, 13, 16, 18], ABPM[16]	室内[13], 屋外[7, 9, 18]
Penicillium (ペニシリウム属)	真菌感作喘息[11], ABPM[12]	室内[13], 屋外[7, 9]
Trichosporon asahii (酵母)	真菌感作喘息[19], ABPM[16], 過敏性大腸炎	室内[19, 20], 屋外[9]
Alternaria alternata (アルテルナリア・アルテルナータ) (黒色真菌)	真菌感作喘息[11], ABPM[16]	室内[13], 屋外[9, 18]
Bipolaris spp. (黒色真菌)	ABPM[16]	特定できず
Curvularia spp. (黒色真菌)	ABPM[16]	特定できず
Fusarium vasinfectum	ABPM[16]	特定できず
Pseudallescheria boydii spp.	ABPM[16]	特定できず
Schizophyllum commune (スエヒロタケ) (真正坦子菌)	ABPM[12]	特定できず

　居住環境における真菌の成長に適した条件を排除・軽減させるための手段として以下の方法が有効である.

▶ 1) 湿度管理と換気

a) 湿度の管理

　湿度が上昇する季節には，除湿器やエアコンの除湿機能を活用し，室内の湿度を理想的な 30～60% に調整する[21]. また，湿気を発生させること (室内での洗濯物の乾燥，水槽や観葉植物の設置など) は控えることが望ましい[22].

b) 換気の実施

　換気を行うことで室内の湿度を外気と平衡化し，湿度を低減してカビの発生を防ぐことができる.

c) 24 時間換気システム

　わが国では 2003 年の改正建築基準法以降，すべての新築住宅に 24 時間換気システムの設置が義務づけられている. このシステムには，住宅の構造，規模や利用目的に応じて選択される第一種換気 (機械による給排気)，第二種換気 (機械による給気と自然排気)，および第三種換気 (機械による排気と自然給気) の 3 種類がある. 第一種換気は，温度差を抑えながら換気ができるが，導入とランニ

ングコストは高い．第二種換気は，室内の陽圧を維持しやすく，無菌室やクリーンルームなどで使用されるが，湿気が溜まりやすいため一般住宅には適していない．第三種換気は，排気のみを機械で行うため設置コストが低く，湿気の排出に優れるため一般住宅で広く使用されているが，室温が外気に影響されやすい．一般的に24時間換気システムには，防塵フィルター（真菌胞子は通過する）が設置される．

d) HVAC システム

米国で一般的な HVAC (Heating, Ventilation, and Air Conditioning) システムは，日本の24時間換気システムといくつかの点で異なる．HVAC はエアダクトを通じて建物全体に空気を循環させ，冷暖房，換気，湿度管理を一括で行い，各部屋の温度や湿度を均一に保つことが可能である．また，HEPA フィルターの使用により，微細な粒子やアレルゲンの除去性能が高く，空気の清浄度を保つ点で特に優れている．

e) 空調システムのメンテナンス

24時間換気システムおよび HVAC システムのいずれにおいても，フィルターの清掃や交換，ダクトの清掃を定期的に行う必要がある．

▶ 2) 室内空気の攪拌

サーキュレーターやシーリングファンなどを用いて湿気が溜まりやすい場所の空気を均一化することで真菌の発生リスクを低減する[23]．

▶ 3) 結露防止対策

二重窓や断熱材を利用することで，窓周辺や外壁による冷輻射を抑えて，カビの発生源となりやすい結露を防ぐことが可能である[24]．

▶ 4) 真菌の清掃

浴室や台所，エアコン内部など，湿気が溜まりやすい場所に発生した真菌は家庭用漂白剤や防カビ洗剤で定期的に清掃する．清掃後は必ず換気を行い，乾燥させることにより真菌の栄養源を減少させる効果も期待できる．エアコン内部は，湿度が高く真菌の発生しやすい環境であるため，定期的な清掃が必要である．フィルターは自分で取り外して洗浄できるが，内部の清掃は専門業者に依頼することが推奨される．エアコン清掃によって，内部に蓄積した真菌やホコリを取り除き，空気の質を保つことが可能である[25, 26]．

▶ 5) 空気清浄機，除湿機の設置

a) 空気清浄機の設置

空気中の真菌胞子を除去するために HEPA フィルター付き空気清浄機を使用する．特にリビングや寝室など，住人が長時間過ごす場所に設置すると効果的である[27]．

b) 除湿機の使用

　湿度を適切に管理し，真菌の繁殖を抑えるために除湿機を使用する．特に湿度が高くなる梅雨や夏季には効果的である[21]．

▶ 6) 抗菌コーティング剤塗布

　抗菌作用のあるソルビン酸カリウムや二酸化チタンなどをコーティング剤として，断熱材，石膏ボード，壁，天井，床などに塗布することで，真菌の生着と成長を抑制する[28, 29]．

　真菌関連アレルギー気道疾患における住環境整備の重要性は，気密性の高い住宅環境の普及や気候変動による真菌汚染の増加を背景に高まっている．居住環境からの真菌曝露のリスクを低減することで，真菌関連アレルギー疾患の管理が一層効果的になることが期待される．

［白石良樹］

文献

1) Oguma T, Taniguchi M, Shimoda T, et al：Allergic bronchopulmonary aspergillosis in Japan：A nationwide survey. *Allergol Int* **67**：79-84, 2018（PMID：28546015）
2) Watai K, Fukutomi Y, Hayashi H, et al：De novo sensitization to Aspergillus fumigatus in adult asthma over a 10-year observation period. *Allergy* **73**：2385-2388, 2018（PMID：30030925）
3) Watanabe M：［東日本大震災・水害後の住宅タイプ別室内真菌汚染状況］．薬学雑誌 **142**：17-25, 2022（PMID：34980747）
4) Nnadi NE, Carter DA：Climate change and the emergence of fungal pathogens. *PLoS Pathog* **17**：e1009503, 2021（PMID：33914854）
5) Haleem Khan AA, Mohan Karuppayil S：Fungal pollution of indoor environments and its management. *Saudi J Biol Sci* **19**：405-426, 2012（PMID：23961203）
6) Benedict K, Park BJ：Invasive fungal infections after natural disasters. *Emerg Infect Dis* **20**：349-355, 2014（PMID：24565446）
7) Akiyama K：Fungal allergy in the indoor environment. *Indoor Environ* **10**：11-16, 2007
8) Crawford JA, Rosenbaum PF, Anagnost SE, et al：Indicators of airborne fungal concentrations in urban homes：understanding the conditions that affect indoor fungal exposures. *Sci Total Environ* **517**：113-124, 2015（PMID：25725196）
9) Fukutomi Y, Taniguchi M：Sensitization to fungal allergens：Resolved and unresolved issues. *Allergol Int* **64**：321-331, 2015（PMID：26433528）
10) Agarwal R, Chakrabarti A, Shah A, et al：Allergic bronchopulmonary aspergillosis：review of literature and proposal of new diagnostic and classification criteria. *Clin Exp Allergy* **43**：850-873, 2013（PMID：23889240）
11) Denning DW, O'Driscoll BR, Hogaboam CM, et al：The link between fungi and severe asthma：a summary of the evidence. *Eur Respir J* **27**：615-626, 2006（PMID：16507864）
12) Ishiguro T, Kagiyama N, Kojima A, et al：Allergic bronchopulmonary mycosis due to Schizophyllum commune treated effectively with voriconazole. *Intern Med* **57**：2553-2557, 2018（PMID：29607966）
13) Sharpe RA, Bearman N, Thornton CR, et al：Indoor fungal diversity and asthma：a meta-analysis and systematic review of risk factors. *J Allergy Clin Immunol* **135**：110-122, 2015（PMID：25159468）
14) Asano K, Kamei K, Hebisawa A：Allergic bronchopulmonary mycosis-pathophysiology, histology, diagnosis, and treatment. *Asia Pac Allergy* **8**：e24, 2018（PMID：30079302）
15) Wardhana, Datau EA：A patient with allergic bronchopulmonary mycosis caused by Aspergillus fumigatus and Candida albicans. *Acta Med Indones* **44**：317-323, 2012（PMID：23314973）
16) Chowdhary A, Agarwal K, Kathuria S, et al：Allergic bronchopulmonary mycosis due to fungi other than Aspergillus：a global overview. *Crit Rev Microbiol* **40**：30-48, 2014（PMID：23383677）
17) Lee TM, Greenberger PA, Oh S, et al：Allergic bronchopulmonary candidiasis：case report and suggested diagnostic criteria. *J Allergy Clin Immunol* **80**：816-820, 1987（PMID：3693760）
18) Olsen Y, Arildskov E, Hansen SN, et al：Outdoor Alternaria and Cladosporium spores and acute asthma. *Clin Exp Allergy* **53**：1256-1267, 2023（PMID：37748858）

19) Hirakata Y, Katoh T, Ishii Y, et al : Trichosporon asahii-induced asthma in a family with Japanese summer-type hypersensitivity pneumonitis. *Ann Allergy Asthma Immunol* **88** : 335-338, 2002 (PMID : 11926630)

20) Yasokawa N, Kurose K, Abe M, et al : An unusual but unmissable link between summer-type hypersensitivity pneumonitis and asthma in an old house. *Respir Med Case Rep* **31** : 101145, 2020 (PMID : 32695568)

21) Arundel AV, Sterling EM, Biggin JH, et al : Indirect health effects of relative humidity in indoor environments. *Environ Health Perspect* **65** : 351-361, 1986 (PMID : 3709462)

22) Okada N, Shiraishi Y, Tomomatsu K, et al : Moldy odor from air conditioners in the residences of Japanese participants with and without asthma. *Indoor Air* **32** : e13156, 2022 (PMID : 36437655)

23) Li W, Chong A, Hasama T, et al : Effects of ceiling fans on airborne transmission in an air-conditioned space. *Building and Environment* **198** : 107887, 2021 (PMID : 36437655)

24) Song SY, Jo JH, Yeo M-S, et al : Evaluation of inside surface condensation in double glazing window system with insulation spacer : A case study of residential complex. *Building and Environment* **42** : 940-950, 2007

25) Hamada N, Fujita T : Effect of air-conditioner on fungal contamination. *Atmospheric Environment* **36** : 5443-5448, 2002

26) Shiraishi Y, Harada K, Maeda C, et al : A Method to Evaluate and Eliminate Fungal Contamination in Household Air Conditioners. *Indoor Air* **2023** : 1-10, 2023

27) Hashimoto K, Kawakami Y : Effectiveness of Airborne Fungi Removal by using a HEPA Air Purifier Fan in Houses. *Biocontrol Sci* **23** : 215-221, 2018 (PMID : 34092713)

28) Sunar NM, Subramaniam M, Zulkifly NF, et al : Indoor Fungal Growth on Variable Antifungal at Different Wall Finishing on Plasterboard. *Int J Engineering Technol* **7** : 53-55, 2018

29) Foster HA, Ditta IB, Varghese S, et al : Photocatalytic disinfection using titanium dioxide : spectrum and mechanism of antimicrobial activity. *Applied Microbiol and Biotechnol* **90** : 1847-1868, 2011

第9章　環境整備

2 空調機器

ポイント

▶ 本項において「エアコンディショナー（エアコン）」とは，日本の一般家庭に広く普及している ductless mini-split 型エアコンディショナーを指すものとする．

▶ 適切な運用とメンテナンスが行われていない空調機器は，室内の真菌汚染を高め，喘息や ABPA/ABPM などの真菌関連アレルギー性気道疾患を引き起こす可能性がある．

▶ 効果的な清掃と清掃後の継続的なメンテナンスは，室内の真菌汚染を管理し，低減するために不可欠である．

▶ エアコンを内部洗浄すると真菌汚染のほとんどが除去されるが，その後の1年程度の使用により再汚染が進行し，以前と同程度に戻る．

▶ エアコン内部の真菌量と真菌叢は，エアコン洗浄廃液に反映される．

A ≫ 居住空間における空調機器の役割

　空調機器は，居住空間における温度と湿度の快適性を保つために重要な役割を果たしている．しかし，適切な運用やメンテナンスが行われない場合，室内が真菌で汚染されることにより，健康に悪影響を及ぼすおそれがある[1-3]．

　米国の一般家庭に広く普及している HVAC システムは，エアダクトを通じて建物全体の温度と湿度を均一に管理している．外気を取り込んで換気を行うことで二酸化炭素濃度上昇を防ぎ，建物全体の湿度を適切にコントロールしている．また，熱交換器とエアダクトの間に設置された HEPA フィルターにより空気中の真菌胞子を含むアレルゲンやその他の微細な粒子を捕集し，室内の空気を清浄化する．

　対照的に，日本の一般家庭に広く普及している ductless mini-split 型エアコンはエアダクトが存在しないために設置された部屋の空調のみをコントロールする．このタイプのエアコンの構造を図1に示すが，エアコン内に吸気された室内空気は，冷房時には熱交換器を通り抜ける際に除湿・冷却され，送風ファンによって再び室内へと戻される．なかには換気機能をもつ機種もあるが，多くのモデルでは欠如している．ほとんどの機種で内部乾燥機能が標準装備されているが，エアコン内部の多湿条件は真菌が繁殖しやすい環境となりやすい．

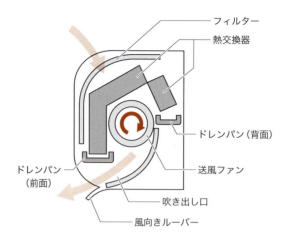

図1 日本の一般家庭に多く普及しているductless mini-splitエアコンの室内機構造

B ≫ 室内真菌汚染について

　室内空気を取り込んで，室内に循環させる空調機器の真菌汚染は，居住者にさまざまな健康リスクをもたらす．空調機器内部からは，アスペルギルス属，クラドスポリウム属，ペニシリウム属など，多様な真菌が検出され，これらの真菌は空調機器のフィルターや内部に生息し，エアコンが稼働することで室内に胞子が放出される[1, 3-5]．室内環境中に漂う真菌による真菌関連アレルギー性気道疾患，特に喘息[6-8]やABPA/ABPM[9-16]との関連は多くの研究によって示されており，室内環境の真菌汚染管理が患者の健康管理において重要である．

C ≫ 空調機器の清掃方法

　空調機器の真菌汚染を効果的に管理するためには，定期的な清掃とメンテナンスが不可欠である[5]．清掃方法には，フィルターの掃除，内部コンポーネントの洗浄，消毒剤の使用などが含まれる．清掃には特定の化学物質や器具が必要となることもあるため，エアコン内部洗浄の専門業者による清掃サービスを利用することも1つの選択肢である．エアコン内部部品は高圧洗浄されるため，洗浄後は除湿をしない送風モードで内部をしっかり乾燥させる必要がある．

　エアコン洗浄の手順を簡単に説明すると，フィルターは掃除機でホコリを吸い取った後に，水洗いして水分を拭き取って乾燥させる．エアコン内部部品は，カバーを外してブラシとバキュームでホコリを除去した後に，エアコン周囲をビニールで養生し，アルカリ性洗剤（pH 12）をスプレーして汚れを浮き上がらせてから，ブラシでこすりながら高圧洗浄して汚れを除去する．最後に部品を拭いて再装着し，エアコンを送風モードで運転して内部を十分に乾燥させる．

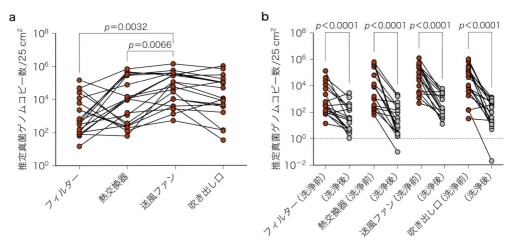

図2 17台の各エアコンの内部部品真菌汚染の程度（スワブ面積あたりの真菌量）
a：内部部品同士の真菌汚染
b：内部部品の洗浄前後の真菌量の比較
統計解析：Friedman test
（Shiraishi Y, Harada K, Maeda C, et al：A method to evaluate and eliminate fungal contamination in household air conditioners. *Indoor Air* Article ID 8984619, 2023 より引用改変）

D ≫ エアコン清掃の効果

ABPA/ABPM研究班（課題番号：21ek0410055，22ek0410097）では2020年秋に17件の真菌関連アレルギー性気道疾患患者宅の居室エアコンの真菌汚染について調査を行った．エアコン部品表面 $5 \times 5 \, cm^2$ の洗浄前スワブ試料を採取した後に高圧洗浄を行い，洗浄廃液および洗浄後の部品表面スワブ試料を回収した．これらの試料からDNA抽出，真菌ITS1領域のqPCRを行い，既知の真菌ゲノム混合物を標品として，推定真菌ゲノムコピー数（GCN）を求めた[5]．

エアコン内部各部品（フィルター，熱交換器，送風ファン，吹き出し口）の真菌汚染を図2aに示す．冷房運転に結露が生じる熱交換器下流の送風ファン，吹き出し口で真菌汚染が強いことがわかる．高圧洗浄前後の真菌量を比較すると（図2b），洗浄により95％以上の真菌汚染が除去された．

洗浄によりほとんどの真菌が除去されることから，洗浄廃液中の真菌量はエアコン内部の真菌汚染の全体像を反映していると考えられる．洗浄廃液と各部品の真菌量を調べると，熱交換器下流の送風ファンと最もよく相関していた（$p=0.54$）．また，エアコン洗浄廃液と他の部位の真菌叢の相似性について解析した結果（図3）においても，熱交換器下流の送風ファン，吹き出し口の真菌叢がエアコン洗浄廃液の真菌叢と相似していた．このことからも，エアコンの真菌汚染の対策として分解・高圧洗浄を行うことの重要性が明らかとなった．

次にエアコン洗浄の効果がどれくらい継続するかを明らかにするため，2020年に洗浄したエアコンを2021年秋に再度調査を行なった．すると夏期1シーズンの使用によって1年前の洗浄前と同じ程度に再汚染されることが明らかになった．

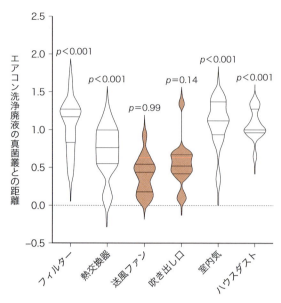

図3　エアコン洗浄廃液と他の部位の真菌叢の相似性（weighted-UniFrac 距離解析）
エアコン洗浄廃液の真菌叢との距離を0とし，その距離が0に近いほど各部位の真菌叢が近い（相似している）ことを示す．フィルター，熱交換器，室内気，ハウスダストの真菌叢とエアコン洗浄廃液の真菌叢は有意に距離が離れている（それぞれ p<0.001）のに対し，エアコン洗浄廃液の真菌叢と送風ファン，吹き出し口の真菌叢の距離は近い（送風ファン：p=0.99，吹き出し口：p=0.14）．
統計：Kruskal-Wallis and Dunn's multiple comparison tests
(Shiraishi Y, Harada K, Maeda C, et al：A method to evaluate and eliminate fungal contamination in household air conditioners. *Indoor Air* **2023**：1-10, 2023 より引用改変）

E ≫ ABPA/ABPM 患者居宅におけるエアコン保守管理に関する推奨

▶ 1）定期的なエアコン内部の清掃

　エアコン内部は真菌が繁殖しやすい環境であり，特に送風ファンや熱交換器付近での真菌量が多いことが確認されている．少なくとも年1回の定期的な内部洗浄により，真菌量を低減することが重要である．フィルター，送風ファン，熱交換器についてはアルカリ性洗剤を用いた高圧洗浄を行い，清掃後は除湿を行わない送風モードで乾燥させることが推奨される．

▶ 2）エアコンフィルターのクリーニング

　エアコンフィルターは月に1回程度，掃除機や水洗いで手入れを行うことが望ましい．フィルターは真菌胞子を通過するため，たとえエアコンにフィルターの自動清掃機能が備わっていても，エアコン内部の真菌汚染を防ぐ効果はない．ただし，フィルターを清掃することでエアコンの運転効率が向上し，電力消費を抑える効果が期待できる．フィルターの汚れを除去することで空気の流れが改善され，無駄な電力消費を抑えつつ，効率的な室温調整が可能となる．

▶ 3) エアコンの乾燥機能の使用

　日本で普及している多くの ductless mini-split 型エアコンには内部乾燥機能が備わっている．この機能を冷房使用後に積極的に活用することで，エアコン内部の湿気を抑え，真菌の繁殖リスクを低減できる．

　エアコン洗浄廃液による真菌汚染状況の確認

　真菌汚染度を効率的に評価する方法として，エアコンの洗浄廃液を分析することで真菌量および真菌叢の状況を把握することが有効である．エアコン内部の各部品の真菌量は洗浄廃液に反映されるため，簡易的に廃液を分析することで清掃効果やエアコンの汚染度を確認できる．

▶ 4) 換気機能の使用

　換気機能付きエアコンを使用している場合，外気を定期的に取り入れることで室内の空気を更新し，浮遊する真菌の低減が期待できる．換気機能がないエアコンの場合は，エアコン使用開始時に窓を少し開けるなどの工夫も考慮するとよい．

▶ 5) 専門業者による清掃サービスの活用

　家庭での清掃が難しい部分の真菌汚染対策として，専門業者による定期的な清掃サービスの利用も推奨される．

文献

1) Hamada N, Fujita T：Effect of air-conditioner on fungal contamination. *Atmos Environ* **36**：5443-5448, 2002
2) Ljaljevic-Grbic M, Vukojevic J, Stupar M：Fungal colonization of air-conditioning systems. *Arch Biol Sci* **60**：201-206, 2008
3) Parat S, Fricker-Hidalgo H, et al：Airborne fungal contamination in air-conditioning systems：Effect of filtering and humidifying devices. *Am Ind Hyg Assoc J* **57**：996-1001, 2010
4) Hashimoto K, Oda H, Saito Y, et al：Isolation of Simplicillium sympodiophorum and Toxicocladosporium irritans from the blowout air of household air conditioners. *Biocontrol Sci* **26**：105-111, 2021 (PMID：34092713)
5) Shiraishi Y, Harada K, Maeda C, et al：A method to evaluate and eliminate fungal contamination in household air conditioners. *Indoor Air* **2023**：1-10, 2023
6) Sharpe R, Thornton CR, Osborne NJ：Modifiable factors governing indoor fungal diversity and risk of asthma. *Clin Exp Allergy* **44**：631-641, 2014 (PMID：24471926)
7) Sharpe RA, Bearman N, Thornton CR, et al：Indoor fungal diversity and asthma：a meta-analysis and systematic review of risk factors. *J Allergy Clin Immunol* **135**：110-122, 2015 (PMID：25159468)
8) Okada N, Shiraishi Y, Tomomatsu K, et al：Moldy odor from air conditioners in the residences of Japanese participants with and without asthma. *Indoor Air* **32**：e13156, 2022 (PMID：36437655)
9) Agarwal R, Devi D, Gupta D, et al：A questionnaire-based study on the role of environmental factors in allergic bronchopulmonary aspergillosis. *Lung India* **31**：232-236, 2014 (PMID：25125809)
10) 福冨友馬：［真菌とアレルギー疾患］．アレルギー **65**：113-117, 2016 (PMID：27086956)
11) Barac A, Ong DSY, Jovancevic L, et al：Fungi-induced upper and lower respiratory tract allergic diseases：One entity. *Front Microbiol* **9**：583, 2018 (PMID：29666610)
12) Kamei K：［真菌とアレルギー —真菌と気道との関係　気道に定着する真菌研究のいま］．アレルギー **68**：835-839, 2019 (PMID：31406078)
13) 渡辺麻衣子：東日本大震災水害被災地の住環境における真菌調査．薬剤雑誌 **142**：17-25, 2022 (PMID：34980747)
14) Akiyama K：Fungal allergy in the indoor environment. *Indoor Environ* **10**：11-16, 2007
15) Crawford JA, Rosenbaum PF, Anagnost SE, et al：Indicators of airborne fungal concentrations in urban homes：understanding the conditions that affect indoor fungal exposures. *Sci Total Environ* **517**：113-124,

2015 (PMID：25725196)

16) Fukutomi Y, Taniguchi M：Sensitization to fungal allergens：Resolved and unresolved issues. *Allergol Int* **64**：321-331, 2015 (PMID：26433528)

［白石良樹］

第**10**章 症例

第10章 症例

1 典型的なABPA（急性期）

A ≫ 症例・病歴

52歳男性．スギ花粉によるアレルギー性鼻炎の既往がある．約5か月前から夜間の咳嗽が出現し，近医で咳喘息として中用量吸入ステロイド薬/長時間作用性β刺激薬（ICS/LABA）による治療を受けていた．1か月前から，発熱と咳嗽，茶褐色の喀痰が認められるようになり，近医で胸部X線を撮影したところ肺炎像を認めたため当科紹介となった．

当科受診時，咳嗽著明で，37.5℃の発熱を認めた．胸部聴診では全肺野でwheezes，両下肺野でcoarse cracklesを聴取した．胸部X線では両下肺野に広範な浸潤影を認めた（図1）．胸部CTでは中枢性に拡張した気管支内に充満する粘液栓に認め，HAMを伴っていた（図2）．気管支内視鏡では下葉気管支を中心に茶褐色の粘液栓を認めた（図3）．採血で，末梢血好酸球数および血清総IgE値の上昇を認め，*Aspergillus fumigatus*（アスペルギルス・フミガーツス）特異的IgE／IgG抗体陽性であった．喀痰および気管支洗浄液の両方から糸状菌が培養され，アスペルギルス・フミガーツスと同定された．気管支鏡によって生検し

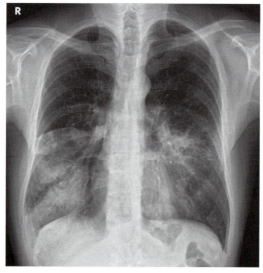

図1 胸部X線正面像
両下肺野に広範な浸潤影を認める．

た粘液栓の病理所見は，多数の好酸球とCharcot-Leyden結晶からなる好酸球性粘液栓（allergic mucin）であり，糸状菌の染色も陽性であった．

B》》 診断基準

1	喘息の既往あるいは喘息様症状	あり
2	末梢血好酸球≧500/mm^3	あり（2,586/mm^3）
3	血清総IgE値≧417 IU/mL	あり（18,857 IU/mL）
4	糸状菌特異的IgE抗体陽性	あり（アスペルギルス・フミガーツス特異的IgE抗体陽性）
5	糸状菌特異的沈降抗体/IgG抗体陽性	あり（IgG抗体陽性）
6	喀痰・気管支洗浄液で糸状菌培養陽性	あり（アスペルギルス・フミガーツス）
7	粘液栓内の糸状菌染色陽性	あり
8	中枢性気管支拡張	あり
9	中枢気管支内粘液栓	あり
10	粘液栓の濃度上昇（HAM）	あり

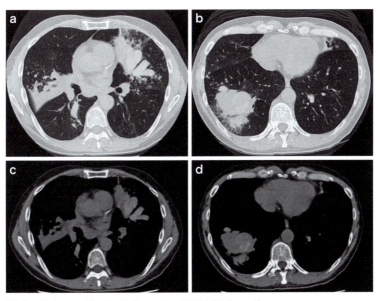

図2 胸部CT肺野条件（a, b）・縦隔条件（c, d）
両下葉に中枢性に拡張した気管支内の粘液栓とHAMを認める．

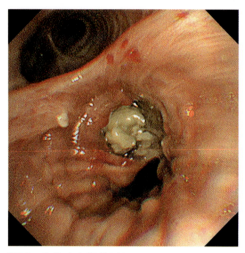

図3 気管支内視鏡所見
右下葉気管支で認められた茶褐色の粘液栓.

表1 プレドニゾロン（PSL）投与量と検査結果の推移

PSL 投与期間（週）	6	3	3	3	4	4
PSL 投与量（mg/日）	30	25	20	15	10	5
末梢血好酸球数（/mm^3）	2,586	85	172	369	54	255
血清総 IgE 値（IU/mL）	18,857		8,681	3,506		2,682

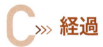

経過

　診断基準全項目を満たしており，急性期の ABPA と診断した．中用量 ICS/LABA を高用量 ICS/LABA/LAMA 吸入へ step up し，30 mg/日のプレドニゾロンによるステロイド薬全身投与を開始したところ，自覚症状と検査所見は速やかに改善した（**表1**）．画像では粘液栓は消失したが，中枢性気管支拡張像は残存しており，不可逆的な肺組織の破壊を抑制するために早期診断と早期治療開始の重要性が示唆される（**図4**）．

症例のポイント

　典型的な画像所見を呈し，診断基準をすべて満たす典型的な ABPA 症例である．発熱と肺浸潤影からは感染性の肺炎も鑑別となるが，採血で白血球数だけでなく，白血球分画もみることや胸部 CT で中枢性気管支拡張や HAM の有無を検討することで ABPA と診断することができる．気管支内視鏡は患者の状態が許

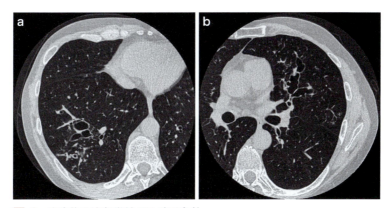

図4 治療後の胸部単純CT肺野条件
右下葉(a), 左上葉(b)には, 末梢が正常な中枢性気管支拡張像が残存している.

せば可能な限り施行すべき検査であり, ABPAであれば高率に粘液栓が直視され, 生検を行うことで確定診断に至る確率が高くなる. 併せて, 他項でも述べられているとおり, 可能な限り粘液栓を除去することには治療的意義もある. 本例は, 全身性ステロイド薬単独で治療を開始し効果を認めているが, 今後ステロイド薬減量により再発する場合には, 抗真菌薬や抗体製剤の併用も考慮すべきかもしれない.

[松瀬厚人]

第10章 症例

2

典型的な ABPA（進行期）

A >>> 症例・病歴

61歳女性．40歳時に喘息と診断され，近医で吸入ステロイド薬/長時間作用性β刺激薬で加療され安定していた．X-2年より粘液栓の喀出を伴う咳を経験するようになり，X年に同医で実施された胸部CTで気管支内粘液栓を認めたために，精査加療目的で当院に受診となった．胸部CTではHAMを伴う気管支内粘液栓を認め，血液検査で好酸球増多，血清総IgE≧417 IU/mL，アスペルギルス・フミガーツス特異的IgE抗体陽性，アスペルギルス・フミガーツス特異的IgG抗体陽性，喀痰培養でアスペルギルス・フミガーツスが同定され，ABPAと診断した．

B >>> 診断基準

1	喘息の既往あるいは喘息様症状	あり
2	末梢血好酸球≧500/mm^3	あり（1,960/mm^3）
3	血清総IgE値≧417 IU/mL	あり（12,180 IU/mL）
4	糸状菌特異的IgE陽性	あり（アスペルギルス・フミガーツスIgE陽性）
5	糸状菌特異的沈降抗体/IgG陽性	あり（アスペルギルス・フミガーツスIgE抗体陽性）
6	喀痰・気管支洗浄液で糸状菌培養陽性	あり（アスペルギルス・フミガーツス）
7	粘液栓内の糸状菌染色陽性	未検
8	中枢性気管支拡張	あり
9	中枢気管支内粘液栓あり	あり
10	粘液栓の濃度上昇（HAM）	あり

C >>> 経過〔診断後（図1）〕

プレドニゾロン0.5 mg/kg/日で加療開始したところ，速やかに症状の改善と気管支内粘液栓の消失を認めたが，気管支拡張は残存した（図2）．その後，ステロイド薬漸減に伴い気管支内粘液栓や肺浸潤影の出現とともに呼吸器症状の悪

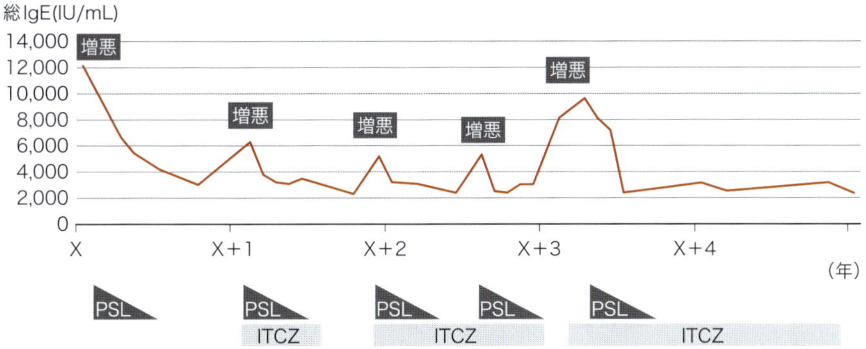

図1　臨床経過
PSL：プレドニゾロン，ITCZ：イトラコナゾール

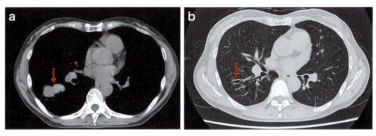

図2　胸部CT画像所見
初診時の胸部CTでは右上葉に粘液栓を示し，内部は高吸収域になっている（a）．治療で改善した後も，同部位は気管支拡張として残存している（b）．

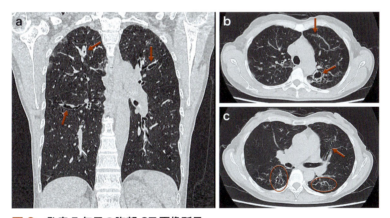

図3　発症5年目の胸部CT画像所見
気管支内粘液栓の形成や炎症の増悪・寛解により，経年的に気管支拡張症の範囲（➡）は広がり，複数の肺葉にわたって気管支拡張を残している．肺の線維化も進行している（◯）．

化を認めた．ステロイド薬増量，イトラコナゾール200 mg/日の併用を開始したところ再び病態の改善が得られた．しかしながら，その後もステロイド薬の漸減や抗真菌薬に対する薬剤アドヒアランスの低下で，年に1～2回程度で気管支粘液栓の形成や炎症性変化を認めた．徐々に気管支拡張の部位が広がり，肺の線維化も進行し（図3），労作時呼吸苦を感じるようになった．ステロイド薬の中止

や抗真菌薬の中止によるABPA増悪と，それに伴う喘息症状（ACTスコア）の悪化があったため抗体製剤の使用を勧めたが経済的な理由で使用困難だった．X＋4年以降はイトラコナゾール単剤で軽度の労作時呼吸苦は残るものの，14か月以上増悪なく経過している．

D》》症例のポイント

　くり返すABPAの増悪により，徐々に気管支拡張や肺の線維化が進行した症例である．ABPA患者では，気道内の真菌増殖によりIL-4, IL-5, IL-13などの放出を伴う2型免疫反応が誘導され，肥満細胞の脱顆粒と好酸球および好中球の流入による炎症反応が引き起こされ，気管支内粘液栓の形成，好酸球性肺炎を引き起こす．ABPAの粘液栓は粘稠度が高く，気管支内に形成されることにより炎症を起こし損傷した気道壁を圧排し，粘液栓が消失した後にも気管支拡張を残す．また，肺実質の炎症が持続することにより肺の線維化をも引き起こし，進行すれば拘束性換気障害となり，結果として肺性心に至る．本症例ではステロイド薬漸減による増悪や抗真菌薬のアドヒアランス低下などによりくり返す気管支内粘液栓の形成により複数肺葉にまたがって気管支拡張をきたし，肺の線維化を認め治療に難渋した症例である．

　ISHAM 2013 (Clin Exp Allergy 2013) では，ABPAを無症候期から進行期までをClinical Stage 0～6として分類したが，必ずしも順を追って進行するわけではないなどの問題点があった．そのため，ISHAM 2024 (Eur Respir J 2014) では，0～6の病期ではなく5つのカテゴリーに分類され（7章1「臨床病期」➡162～163頁），「advanced ABPA」は広範囲な気管支拡張とII型呼吸不全または二次性肺高血圧症を伴う患者と定義されている．

　以上のように，ABPAは病態の増悪・寛解をくり返すことで呼吸器に不可逆的な変化をきたすため，真菌感作喘息患者，Asp f 1特異的IgE陽性例などで経過中に褐色の粘液栓喀出や好酸球増多，胸部画像検査などでのABPAを示唆する所見を認めた際には，再評価する必要がある．また，喘息経過中に新たに真菌感作をきたす例も存在し[2]，喘息診断時に真菌感作がなくても経過中にABPAを発症する症例も経験するため注意を要する．呼吸器に不可逆的な変化をきたすABPAは早期診断し加療する必要がある疾患であり，進行に至る前に診断と加療を実施することが肝要である．ABPAの治療においては，ステロイド薬全身投与により，ほとんどの症例で疾患の寛解が得られるが，再発も稀ではない[3]．そのため，初期治療の後に増悪・寛解をくり返す症例には，不可逆的な変化を防ぐ意味でもステロイド薬増量，抗真菌薬の併用，特に基礎病態として喘息を有する例には抗体製剤による治療強化や，必要に応じた環境介入を考慮する必要がある．

文献

1) Agarwal R, Muthu V, Sehgal IS, et al：Allergic Bronchopulmonary Aspergillosis. *Clin Chest Med* **43**：99-125, 2022 (PMID：35236565)

2) Watai K, Fukutomi Y, Hayashi H, et al：De novo sensitization to Aspergillus fumigatus in adult asthma over a 10-year observation period. *Allergy* **73**：2385-2388, 2018 (PMID：30030925)
3) Agarwal R, Gupta D, Aggarwal AN, et al：Allergic bronchopulmonary aspergillosis：lessons from 126 patients attending a chest clinic in north India. *Chest* **130**：442-448, 2006 (PMID：16899843)

［桑原和伸］

第10章 症例

3 スエヒロタケによる喘息非合併 ABPM

A ≫ 症例・病歴

　49歳女性．気管支喘息と診断されたことはなく，その他のアレルギー疾患の既往もなし．茶褐色の喀痰（おそらく粘液栓）を3週間にわたってくり返し喀出したため近医を受診，胸部X線で肺浸潤影を指摘されたため当院を紹介受診した．当院受診時には喀痰と軽度の咳嗽を自覚していたが，症状の日内変動，日差変動はなかった．肺音は清で副雑音はなく，呼吸機能検査では1秒率（FEV_1/FVC）は80.2％，気道可逆性試験はFEV_1の変動率1.4％と陰性，呼気一酸化窒素濃度（FeNO）は44 ppbと高値であった．X線検査にて副鼻腔炎の所見はなかった．胸部CTでは左肺舌区支に気管支粘液栓（図1a, b），右中葉に中枢性気管支拡張（図1c）を認めた．気管支鏡検査を施行したところ左肺舌区支の入口部に茶褐色の気管支粘液栓を認め（図2a），その病理所見（好酸球やCharcot-Leyden結晶からなり，Grocott染色で真菌の菌糸を認める）はBoskenらが報告したABPMの病理診断基準[1]に合致していた．気管支粘液栓からは *Schizophyllum commune*（スエヒロタケ）が同定され，スエヒロタケに対する血清特異的IgE/IgG抗体（千葉大学真菌医学研究センターで測定）はいずれも陽性であった．診断基準の9項目を満たし，本例を，気管支喘息を合併していない，スエヒロタケによるABPMと診断した．

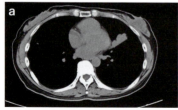 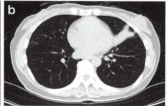 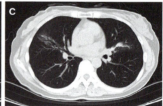

図1　CT所見（来院時）
a, b：左舌区支に粘液栓を認め，その末梢は無気肺となっている．画像には示されていないが，気管支粘液栓の一部はCT値70 HUと高値であり，高吸収粘液栓（HAM）の所見を示していた．
c：右中葉に中枢性気管支拡張を，左舌枝には気管支粘液栓を認める．

B ≫ 診断基準

1	喘息既往あるいは喘息様症状	なし
2	末梢血好酸球 ≥500/mm^3	あり（516/mm^3）
3	血清総 IgE 値 ≥417 IU/mL	あり（1,786 IU/mL）
4	糸状菌特異的 IgE 抗体陽性	あり（スエヒロタケ IgE 陽性）
5	糸状菌特異的 IgG 抗体陽性	あり（スエヒロタケ IgG 陽性）
6	喀痰・気管支洗浄液で糸状菌培養陽性	あり（スエヒロタケ）
7	粘液栓内の糸状菌染色陽性	あり
8	中枢性気管支拡張	あり
9	中枢気管支内粘液栓	あり
10	粘液栓の濃度上昇（HAM）	あり

C ≫ 経過

　気管支鏡検査で粘液栓の除去に成功し（図 2b），喀痰や咳嗽の自覚症状は改善した．自覚症状は乏しく陰影は消退傾向を認めたため，無治療で経過観察する方針とした．その後も10年の間にわたって症状と陰影の再燃を認めず（図 3），喘鳴が聴取されたこともない．末梢血好酸球数や血清総 IgE 値も基準範囲であり，現在も無治療で経過を観察している．

D ≫ 症例のポイント

― 気管支喘息の有無が ABPM を診断する際の足かせになってはならない ―

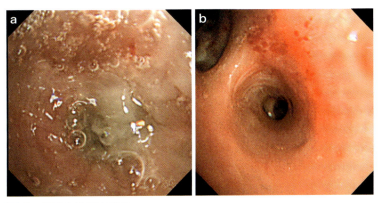

図2　気管支鏡検査所見
a：舌区支入口部に茶褐色の粘液栓が充満している．
b：粘液栓は除去され，左舌区支は開通した．

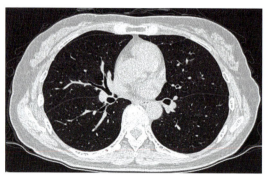

図3 診断から10年後のCT所見
右中葉の中枢性気管支拡張の所見は残存しているが，粘液栓は消失した．

　ABPA/ABPM研究班によって提唱された診断基準[2]が作成される以前は，ABPMを疑われた多くの症例がRosenbergらの診断基準をはじめとするABPAの診断基準[3,4]に準じて，診断されてきた．Rosenbergらの診断基準[3]では喘息を一次基準に入れ，ISHAM 2013[4]は喘息（または囊胞性線維症）例からABPA例を抽出するモデルを採用しており喘息の合併が前提となっている．

　しかし，5章10「従来のABPA/ABPM診断基準」（→118頁）でも述べているように，Rosenbergらが診断基準を提示した原著論文は喘息の項目を必須としていない．彼らが解析したABPA患者20例のうち1例は喘息を合併していなかったが，その後に発表された多くの解析論文で喘息が診断の必須項目のように記述されてしまった経緯がある．実際，わが国における全国調査ではABPA例の19%，前向き調査では24%，インドからの報告では7%が喘息を合併していなかったと報告されている．また，Ishiguroら[5]は，病理所見がABPA/ABPMに矛盾しないアレルギー性ムチンおよび真菌の菌糸を含んだ粘液栓が証明された42例のうち14例（33.3%）が典型的な喘息を合併していなかったと報告した．さらに，Glancyらも喘息が存在しないが他の所見は典型的なABPAに類似した臨床像をもつ11例を報告した[6]．彼らが報告した11例中3例はアスペルギルス属以外の真菌が原因であったが，アスペルギルス属以外の真菌によるABPMでは喘息の既往を認めない症例が少なからず存在することも示唆されている[4,6-8]．ここ数年以内の研究によれば，喘息を合併する症例としない症例でABPMの画像，呼吸機能，再燃の頻度が異なっていると報告されている[9,10]．

　本症例は喘息を示唆する症状の日内変動や身体所見，呼吸機能検査所見などを認めなかった[11]が，好酸球増多や血清総IgE抗体値の高値，画像所見からABPMを疑った．ABPMの精査目的で施行した気管支鏡検査は気管支粘液栓と糸状菌の証明により診断に寄与しただけでなく，気管支粘液栓の除去により病態を改善させ，長期間にわたる臨床的な安定にも役立った．ABPMは気管支喘息を合併している，という思い込みから診断が遅れることは避けなければならない．

文献

1) Bosken CH, Myers JL, Greenberger PA, et al：Pathologic features of allergic bronchopulmonary aspergillosis. *Am J Surg Pathol* **12**：216-222, 1988（PMID：3344888）

2) Asano K, Hebisawa A, Ishiguro T, et al：New clinical diagnostic criteria for allergic bronchopulmonary aspergillosis/mycosis and its validation. *J Allergy Clin Immunol* **147**：1261-1268.e5, 2021（PMID：32920094）

3) Rosenberg M, Patterson R, Mintzer R, et al：Clinical and immunologic criteria for the diagnosis of allergic bronchopulmonary aspergillosis. *Ann Intern Med* **86**：405-414, 1977（PMID：848802）

4) Agarwal R, Chakrabarti A, Shah A, et al：Allergic bronchopulmonary aspergillosis：review of literature and proposal of new diagnostic and classification criteria. *Clin Exp Allergy* **43**：850-873, 2013（PMID：23889240）

5) Ishiguro T, Takayanagi N, Uozumi R, et al：Diagnostic criteria that can most accurately differentiate allergic bronchopulmonary mycosis from other eosinophilic lung diseases：A retrospective, single-center study. *Respir Investig* **54**：264-271, 2016（PMID：27424826）

6) Glancy JJ, Elder JL, McAleer R：Allergic bronchopulmonary fungal disease without clinical asthma. *Thorax* **36**：345-349, 1981（PMID：7314002）

7) Chowdhary A, Agarwal K, Kathuria S, et al：Allergic broncho-pulmonary mycosis due to fungi other than Aspergillus：a global overview. *Crit Rev Microbiol* **40**：30-48, 2014

8) Ishiguro T, Takayanagi N, Kagiyama N, et al：Clinical characteristics of biopsy-proven allergic bronchopulmonary mycosis：variety in causative fungi and laboratory findings. *Intern Med* **53**：1407-1411, 2014（PMID：24990332）

9) Muthu V, Sehgal IS, Prasad KT, et al：Allergic bronchopulmonary aspergillosis（ABPA）sans asthma：A distinct subset of ABPA with a lesser risk of exacerbation. *Med Mycol* **58**：260-263, 2020（PMID：31111905）

10) Okada N, Yamamoto Y, Oguma T et al：Allergic bronchopulmonary aspergillosis with atopic, nonatopic, and sans asthma-Factor analysis. *Allergy* **78**：2933-2943, 2023（PMID：37458287）

11) Global Initiative for Asthma. Global strategy for asthma management and prevention（2023 Update）.（https://ginasthma.org/2023-gina-main-report/）.（2024年5月30日閲覧）

［伊藤弘毅・石黒　卓］

第10章 症例

4 経過中に原因真菌が変化したABPM

A ≫≫ 症例

48歳女性．検診で結節気管支拡張型の肺非結核性抗酸菌症を疑われ当院に紹介となった．X-2年8月の気管支鏡検査で *Mycobacterium avium* 陽性となり，肺MAC症の診断でリファンピシン/エタンブトール塩酸塩/クラリスロマイシンによる治療を開始．経過で肺MAC症は改善を認めていたが，血液検査で好酸球の軽度上昇を認めるようになり，薬剤性の好酸球増多を当初疑われていた．

喘息の既往はなかったが，X-1年9月受診時に，1か月前に咳がひどく，大きな痰の塊が出たとの訴えがあったため，ABPAの合併も疑い外来にて精査を行った．末梢血好酸球数373/mm^3，IgE 1,687 IU/mL，アスペルギルス・フミガーツス特異的IgE抗体1.03 U$_A$/mLで陽性，アスペルギルス・フミガーツス沈降抗体陰性，呼吸機能検査でβ_2刺激薬による気道可逆性試験で陽性となったが，喀痰が出ず診断には至らなかった．

しかしX年1月半ばに発熱し当科受診．右上葉にコンソリデーションを認め（図1），末梢血好酸球数1,680/mm^3，IgE 1,490 IU/mLと上昇あり．アスペルギルス・フミガーツス特異的IgE抗体は4.52 U$_A$/mLで陽性，アスペルギルス・フミガーツス沈降抗体陰性．喀痰細胞診で好酸球2+，糸状菌陽性，喀痰培養では同定不能の真菌が陽性となり，その後外来で多数の好酸球およびCharcot-Leyden結晶を含む粘液栓の喀出あり．粘液栓中に糸状菌も確認された．

喀痰から陽性となった真菌はその後スエヒロタケと同定され，スエヒロタケによるABPMと診断した．肺MAC症の治療中であったことから，治療にはプレドニゾロンは使用せず，吸入ステロイド薬/長時間作用性β_2刺激薬とイトラコナゾールで行う方針とし，イトラコナゾールと相互作用のあるリファンピシンを中止し，シタフロキサシン水和物100 mg/日を追加．その段階で右上葉の浸潤影は軽快したがIgEは1,708 IU/mLと依然高値で，X年3月初めよりイトラコナゾール内用液150 mg/日を開始．4か月投与しIgEも468 IU/mLまで低下し終了した．肺MAC症の治療はX年10月で3剤を終了し，エリスロマイシン400 mg/日に変更．その後しばらく画像上ABPM，肺MAC症ともに再燃はなく経過．

しかしX+1年9月に義父の散らかった家の掃除に行った後より咳が増加し，10月半ばに当科受診し，CTで左舌区に浸潤影を認めた（図2）．好酸球数は7%

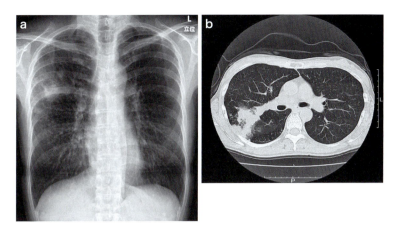

図1 ABPM 発症時

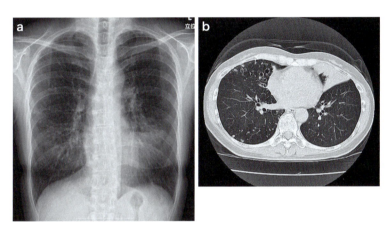

図2 ABPM 発症時

399/mm^3 → 15％　720/mm^3，IgE は 801 IU/mL → 1,557 IU/mL，アスペルギルス・フミガーツス特異的 IgE 抗体は 1.03 U$_A$/mL → 6.22 U$_A$/mL と上昇，アスペルギルス・フミガーツス沈降抗体は当初陰性だったが1週間後に再検したところ陽性となった．後に10月半ば提出していた喀痰培養からアスペルギルス・フミガーツスが陽性となり，喀痰細胞診では有核糸状真菌および Charcot-Leyden 結晶，多数の好酸球を認め，アスペルギルス・フミガーツスによる ABPA と診断した．

B>>> 診断基準

		20XX 年 1 月	20XX ＋ 1 年 10 月
1	喘息の既往あるいは喘息様症状	あり	あり
2	末梢血好酸球≧500/mm^3	あり (1,680/mm^3)	あり (720/mm^3)
3	血清総 IgE 値≧417 IU/mL	あり (1,490 IU/mL)	あり (1,557 IU/mL)
4	糸状菌特異的 IgE 陽性	未検査	あり (アスペルギルス・フミガーツス特異的 IgE 6.22 U$_A$/mL)
5	糸状菌特異的沈降抗体/IgG 陽性	未検査	あり (アスペルギルス・フミガーツス特異的沈降抗体)
6	喀痰・気管支洗浄液で糸状菌培養陽性	あり (スエヒロタケ)	あり (アスペルギルス・フミガーツス)
7	粘液栓内の糸状菌染色陽性	あり	あり
8	中枢性気管支拡張	あり	あり
9	中枢気管支内粘液栓	あり	あり
10	粘液栓の濃度上昇 (HAM)	なし	あり

C>>> 経過

　X+1 年 10 月下旬からイトラコナゾール内用液 200 mg/日を開始. しかし 1 週間後に陰影の改善は認めず, 肺 MAC 症の治療も終えていたことから, プレドニゾロン 25 mg/日の併用を開始し, 1 か月後陰影は改善. 以後プレドニゾロンを漸減し, イトラコナゾールは 5 か月投与して終了した.

D>>> 症例のポイント

　本症例は ABPA/ABPM の原因菌が経過で変化したと考えられる症例である. 本疾患の原因菌種としてはアスペルギルス・フミガーツスが最多であるが, わが国ではスエヒロタケによる ABPM もしばしば確認される.

　本症例は 1 回目の診断時の血清診断ではアスペルギルス・フミガーツス特異的 IgE 抗体は陽性も, アスペルギルス・フミガーツス沈降抗体は陰性, 喀痰培養から検出された菌はスエヒロタケのみで, スエヒロタケの血清抗体 (一般検査では測定不可) は未測定であるがスエヒロタケが原因の ABPM と考えられた. わが国のスエヒロタケ ABPM を ABPA と比較してまとめた「アレルギー性気管支肺真菌症」研究班の報告では, アスペルギルス・フミガーツス特異的 IgE 抗体とアスペルギルス・フミガーツス沈降抗体/IgG の陽性率は, ABPA では 98％と 87％, スエヒロタケ ABPM では 66％と 30％と, スエヒロタケ ABPM においてもアスペルギルス・フミガーツス特異的 IgE 抗体の陽性率は比較的高かった. そ

の理由として2つの菌で交差反応が起こりうる可能性や，両者が同一患者から培養された報告も散見されるため，スエヒロタケABPM患者でもアスペルギルスに感作されている可能性を挙げている[1].

　本症例は当初はスエヒロタケが原因のABPMと考えられたが，義父の散らかった家の掃除を行った後に発症したときにはアスペルギルス・フミガーツス沈降抗体も陽性化し，培養結果から原因菌はアスペルギルス・フミガーツスと考えられた．室内の大気中の真菌で多いものとしては *Cladosporium*（クラドスポリウム），*Penicillium*（ペニシリウム），アスペルギルスなどがある[2].喘息患者での検討で，自宅大気中の真菌量が多い患者ほど，喀痰培養でのアスペルギルス検出率が高かったとする報告や[3]，嚢胞性肺線維症患者の自宅のハウスダストを調べ，ABPA合併例宅のアスペルギルス菌量は，合併していない患者宅に比較し多かったとする報告もあり[4]，本症例のABPAの発病時は，室内環境からの真菌曝露により誘発された可能性が高い．

文献

1) Oguma T, Ishiguro T, Kamei K, et al：Clinical characteristics of allergic bronchopulmonary mycosis caused by Schizophyllum commune. *Clin Transl Allergy* **14**：e12327, 2024（PMID：38282191）

2) Fukutomi Y, Taniguchi M：Sensitization to fungal allergens：Resolved and unresolved issues. *Allergol Int* **64**：321-331, 2015（PMID：26433528）

3) Fairs A, Agbetile J, Bourne M, et al：Isolation of Aspergillus fumigatus from sputum is associated with elevated airborne levels in homes of patients with asthma. *Indoor Air* **23**：275-284, 2013（PMID：23198683）

4) Rocchi S, Richaud-Thiriez B, Barrera C, et al：Evaluation of mold exposure in cystic fibrosis patients' dwellings and allergic bronchopulmonary risk. *J Cyst Fibros* **14**：242-247, 2015（PMID：25612900）

［鈴木純子］

第10章 症例

5 糸状菌特異的 IgE 陰性で原因真菌不明な ABPM

A ≫ 症例・病歴

　52歳女性．44歳時に喘息と診断され，吸入ステロイド薬/長時間作用性 β 刺激薬/ロイコトリエン受容体拮抗薬治療で安定していた．好酸球性副鼻腔炎も合併し，嗅覚障害を伴っていたが，NSAIDs 過敏症は認めなかった．姉も好酸球性副鼻腔炎で手術歴がある．

　1 年前より咳嗽，喀痰，喘鳴，労作時呼吸困難を自覚し，粘液栓の喀出も認めるようになったため，紹介受診となった．咳嗽，喀痰あり，血痰なし，発熱なし．

　自宅は築 10 年でカビ臭はないが，山が近く，屋根裏にコウモリが住み着いており，コウモリの糞をみかけることがしばしばある．

　胸部画像検査（図 1）では両側下葉を中心に中枢性気管支拡張，粘液栓，HAM を認めた．気管支鏡検査で粘液栓を採取し病理検査に提出したところ，好酸球の集簇と Charcot-Leyden 結晶を認めたが，Grocott 染色では真菌菌糸を検出できなかった．粘液栓の培養では *Penicillium rolfsii*（千葉大学真菌医学研究センターで同定）が陽性であったが，ペニシリウム特異的 IgE 抗体は陰性であった〔アスペルギルス，*Alternaria*（アルテルナリア），クラドスポリウム，*Candida*（カン

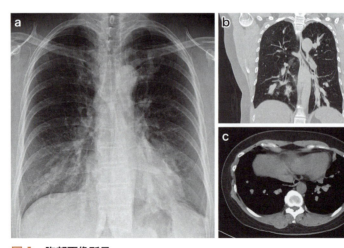

図 1　胸部画像所見

ジダ), *Trichophyton*, *Mucor* についても IgE 抗体陰性]．なお，自宅のコウモリの糞を採取して培養したところ，ペニシリウム属菌，*Fusarium*, *Mucor lusitanicus* が検出された．

B ≫ 診断基準

1	喘息の既往あるいは喘息様症状	あり
2	末梢血好酸球数 ≥500/mm^3	あり（5,842/mm^3）
3	血清総 IgE 値 ≥417 IU/mL	なし（280 IU/mL）
4	糸状菌特異的 IgE 抗体陽性	なし
5	糸状菌特異的沈降抗体/IgG 抗体陽性	なし
6	喀痰・気管支洗浄液で糸状菌培養陽性	あり（ペニシリウム属）
7	粘液栓内の糸状菌染色陽性	なし
8	中枢性気管支拡張	あり
9	中枢気管支内粘液栓	あり
10	粘液栓の濃度上昇（HAM）	あり

C ≫ 経過

　プレドニゾロン 0.5 mg/kg/日より開始し，症状，画像所見，臨床データともに改善したため，3 か月で漸減中止した．プレドニゾロン中止 1 年後に増悪したため再度プレドニゾロン 0.5 mg/kg/日より開始し，漸減中止したが，その後の増悪は認められていない．

D ≫ 症例のポイント

　―真菌特異的 IgE 抗体陰性例を ABPM と診断してよいか―

　診断基準のうち 6 項目を満たしたが，アスペルギルス・フミガーツス特異的 IgE 抗体は陰性であったため ABPM と診断した症例である．ISHAM2013 診断基準では，真菌特異的 IgE 抗体陽性であることは必須とされているため，本症例は ABPM と診断できない．一方，ISHAM2024 診断基準では HAM 陽性であるため ABPM と診断される．本症例のように真菌に対する I 型アレルギーの存在が不明であるにもかかわらず，ABPM でみられる典型的な画像・病理所見を呈した場合，どのように解釈すべきであろうか．

　1 つは，原因真菌と IgE を検査した際に用いた真菌抗原との間に交差反応性がないために，真菌アレルギーの存在を証明できなかった可能性である．今回の症例の粘液栓からは *Penicillium rolfsii* が検出された．ISHAM2024 診断基準にお

いては喀痰培養の場合は単回の検査ではコンタミネーションが否定できないことから，複数回の培養で同一真菌種が検出されることが必須とされた．しかし，気管支鏡検体，特に粘液栓の場合は直接病巣から採取された検体であることから，1回の検出で原因真菌と判定して可とされている．この*Penicillium rolfsii*とイムノキャップ法でのペニシリウム属特異的IgE抗体価の測定に用いる*Penicillium chrysogenum*（ペニシリウム・クリソゲナム）由来抗原との抗原交差性についてはまだわかっておらず，偽陰性となった可能性がある．

2つ目の解釈は，ABPMに典型的な好酸球性粘液栓を呈するうえでI型アレルギーは必須ではない，という可能性である．ABPM研究班の前向き登録研究に登録されたABPA 106例の因子分析では，末梢血好酸球数，気管支内粘液栓，高吸収粘液栓を反映する好酸球コンポーネントは，血清総IgE値，アスペルギルス・フミガーツス特異的IgE抗体価を反映するアレルギーコンポーネントとは独立し，病態形成機序が異なると考えられる．また，抗IL-5抗体/抗IL-5受容体α鎖抗体投与では血清総IgE値に変化がなくとも，臨床症状，呼吸機能，画像所見の改善効果が認められうる．

上気道においてはさらに真菌特異的IgE抗体あるいは皮膚テストが陰性だが非感染性の真菌関連病態が起こる場合が多く，従来のアレルギー性真菌性鼻副鼻腔炎（AFRS）と異なる好酸球性真菌性鼻副鼻腔炎というコンセプトが提唱されている[1]．

文献

1) Fokkens WJ, Lund VJ, Hopkins C, et al：Executive summary of EPOS 2020 including integrated care pathways. *Rhinology* **58**：82-111, 2020（PMID：32226949）

［浅野浩一郎］

第10章 症例

6 ABPA の気管支拡張病変に慢性肺アスペルギルス症を合併した1例

A >> 症例・病歴

　51歳男性．X−15年に前医で気管支喘息の診断で吸入ステロイド薬治療が開始となり，病状は安定していたが，X−6年に右肺に浸潤影が出現．末梢血好酸球増加（32.2%），喀痰中好酸球増多を認め，好酸球性肺炎としてプレドニゾロンが投与され，陰影は改善した．プレドニゾロン内服により体調不良となるとの訴えもあり早期に中止となりその後も移動性浸潤影を認めていたが自覚症状に乏しく，主に吸入ステロイド薬で経過をみられていた．X−2年8月から咳と痰の増加，血痰も認めたが，このときも気管支鏡検査の同意は得られず，喀痰細胞診，培養検査では陽性所見を認めず，好酸球性肺炎としてプレドニゾロン20 mg/日が開始となった．X−1年1月の前医CTで右上葉には数珠状の中枢性気管支拡張が多発しており（図1a），周囲に浸潤影と粒状影がみられたほか，肺尖の薄壁空洞内には2 cm大の菌塊を認めていた（図1b）．他の葉にも中枢性気管支拡張や粘液栓を複数認めている（図1c）．喀痰検査でアスペルギルス・フミガーツスが検出されたためプレドニゾロンは1 mg/日に減量され，イトラコナゾールカプセル200 mg/日が開始となり，X−1年8月のCTでは空洞陰影は縮小傾向となったが，多発していた粘液栓の一部は消失，一部は増大し，新規の粘液栓も出現していた．

　X年2月から倦怠感，38.3°Cの発熱出現．レボフロキサシン水和物を処方されたが，発熱が持続し，血痰も認め，当院に紹介入院となった．検査所見では白血球11,400/μL，（好中球84.0%，好酸球4.0%，単球5.0%，リンパ球7.0%），CRP 9.77 mg/dL，IgE 2,815 IU/mL，アスペルギルス・フミガーツス抗原陰性，アスペルギルス・フミガーツス沈降抗体陰性，β-D-グルカン6.0>pg/mL，アスペルギルス・フミガーツス特異的IgE 37.4 IU/mL，血沈90 mm/時，HbA1c 5.5%であった．喀痰培養では *Mycobacterium avium* のみ陽性であった．CTでは菌塊のある空洞を含む形で右S2領域全体にコンソリデーションが広がり（図2），そのなかには縦隔条件でlow densityの部分も確認され，一部膿瘍化していた．

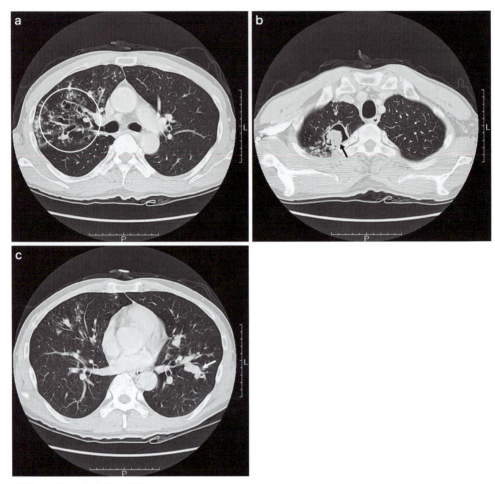

図1　入院1年前前医CT
a　数珠状の中枢性気管支拡張.
b　菌塊（矢印）.
c　粘液栓.

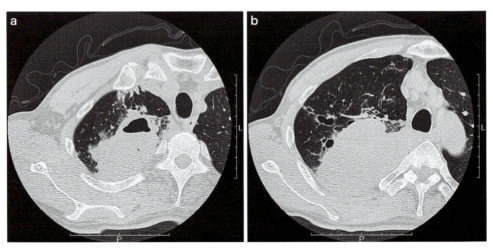

図2　入院時CT

B ≫ 診断基準

		X−1年1月	X年2月	X+2年
1	喘息の既往あるいは喘息様症状	あり	あり	あり
2	末梢血好酸球数≥500/mm^3	あり	なし	あり
3	血清総 IgE 値≥417 IU/mL	(IU/mL) 未検	あり (2815 IU/mL)	あり (2036 IU/mL)
4	糸状菌特異的 IgE 陽性	未検査	あり (37.4 U$_A$/mL)	未検査
5	糸状菌特異的沈降抗体/IgG 陽性	未検査	なし	なし
6	喀痰・気管支洗浄液で糸状菌培養陽性	なし	あり	なし
7	粘液栓内の糸状菌染色陽性	未検査	なし	あり
8	中枢性気管支拡張	あり	あり	あり
9	中枢気管支内粘液栓	あり	なし	あり
10	粘液栓の濃度上昇 (HAM)	あり	なし	あり

C ≫ 入院後経過

　入院直後に患者が喀出したものを病理に提出すると，検体のほとんどはアスペルギルスとして矛盾しない有隔糸状真菌の塊からなっており，真菌塊のなかには細菌叢が多数形成されていた．入院後イトラコナゾールカプセルの吸収を阻害するラベプラゾールナトリウムはプレドニゾロンとともに中止し，アンピシリンナトリウム・スルバクタムナトリウムを 9 g/日を開始．イトラコナゾールカプセル 200 mg 1 日 1 回とシクレソニド吸入は継続．気管支鏡検査を施行すると，気管内には大量の膿性痰を認めた．右 B2 より空洞壁の一部を生検し，内腔側と思われる部分には好中球，組織球，小円形細胞浸潤が目立ち，一部では中等度の好酸球浸潤を伴う器質化病変が広がっていた．組織の真菌蛍光染色で真菌は認められなかったが，慢性肺アスペルギルス症の組織所見として矛盾しなかった．右上葉の病変は慢性肺アスペルギルス症に一般細菌感染が合併したと考えられ，アンピシリンナトリウム・スルバクタムナトリウム 10 日間投与とイトラコナゾールの継続により，症状，画像ともに改善し退院した．

　イトラコナゾール継続で病勢はしばらく落ち着いていたが，2 年後に左舌区に中枢側に HAM を有するコンソリデーションが出現し，多数の好酸球，Charcot-Leyden 結晶と糸状真菌を含む粘液栓が喀出され，ABPA 増悪と診断．プレドニゾロン 30 mg/日にてステロイド薬治療再開．プレドニゾロン減量は 7.5 mg/日までしかできないため，オマリズマブ併用開始となった．

D »» 症例のポイント

　本症例は入院 15 年前に気管支喘息と診断され，その 6 年後から移動する浸潤影を認めるようになり，この頃に ABPA を発症した可能性がある．それから約 5 年後，当院入院 1 年前の前医の CT では，右上葉にアスペルギローマを認めるほか，ABPA を強く考えさせる数珠状の中枢性気管支拡張と粘液栓が両側肺に多発していた．前医で血清総 IgE が未検であったため不明だが，おそらく基準値以上であったと思われ X-1 年 1 月には ABPA 診断基準を満たしたと考えられる．この CT 撮影の半年前から，患者は抗真菌薬の併用なしにプレドニゾロン 20 mg/日による治療を開始されており，その後イトラコナゾールカプセルを開始されるも，当院転院前にはラベプラゾールナトリウムが併用されていたことから，本症例はアスペルギルスが気道に腐生し ABPA を発症しており，プレドニゾロン併用により慢性肺アスペルギルス症に進展したものと考えられる．

　欧米では慢性肺アスペルギルス症の基礎疾患として ABPA が 11.9％であり，3 番目に多い基礎疾患と報告されている[1]．一方わが国では少数の症例報告[2] がみられるのみである．慢性肺アスペルギルス症の診断の根拠となるアスペルギルス沈降抗体/IgG 抗体は ABPA でも陽性になり，培養陽性も共通しているため，合併時の早期診断は難しく，本症例のように慢性肺アスペルギルス症の後期所見である，菌球形成以降に診断されることも多い．Lowes らは，アスペルギローマの形成は ABPA に合併した慢性肺アスペルギルス症の確定的な所見であるが合併後期の所見であり，消失しない空洞や胸膜肥厚，肺容量の減少などの画像所見は慢性肺アスペルギルス症合併を示唆する所見として注意を促している[3]．なかでも抗真菌薬を併用せず，治療で多くのステロイド薬を結果的に投与されることになる ABPA 症例は，慢性肺アスペルギルス症の発症に注意が必要である．

文献

1) Smith NL, Denning DW：Underlying conditions in chronic pulmonary aspergillosis including simple aspergilloma. *Eur Respir J* **37**：865-872, 2011（PMID：20595150）
2) Ishiguro T, Isono T, Maruyama T, et al：A Case of Overlap of Chronic Pulmonary Aspergillosis on Allergic Bronchopulmonary Aspergillosis. *Intern Med* 2023（PMID：38104994）
3) Lowes D, Chishimba L, Greaves M, et al：Development of chronic pulmonary aspergillosis in adult asthmatics with ABPA. *Respir Med* **109**：1509-1515, 2015（PMID：26507434）

［鈴木純子］

第10章 症例

7

経口ステロイド薬投与中にABPAを発症し，抗真菌薬で治療を行った慢性肺アスペルギルス症例

A ≫ 症例・病歴

　67歳男性．63歳時に強皮症とそれに伴う間質性肺炎と診断され，診断翌年には間質性肺炎の急性増悪を発症し，メチルプレドニゾロンとシクロホスファミド水和物による加療後，後療法として経口プレドニゾロンと在宅酸素療法を導入し，外来通院していた．その1年後に喀痰の増加と炎症反応，胸部CTで基礎疾患の蜂巣肺に加え，左上葉に囊胞性病変と囊胞壁の肥厚および周囲の浸潤影の増強を認め（図1），喀痰培養から複数のアスペルギルス属真菌を検出したことから慢性肺アスペルギルス症と診断し，ボリコナゾールによる治療を行った．半年間の治療で病状の安定が得られたため，ボリコナゾールは中止した．その後は経口プレドニゾロン7.5 mg/日で維持していたが，1週間前から呼吸困難，喀痰の増加，食思不振が出現し，その後に発熱したため，定期外受診となった．細菌性肺炎を疑われ，ガレノキサシン水和物による治療を行ったが症状の改善なく，緊急入院となった．

　入院時の血液検査では好中球優位の白血球数上昇を認めたが，好酸球数の上昇（1,245/mm³）も認め，炎症所見ではプロカルシトニンの上昇を伴わないCRPの上昇を認めた．KL-6およびSP-Dの上昇はなく，呼吸困難の症状に比して動脈血液ガス分析ではPaO₂の低下はなかった．入院時の喀痰培養では有意な菌の

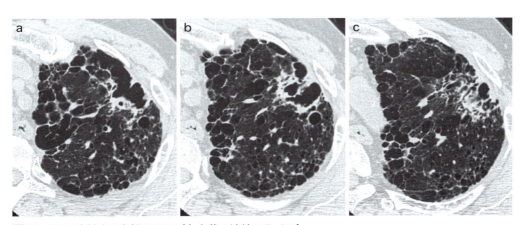

図1　CPA診断時の胸部HRCT（左上葉の連続スライス）
蜂巣肺に加え，囊胞性病変と囊胞壁の肥厚および周囲の浸潤影の増強を認める．

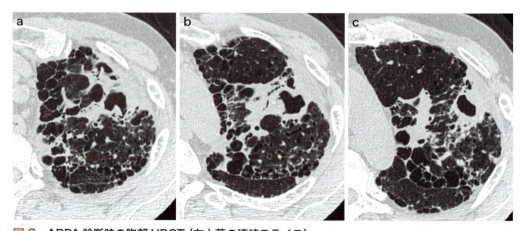

図2　ABPA 診断時の胸部 HRCT（左上葉の連続スライス）
空洞性病変と空洞壁肥厚，周囲の浸潤影のさらなる増強，空洞内部には菌球を疑わせる所見，中枢性気管支拡張と粘液栓を認める．

検出はなかったが，胸部 CT では左上葉は空洞性病変へ変わり，空洞壁の肥厚と周囲の浸潤影の増強に加え，空洞内部に菌球を疑わせる所見を認めた（図2）．ST 合剤はすでに内服中であったが細菌感染症の除外のため，ガレノキサシン水和物にタゾバクタムナトリウム・ピペラシリンナトリウムを追加したところ，白血球数は低下したが，症状や陰影の改善はなく，末梢血好酸球数のさらなる増加（1,371/mm^3）を認めたため，ABPA の発症を疑った．血清総 IgE 値の高値，アスペルギルス属真菌に対する特異的 IgE および沈降抗体陽性，培養陽性，画像上の中枢性気管支拡張と粘液栓から，診断基準の7項目を満たし，ABPA と診断した．

B ≫ 診断基準

1	喘息の既往あるいは喘息様症状	なし
2	末梢血好酸球数≧500/mm^3	あり（1,371/mm^3）
3	血清総 IgE 値≧417 IU/mL	あり（495 IU/mL）
4	糸状菌特異的 IgE 抗体陽性	あり（アスペルギルス・フミガーツス特異的 IgE 抗体陽性）
5	糸状菌特異的沈降抗体/IgG 抗体陽性	あり（糸状菌特異的沈降抗体陽性）
6	喀痰・気管支洗浄液で糸状菌培養陽性	あり（アスペルギルス・フミガーツス，*Aspergillus niger*（アスペルギルス・ニゲル））
7	粘液栓内の糸状菌染色陽性	未検
8	中枢性気管支拡張	あり
9	中枢気管支内粘液栓	あり
10	粘液栓の濃度上昇（HAM）	なし

C »» 経過

　基礎疾患に対する経口ステロイド薬が投与中であることに加え，もともと慢性肺アスペルギルス症と診断されていたことから，ボリコナゾールによる治療を開始した．治療開始後から呼吸困難と喀痰などの症状および炎症所見の改善を認めた．末梢血好酸球数はすぐに低下しなかったが，投与2週間目から徐々に低下したため，経口プレドニゾロンは増量せず，第23病日に退院となった．退院後の外来受診時には，左上葉の陰影縮小と末梢血好酸球数（458/mm³）および血清総IgE値（172 IU/mL）の低下を認め，以降もボリコナゾールを継続した．最終的に1年半の投与を行い，その後もABPAの再燃や慢性肺アスペルギルス症の増悪なく経過した．

D »» 症例のポイント

　ABPAと慢性肺アスペルギルス症の合併頻度についてはABPA患者の7〜20％に慢性肺アスペルギルス症を合併していると試算され，各国で有病率は異なると考えられている[1]．本症例のように慢性肺アスペルギルス症からABPAを発症した報告は少なく，英国の慢性肺アスペルギルス症患者126例の後ろ向き研究ではABPAが基礎疾患と同定された症例が18例（14.3％）と報告されている[2]．近年，単施設の前向き研究において連続した慢性肺アスペルギルス症患者269例のなかで13例（4.8％）がABPA診断における免疫学的基準（アスペルギルス・フミガーツス血清特異的IgE値，血清総IgE値，末梢血好酸球数）をすべて満たしていたと報告された[3]．この13例の特徴は，基礎疾患に肺結核症が多く，すべて空洞性病変を伴っていたことである．アスペルギルス属真菌に対する特異的IgE値や血清総IgE値の高い慢性肺アスペルギルス症症例については，特異的IgG値や末梢血好酸球数も高く，強いI型皮内反応（アスペルギルス抗原に対する即時型皮膚反応陽性）を示し，菌球の数が多いという特徴があるとも報告している．基礎疾患は異なるが，本症例も同様に免疫学的基準をすべて満たし，菌球を伴う空洞性病変を認めていた．ABPAと慢性肺アスペルギルス症の合併例に対する治療について，アレルギー疾患へのステロイド薬と侵襲的かつ感染性疾患への抗真菌薬は相反するものとなってしまう．本来，急性悪化期のABPAの治療は，初期治療薬としてステロイド薬から開始することが一般的である．一方，抗真菌薬はステロイド薬の減量・中止で再燃を繰り返す症例に対し，ステロイド薬と併用して使用することで，自他覚所見の改善，増悪頻度の減少，ステロイド薬の減量効果があると報告されている[4]．近年，抗真菌薬の単剤治療としてイトラコナゾールとボリコナゾールがステロイド薬治療と比較検討され，ほぼ同等の効果であることが報告されたが[5,6]，投与量・投与期間・中止時期についての明確なエビデンスはない．しかし，ステロイド薬投与中の慢性肺アスペルギルス症症例にABPAを発症した本症例のような感染病型を合併するABPAに対し

ては，抗真菌薬の積極的な使用が有効となる可能性があることを示唆している．

文献

1) Denning DW, Pleuvry A, Cole DC：Global burden of allergic bronchopulmonary aspergillosis with asthma and its complication chronic pulmonary aspergillosis in adults. *Med Mycol* **51**：361-370, 2013（PMID：23210682）
2) Smith NL, Denning DW：Underlying conditions in chronic pulmonary aspergillosis including simple aspergilloma. *Eur Respir J* **37**：865-872, 2011（PMID：20595150）
3) Sehgal IS, Choudhary H, Dhooria S, et al：Is there an overlap in immune response between allergic bronchopulmonary and chronic pulmonary aspergillosis? *J Allergy Clin Immunol Pract* **7**：969-974, 2019（PMID：30205191）
4) Moreira AS, Silva D, Ferreira AR, et al：Antifungal treatment in allergic bronchopulmonary aspergillosis with and without cystic fibrosis：a systematic review. *Clin Exp Allergy* **44**：1210-1227, 2014（PMID：24809846）
5) Agarwal R, Dhooria S, Singh Sehgal I, et al：A randomized trial of itraconazole vs prednisolone in acute-stage allergic bronchopulmonary aspergillosis complicating asthma. *Chest* **153**：656-664, 2018（PMID：29331473）
6) Agarwal R, Dhooria S, Sehgal IS, et al：A randomized trial of voriconazole and prednisolone monotherapy in acute-stage allergic bronchopulmonary aspergillosis complicating asthma. *Eur Respir J* **52**：1801159, 2018（PMID：30049743）

［古橋一樹］

第10章 症例

8

肺非結核性抗酸菌症で治療中にABPAを発症し，抗IL-4受容体抗体で粘液栓が消失した症例

A ≫ 症例・病歴

　68歳女性．52歳時に水疱性類天疱瘡と診断され，55歳時には全身性ステロイド薬による治療を導入された．56歳時にはアスペルギルス・フミガーツスに対する特異的IgE抗体が陽性となっていた．60歳時に喀痰培養から *Mycobacterium avium* が検出され，肺非結核性抗酸菌症（non-tuberculous mycobacterial-pulmonary disease）と診断された．62歳時には胸部CTでは両肺の小葉中心性粒状影と気管支拡張，空洞影が増悪傾向であったため（図1a），抗菌薬による治療が開始された．

　65歳時にアスペルギルス・フミガーツス特異的IgG抗体が陽性となった．67歳時に喀痰培養から糸状菌が陽性となった．68歳時には喘鳴と微熱を認め，喘息と診断のうえ，吸入ステロイド薬/長時間作用性β刺激薬の吸入製剤の治療を開始した．その後，末梢血好酸球増多，血清総IgE値高値を認め，胸部CTでは右下葉に粘液栓を確認したため（図1b），診断基準のうち8項目を満たすABPAと診断した[1]．

B ≫ 診断基準

1	喘息の既往あるいは喘息様症状	あり
2	末梢血好酸球数≧500/mm^3	あり（1,242/mm^3）
3	血清総IgE値≧417 IU/mL	あり（2,933 IU/mL）
4	糸状菌特異的IgE抗体陽性	あり（アスペルギルス・フミガーツス陽性）
5	糸状菌特異的沈降抗体/IgG抗体陽性	あり（アスペルギルス・フミガーツス特異的IgG抗体陽性）
6	喀痰・気管支洗浄液で糸状菌培養陽性	あり
7	粘液栓内の糸状菌染色陽性	なし
8	中枢性気管支拡張	なし
9	中枢気管支内粘液栓	あり
10	粘液栓の濃度上昇（HAM）	あり

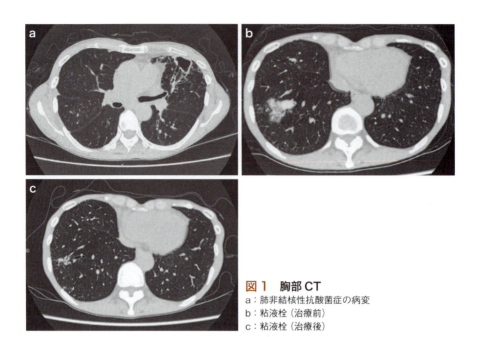

図1 胸部CT
a：肺非結核性抗酸菌症の病変
b：粘液栓（治療前）
c：粘液栓（治療後）

C》 経過

　肺非結核性抗酸菌症の病状および内服薬との血中相互作用を考慮し，経口ステロイド薬と抗真菌薬の治療は困難と判断した．喘息の長期管理薬として吸入ステロイド薬/長時間作用性β刺激薬/長時間作用性コリン薬の3剤配合剤に吸入製剤を変更した．重症好酸球性喘息の治療薬として抗IL-4受容体α鎖抗体（デュピルマブ）の投与を開始した．以後，喘鳴と微熱は消失し，喀痰の減少も認められた．治療導入後の胸部CTでは粘液栓の消失が確認された（図1c）．

D》 症例のポイント

　―肺非結核性抗酸菌症とABPAの合併―
　ABPA/ABPMでは真菌の気道内での腐生とともに，粘液栓と気管支拡張が認められる．経口ステロイド薬による治療が第一選択となっているが，再燃例が多いために長期の治療が必要となる．経過中に肺非結核性抗酸菌症もしくは緑膿菌などの起因菌による慢性下気道感染症を合併することは比較的高頻度に経験され，ABPA/ABPM患者で経口ステロイド薬を用いる場合には，経年的に肺非結核性抗酸菌症の罹患率が上昇することも確認されている．
　一方，肺非結核性抗酸菌症ではABPAの合併頻度が高い[2]．わが国では稀ではあるが，嚢胞性線維症の患者では肺非結核性抗酸菌症の合併例のほうが非合併例と比較して，ABPAの合併頻度が高い．気管支拡張症の患者においても，同様の傾向が認められる．さらには肺非結核性抗酸菌症ではアスペルギルスに対する沈降抗体の陽性率が高く，陽性例では重症度が高い．これらの報告は，両疾患が相

互に合併頻度を高めうる可能性を示唆している.

　肺非結核性抗酸菌症は感染症であるため，ABPA/ABPM の合併例では免疫抑制をきたしうる経口ステロイド薬による治療の導入が困難な場合がある．重症喘息で適応がある 2 型炎症を惹起する分子の IgE，IL-5，IL-4，IL-13，TSLP を標的とした生物学的製剤は，重症喘息合併の ABPA に関して症例報告では治療効果が示されている．抗 IgE 抗体では肺非結核性抗酸菌症合併例を 25 例中 12 例で含む ABPA 症例での治療効果が示されている[3]．近年では，好酸球を標的とした抗 IL-5/IL-5 受容体抗体による ABPA における粘液栓の除去効果も，25 例中 12 例で確認されている[4]．抗 IL-4 受容体α鎖抗体も肺非結核性抗酸菌症合併例での治療成功例，経口ステロイド薬の中止可能例が報告されており，本症例のように治療の選択肢になりうる[1]．

　以上のように，肺非結核性抗酸菌症合併 ABPA/ABPM の症例においては免疫抑制を増強することなく，適切な肺非結核性抗酸菌症の治療とともに 2 型炎症を制御する必要性があり，生物学的製剤を含む治療の最適化（治療薬の選択，使用の期間・順番など）が求められる．

文献

1) Onozato R, Miyata J, Asakura T, et al：Development of allergic bronchopulmonary aspergillosis in a patient with nontuberculous mycobacterial-pulmonary disease successfully treated with dupilumab：A case report and literature review. *Respirol Case Rep* **12**：e01432, 2024 (PMID：38988827)

2) Mussaffi H, Rivlin J, Shalit I, et al：Nontuberculous mycobacteria in cystic fibrosis associated with allergic bronchopulmonary aspergillosis and steroid therapy. *Eur Respir J* **25**：324-328, 2005 (PMID：15684298)

3) Tomomatsu K, Oguma T, Baba T, et al：Effectiveness and Safety of Omalizumab in Patients with Allergic Bronchopulmonary Aspergillosis Complicated by Chronic Bacterial Infection in the Airways. *Int Arch Allergy Immunol* **181**：499-506, 2020 (PMID：32388510)

4) Tomomatsu K, Yasuba H, Ishiguro T, et al：Real-world efficacy of anti-IL-5 treatment in patients with allergic bronchopulmonary aspergillosis. *Sci Rep* **13**：5468, 2023 (PMID：37015988)

［宮田　純］

第10章 症例

9 粘液栓による呼吸不全が急速に進行し，ECMO で救命しえたスエヒロタケ ABPM

A >>> 症例・病歴

　52 歳女性．半年ほど前に近医で喘息と診断され，吸入ステロイド薬/長時間作用性 β 刺激薬，抗ロイコトリエン薬などで加療されていた．疾患の評価目的で行われた胸部 CT で両側の肺に粘液栓を認め，精査が予定された．予定受診の際に喘鳴と酸素飽和度の低下（94%）があったため，気管支拡張薬の吸入を行ったが呼吸困難が急速に進行し，来院 1.5 時間後には酸素飽和度が 65% まで低下した．酸素投与と全身性ステロイド薬投与が行われたが，2.5 時間後，酸素飽和度は 80%（マスク 10 L/分酸素投与下）となり，アドレナリン筋注を行い人工呼吸器管理となった．3.5 時間後，セボフルランの投与がなされたが低酸素（酸素飽和度 50%/FiO_2 100%）と II 型呼吸不全（$PaCO_2$ 190 Torr）が改善されず，来院後 6 時間で静脈脱血-静脈送血体外式膜式人工肺（V-V ECMO）が導入され集中治療室へ入室した．

　ECMO 下で撮影された胸部 CT では左上葉，両下葉の無気肺と粘液栓・気管支壁の肥厚が認められた．気管支内視鏡ではほとんどの中枢気管支に大量の粘液栓が認められ，気管支の粘膜肥厚や気道内腔の狭小化は軽度だった．第 1 病日，第 2 病日の 2 回にわたる気管支内視鏡によって茶色の粘液栓が大量に除去された（図 1）.

B >>> 診断基準

1	喘息の既往あるいは喘息様症状	あり
2	末梢血好酸球数≧500/mm³	あり（680/mm³）
3	血清総 IgE 値≧417 IU/mL	あり（2,210 IU/mL）
4	糸状菌特異的 IgE 抗体陽性	未検
5	糸状菌特異的沈降抗体/IgG 抗体陽性	未検
6	喀痰・気管支洗浄液で糸状菌培養陽性　培養	あり（スエヒロタケ）
7	粘液栓内の糸状菌染色陽性	なし
8	中枢性気管支拡張	あり
9	中枢気管支内粘液栓	あり
10	粘液栓の濃度上昇（HAM）	なし

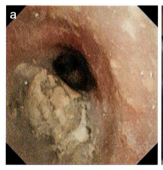
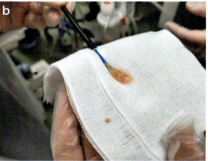

図1 気管支内視鏡による粘液栓の除去
a：内視鏡所見　b：除去された粘液栓

C》 経過

　気管支内視鏡による粘液栓の除去によって呼吸状態は著明に改善した．粘液栓の培養検査ではスエヒロタケが検出され，スエヒロタケによるABPMと診断された．粘液栓の切片は多数の好酸球を認め，ほかの細胞の混入は同定しうる限りほとんど認めなかった．免疫染色ではガレクチン10陽性に染色される多数のCharcot-Leyden結晶，崩壊した好酸球，シトルリン化ヒストン陽性の網状DNA（細胞外トラップ）が確認された．

　ミカファンギンナトリウムが第1〜11病日に経静脈投与され，その後，イトラコナゾールが4か月間経口投与された．経口ステロイド薬は約1年かけて漸減された．その間，患者は再発なく無症状で経過した．

D》 症例のポイント

　—急速な粘液栓の形成と呼吸不全—

　本症例は，急速な粘液栓の形成によって人工呼吸器で換気を改善できず，ECMOを導入することで低酸素を回避することができた．ECMO管理ができたことで，原因となっている粘液栓を気管支鏡によって除去する時間を十分に確保することが可能になり，致死的な転帰は回避された．これは幸運にもCOVID-19のパンデミックによって迅速なECMOの導入体制がある基幹施設で経験された症例だった[1]が，同様のことが地域の医療機関で起こった場合，搬送先の選択やタイミングの見極めが大変難しいケースになることが予想される．

　わが国におけるABPMは，アスペルギルス・フミガーツスに次いでスエヒロタケによるものが多い．スエヒロタケの分生子はサイズが小さく，比較的高温でも増殖しやすいことが気道における腐生の原因と考えられる．スエヒロタケABPMはABPAとはやや異なる臨床症状を示す．わが国の30例の解析[2]では，発症の中央値は59歳，基礎疾患としての喘息は半数で軽症が多く，末梢血好酸球数や血清総IgE値は低い傾向にある．喘息の診断からABPMの診断までの期

間（中央値）は，アスペルギルス・フミガーツスで30年，スエヒロタケでは11年であった．スエヒロタケABPMでは中枢性気管支拡張は83％，粘液栓は93％に認められる．スエヒロタケ特異的IgE/IgG抗体が一般に測定できないことや，喘息がない患者が多いことから，Rosenbergらの診断基準やISHAMの診断基準には合致せず，わが国の診断基準を用いることが適当である．

　急速な好酸球性粘液栓の形成による呼吸不全はABPMとしては珍しいが，致死的な喘息や[3]，若年者に稀にみられる感染症に伴う好酸球性鋳型気管支炎[4]で認められることがある．このような粘液は粘弾性が高く，中枢気道を閉塞するため，気管支拡張薬の吸入や通常の人工呼吸器管理で対応しきれない．粘液の迅速な機械的除去が重要であり，通常の鉗子除去よりも，CryoProbe®を用いると効率がよい可能性がある[5]．

文献

1) Miyazaki O, Igarashi A, Sato K, et al：Rapidly progressive mucus plugs in allergic bronchopulmonary mycosis. *J Asthma* 2024：1-6 (PMID：38294863)
2) Oguma T, Ishiguro T, Kamei K, et al：Clinical characteristics of allergic bronchopulmonary mycosis caused by *Schizophyllum commune*. *Clin Transl Allergy* **14**：e12327, 2024 (PMID：38282191)
3) Aegerter H, Lambrecht BN：The pathology of asthma：What is obstructing our view? *Annu Rev Pathol* **18**：387-409, 2023 (PMID：36270294)
4) Yoshida M, Miyahara Y, Orimo K, et al：Eosinophil extracellular traps in the casts of plastic bronchitis associated with influenza virus infection. *Chest* **160**：854-857, 2021 (PMID：33971146)
5) Gipsman AI, Feld L, Johnson B, et al：Eosinophilic plastic bronchitis：Case series and review of the literature. *Pediatr Pulmonol* **58**：3023-3031, 2023 (PMID：37606213)

［植木重治］

第10章　症例

10 環境因子曝露によって 増悪した ABPA/ABPM[1]

A >>> 症例・病歴[1]

　27歳男性．25歳時に気管支喘息と診断され，吸入ステロイド薬などで加療されていた（詳細不明）．10か月前に一過性の発熱と楔状の喀痰を認めた．近医を受診し，経口抗菌薬（クラリスロマイシン）を処方され，まもなく症状は軽快した．8月，カビが付着した自宅のエアコンを自身で掃除したところ，その2日後に38℃台の発熱を認めた．近医を受診し，胸部X線写真で両側肺に陰影を認めたため，当院を紹介受診された．

　胸部X線写真では右左中肺野に浸潤影を認めた．胸部CTでは右下葉と左上葉に浸潤影と中枢性気管支拡張を認め，さらに両側下葉の粘液栓は一部 high attenuation mucus (HAM) を呈していた（図1）．血液検査では，好酸球数増多（1,400/μL），血清CRP値上昇（4.61 mg/dL）が認められ，血清総IgE値は17,691 IU/mL，アスペルギルス・フミガーツス特異的IgE抗体は19.0 U$_a$/mL，アスペルギルス・フミガーツスに対する沈降抗体は陽性であった．喀痰真菌培養ではスエヒロタケが検出された．気管支内視鏡検査で右B^{6}から得られた粘液栓には豊富な好酸球とCharcot-Leyden結晶を認め，真菌菌糸が観察された．さらに次世代シーケンサーを用いた粘液栓のマイコバイオーム解析では，スエヒロタケとアスペルギルス・フミガーツスが検出された．スエヒロタケアレルゲンコンポーネント Sch c 1 の特異的IgEおよびIgG抗体検査[2]（千葉大学真菌医学研究センターで施行）はいずれも陽性と判明した．

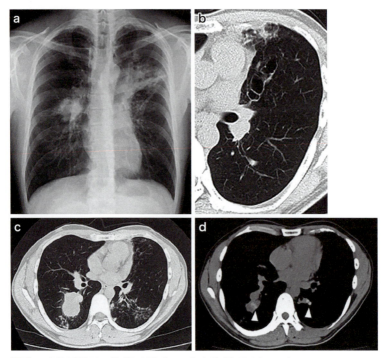

図1　当院受診時の胸部 X 線（a，b）と胸部 CT（c，d）
d：白矢印は high attenuation mucus（HAM）．
〔Okada N, Oguma T, Shiraishi Y, et al：Repeated exacerbation by environmental exposure and spontaneous resolution of allergic bronchopulmonary mycosis. *J Allergy Clin Immunol Pract* **9**：558-560.e1., 2021（PMID：32853818）より作成〕

B ≫ 診断基準[3]

1	喘息の既往あるいは喘息様症状	あり
2	末梢血好酸球数≧500/mm³	あり（1,400/mm³）
3	血清総 IgE 値≧417 IU/mL	なし（17,691 IU/mL）
4	糸状菌特異的 IgE 抗体陽性	あり
5	糸状菌特異的沈降抗体/IgG 抗体陽性	あり
6	喀痰・気管支洗浄液で糸状菌培養陽性	あり（スエヒロタケ）
7	粘液栓内の糸状菌染色陽性	あり
8	中枢性気管支拡張	あり
9	中枢気管支内粘液栓	あり
10	粘液栓の濃度上昇（HAM）	あり

C ≫ 経過[1]

　　患者が汚染されたエアコンを廃棄したところ，薬物療法なしに症状は約 2 週

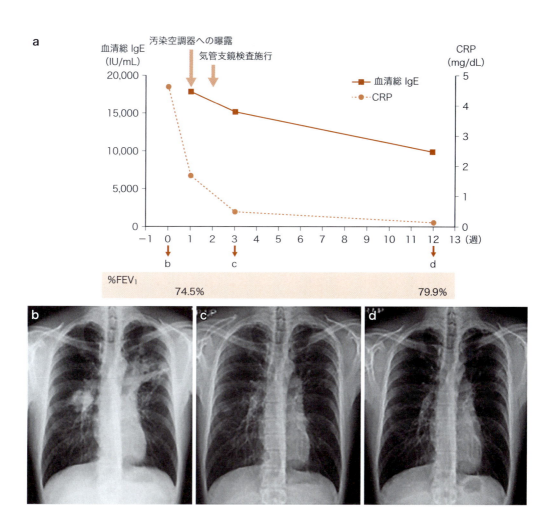

図2 本症の当院受診後の臨床経過
〔Okada N, Oguma T, Shiraishi Y, et al：Repeated exacerbation by environmental exposure and spontaneous resolution of allergic bronchopulmonary mycosis. J Allergy Clin Immunol Pract **9**：558-560.e1., 2021（PMID：32853818）より作成〕

間で改善し，胸部浸潤影と粘液栓は消失し，高値であった末梢血好酸球数と血清総IgE値は徐々に減少した（図2）．9か月後，患者が再度汚染されたエアコンに曝露された後，発熱，粘液栓の喀出，胸部浸潤影の出現を認めたが，前回同様，2週間の真菌回避で再び症状は改善し，薬物療法を必要としなかった．

D ≫ 症例のポイント[1]

―ABPA/ABPMにおける環境因子曝露と複数の原因真菌―

この症例では，ABPA/ABPMの病態に関して2つの重要な臨床的問題が提起されている．1つはABPA/ABPMにおける環境因子（本症例では汚染した空調器）への曝露による増悪とその除去による自然軽快，もう1つは複数真菌（本症例ではアスペルギルス・フミガーツスとスエヒロタケ）の病態への関与の可能性，である．

本症例では，ABPA/ABPMの急性増悪が起こり，末梢血好酸球増多，血清総IgE値の上昇，気管支の粘液栓形成がみられた．随伴症状として発熱と血清CRP値の上昇がみられたが，これはABPA/ABPMの再燃時には比較的稀（5〜15％）である（未発表データ）．本症例ではエアコンからの真菌抗原に大量に曝露したことが急性炎症症状を引き起こしたと推測された．同様の現象は，真菌を含む吸入抗原に対するⅢ型およびⅣ型の過敏症を特徴とするアレルギー性肺疾患である過敏性肺炎でも観察される[4]．急性過敏性肺炎は，大量の抗原に曝露されることで発症し，発熱，急性呼吸不全，末梢血好中球数増多，血清CRP値の上昇などの急性症状を示す[4]．

ABPA/ABPMの標準的な治療法は，全身性ステロイド薬および/または抗真菌薬投与であるが，本症例では，薬物療法を行うことなく改善した．急性過敏性肺炎は抗原の回避のみで改善することがよく知られており[4]，本症例のようにABPA/ABPMの増悪においても同様の現象が起こる可能性はあるだろう．

本症例の患者の血清は，アスペルギルス・フミガーツスおよびスエヒロタケに対する特異的IgE抗体およびIgG/沈降抗体が陽性であったが，喀痰培養からはスエヒロタケのみが分離された．一方，気管支鏡検査で得られた粘液栓のマイコバイオーム解析では，アスペルギルス・フミガーツスとスエヒロタケの両者が検出された．アスペルギルス・フミガーツスは屋内に存在する糸状菌で，エアコンのフィルターからしばしば検出される[5]．スエヒロタケは担子菌で，環境中に遍在し，ABPMの原因菌の1つとして報告されている[6]．アスペルギルス・フミガーツスとスエヒロタケの両方が関与したABPA/ABPMはこれまでに報告されているが，次世代シーケンサーによる粘液栓のマイコバイオーム解析を用いて，アスペルギルス・フミガーツスとスエヒロタケを同時に同定した症例は，本症例が初である[7]．しかし，残念ながら，本症例でABPA/ABPMの急性増悪を引き起こしたエアコン内の真菌を調べる機会はなかった．

文献

1) Okada N, Oguma T, Shiraishi Y, et al：Repeated exacerbation by environmental exposure and spontaneous resolution of allergic bronchopulmonary mycosis. *J Allergy Clin Immunol Pract* **9**：558-560 e551, 2021 (PMID：32853818)

2) Toyotome T, Satoh M, Yahiro M, et al：Glucoamylase is a major allergen of Schizophyllum commune. *Clin Exp Allergy* **44**：450-457, 2014 (PMID：24372664)

3) Asano K, Hebisawa A, Ishiguro T, et al：New clinical diagnostic criteria for allergic bronchopulmonary aspergillosis/mycosis and its validation. *J Allergy Clin Immunol* **147**：1261-1268 e1265, 2021 (PMID：32920094)

4) Lacasse Y, Selman M, Costabel U, et al：Classification of hypersensitivity pneumonitis：a hypothesis. *Int Arch Allergy Immunol* **149**：161-166, 2009 (PMID：19127074)

5) Jo WK, Lee JH：Airborne fungal and bacterial levels associated with the use of automobile air conditioners or heaters, room air conditioners, and humidifiers. *Arch Environ Occup Health* **63**：101-107, 2008 (PMID：18980872)

6) Oguma T, Ishiguro T, Kamei K, et al：Clinical characteristics of allergic bronchopulmonary mycosis caused by Schizophyllum commune. *Clin Transl Allergy* **14**：e12327, 2024 (PMID：38282191)

7) Seki M, Ohno H, Gotoh K, et al：Allergic bronchopulmonary mycosis due to co-infection with Aspergillus fumigatus and Schizophyllum commune. *IDCases* **1**：5-8, 2014 (PMID：26839766)

［小熊　剛］

第10章　症例

11 粘液栓除去により自然軽快したABPA

A >>> 症例・病歴

　52歳女性．気管支喘息で他院外来通院中であった．中用量ICS/LABAでコントロール良好であったが，咳嗽が出現したため胸部X線を撮影したところ異常を認めたため当科紹介となった．

　当科受診時，発熱なく，胸部聴診で右下肺野で呼吸音が減弱しているが，副雑音は聴取されなかった．胸部CTでは，中葉の中枢にHAMを伴う粘液栓によるmucoid impactionを認めた（図1）．気管支内視鏡を行ったところ，中葉は入口部から茶褐色の粘液栓で閉塞していた（図2a）．鉗子とキュレットを用いて，可視範囲の粘液栓をほぼ完全に除去することができた（図2b）．気管支内視鏡後に撮影した胸部CTでは中葉無気肺は改善し，中枢性気管支拡張のみ認められた（図3）．その後，血清診断結果も併せて，診断基準のすべてを満たすABPAと診断した．

B >>> 診断基準

1	喘息の既往あるいは喘息様症状	あり
2	末梢血好酸球≧500/mm^3	あり（1,418/mm^3）
3	血清総IgE値≧417 IU/mL	あり（2,216 IU/mL）
4	糸状菌特異的IgE抗体陽性	あり（アスペルギルス・フミガーツス特異的IgE抗体陽性）
5	糸状菌特異的沈降抗体/IgG抗体陽性	あり（アスペルギルス・フミガーツス特異的沈降抗体陽性）
6	喀痰・気管支洗浄液で糸状菌培養陽性	あり（アスペルギルス・フミガーツス）
7	粘液栓内の糸状菌染色陽性	あり
8	中枢性気管支拡張	あり
9	中枢気管支内粘液栓	あり
10	粘液栓の濃度上昇（HAM）	あり

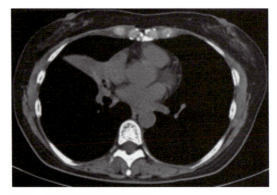

図1　胸部単純 CT 縦隔条件
中葉の中枢に HAM を伴う粘液栓による mucoid impaction を認めた.

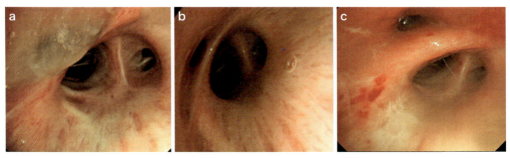

図2　気管支内視鏡所見
a：中葉は入口部から茶褐色の粘液栓で閉塞していた.
b：鉗子とキュレットを用いて, 可視範囲の粘液栓をほぼ完全に除去することができた.
c：2 年後にも中葉に粘液栓は認められない.

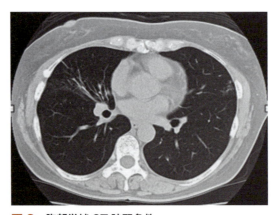

図3　胸部単純 CT 肺野条件
気管支内視鏡後に撮影した胸部 CT では中葉無気肺は改善し, 中枢性気管支拡張のみ認められた.

C ≫ 経過

　咳嗽は軽度で，粘液栓除去後には消失し，喘息に対する中用量 ICS/LABA のみで加療を続けた．その後 2 年間増悪なく経過し，2 年後に行った気管支内視鏡では粘液栓は認められなかった（図 2c）．

D ≫ 症例のポイント

　第 2 章 4 においても述べられているとおり（➡ 41 頁），ABPM の一義的な病変は好酸球性粘液栓である[1]．したがって，粘液栓を完全に除去することができれば，ABPA の現在の症状を改善するのみならず，進展を予防することも可能と考えられる．実際には，粘液栓は複数の気管支に多発していることが多く，粘稠度が高いため，完全に除去することは困難な場合が多い．本症例では幸いにも気管支拡張が中葉に限局しており，粘液栓を気管支内視鏡で完全に除去できたことで，全身性ステロイド薬を使用せずに，良好な経過を得ることができた．ABPM 診断時には，患者の状態が許せば，気管支内視鏡による粘液栓の生検を行うことは重要であるが，併せて可視範囲の粘液栓を可能な限り除去しておくことも重要である．

文献
1) 蛇沢　晶, 田村厚久, 倉島篤行, 他：手術例から見たアレルギー性気管支肺アスペルギルス症・真菌症の病理形態学的研究. 日呼吸会誌 **36**：330-337, 1998

［松瀬厚人］

第10章 症例

12 抗体医薬（抗IL-4受容体α鎖抗体）で治療したABPA

A >>> 症例・病歴

　　74歳男性．小児期からの喘息の既往があり，近医通院中であった．喘鳴と血痰が出現したため，近医を受診し，胸部X線画像所見で肺炎が疑われたため当科紹介となった．受診時，喘鳴著明で，両肺野でwheezesが聴取された．胸部CTで舌区の気管支拡張と右下葉に小葉中心性粒状影を認めた（**図1a**）．喀痰から緑膿菌とアスペルギルス・フミガーツスが培養され，血清診断と併せて，ABPAと診断した．

B >>> 診断基準

1	喘息の既往あるいは喘息様症状	あり
2	末梢血好酸球≧500/mm^3	あり（590/mm^3）
3	血清総IgE値≧417 IU/mL	あり（5,096 IU/mL）
4	糸状菌特異的IgE抗体陽性	あり（アスペルギルス・フミガーツス特異的IgE抗体陽性）
5	糸状菌特異的沈降抗体/IgG抗体陽性	あり（アスペルギルス・フミガーツス特異的沈降抗体陽性）
6	喀痰・気管支洗浄液で糸状菌培養陽性	あり（アスペルギルス・フミガーツス）
7	粘液栓内の糸状菌染色陽性	未検
8	中枢性気管支拡張	あり
9	中枢気管支内粘液栓	あり
10	粘液栓の濃度上昇（HAM）	なし

C >>> 経過

　　喘息に対して，高用量吸入ステロイド薬/長時間作用性β刺激薬/長時間作用性コリン薬とロイコトリエン受容体拮抗薬，緑膿菌の慢性気道感染に対して，エリスロマイシン少量長期療法，急性期のABPAに対して全身性ステロイド薬投与を行い，自他覚所見は改善した．胸部CTで認められた右下葉の小葉中心性粒状影はステロイド薬投与により速やかに消失したため，慢性気道感染ではなく，

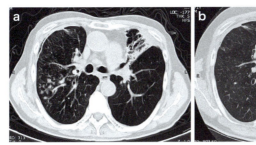
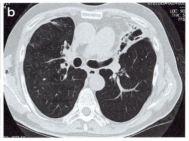

図1 単純胸部CT肺野条件
a：治療開始前は舌区の気管支拡張と右下葉の小葉中心性粒状影を認めた．
b：2か月のデュピルマブ投与により舌区の気管支拡張を残すのみとなった．

表1 プレドニゾロン（PSL）投与量と検査結果の推移

	初診時			デュピルマブ 開始時	デュピルマブ 2週間後	デュピルマブ 2か月後
PSL投与期間（週）		2	2	2		
PSL投与量（mg/日）	0	30	20	15	0	0
デュピルマブ（mg/月）	0	0	0	0	600	600
末梢血好酸球数（/mL）	590	0	0	30	580	807
血清総IgE値（IU/mL）	5,096			1,220		173
呼気NO（ppb）	89			42		19

ABPAに関連した好酸球性細気管支炎による陰影と判断した．

　ステロイド薬の減量に伴い，ABPAの増悪をくり返した．高齢であり，緑膿菌の慢性気道感染も認めるため，全身性ステロイド薬投与の中止が必要と考え，イトラコナゾールとボリコナゾールの併用を行ったが副作用のため継続困難であった．抗IL-4受容体α鎖抗体（デュピルマブ）を初回に600 mg，その後は1回300 mgを2週間隔で皮下注したところ，増悪は消失し，全身性ステロイド薬投与も不要となり，胸部CTも舌区の気管支拡張を残すのみとなった（**図1b**）．検査所見では，デュピルマブ投与により血清総IgEと呼気NOは低下し，末梢血好酸球数はやや増加した（**表1**）．

D ≫ 症例のポイント

　併存症のため全身性ステロイド薬が使用できない症例や，ステロイド薬の使用により増悪をくり返し，重症喘息を合併するABPAには抗真菌薬や抗体医薬が投与されることがある．本症例は，緑膿菌の気道感染を合併し，抗真菌薬が副作用で投与できなかったため抗IL-4受容体α鎖抗体が選択された．抗IL-4受容体α鎖抗体には，重症喘息を合併するABPAのステロイド薬減量効果と増悪予防効

果が報告されている[1]. また，マウスABPAモデルでは，肺組織のIL-13発現を，抗真菌薬とステロイド薬では抑制することができない[2]. 以上からIL-4とIL-13を抑制できるデュピルマブは，ABPA治療の有力な選択肢の1つとなりえるかもしれない.

文献

1) van der Veer T, Dallinga MA, van der Valk JPM, et al：Reduced exacerbation frequency and prednisone dose in patients with ABPA and asthma treated with dupilumab. *Clin Transl Allergy* **11**：e12081, 2021 (PMID：34962725)

2) Fukushima C, Matsuse H, Obase Y, et al：Liposomal Amphotericin B Fosters the Corticosteroids' Anti-inflammatory effect on murine allergic bronchopulmonary aspergillosis model airways. *Inflammation* **42**：2065-2071, 2019 (PMID：31396817)

［松瀬厚人］

第10章　症例

13 抗体医薬（抗 IL-5 受容体α鎖抗体）で治療した ABPA

A >>> 症例・病歴

　　69歳女性．50歳時に喘息と診断され，吸入ステロイド薬/長時間作用型β_2刺激薬治療で安定していた．1年前より労作時呼吸困難を認めるようになったため，紹介受診となった．咳嗽，喀痰あり，粘液栓の喀出歴なし，血痰なし，発熱なし．胸部 CT では左肺上区に中枢性気管支拡張と気管支内粘液栓を認め（図1a），アスペルギルス属真菌に対する特異的 IgE 抗体陽性，培養陽性であることから診断基準のうち7項目を満たし，ABPA と診断した．

B >>> 診断基準

1	喘息の既往あるいは喘息様症状	あり
2	末梢血好酸球数≧500/mm³	あり（3,410/mm³）
3	血清総 IgE 値≧417 IU/mL	あり（947 IU/mL）
4	糸状菌特異的 IgE 抗体陽性	あり（アスペルギルス・フミガーツス特異的 IgE 抗体陽性）
5	糸状菌特異的沈降抗体/IgG 抗体陽性	なし
6	喀痰・気管支洗浄液で糸状菌培養陽性	あり（アスペルギルス・ニゲル）
7	粘液栓内の糸状菌染色陽性	未検
8	中枢性気管支拡張	あり
9	中枢気管支内粘液栓	あり
10	粘液栓の濃度上昇（HAM）	なし

C >>> 経過

　　緑内障を合併していたため，経口ステロイド薬による治療は困難であった．喘息症状も悪化していたことから抗 IL-5 抗体（メポリズマブ）100 mg 皮下注，4週ごとの投与を開始したところ，開始4か月の時点で末梢血好酸球数の減少に加えて，自覚症状（ACT スコア），呼吸機能の改善を認めた（表1）．しかし胸部 CT 所見では左上葉気管支内の粘液栓が残存していた（図1b）．

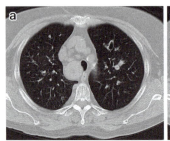 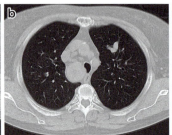 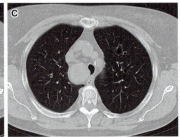

図1　胸部CT：左上区治療栓
a：メポリズマブ投与前，b：メポリズマブ投与後，c：ベンラリズマブ投与後

表1　臨床経過

	メポリズマブ投与前	メポリズマブ投与4か月後	ベンラリズマブ投与2か月後
好酸球数（/μL）	3,410	73	0
IgE（IU/mL）	974	312	276
FEV_1（L/秒）	0.84	1.02	—
ACTスコア	17	24	24

　抗体薬の投与間隔を空けたいとの希望があり，抗IL-5受容体α鎖抗体（ベンラリズマブ）30 mg皮下注，8週ごとに変更した．ベンラリズマブの標準投与間隔は最初の3回については4週ごと，以後は8週ごとであるが，すでにメポリズマブ投与によって喘息のコントロールが改善し，末梢血好酸球数も減少していたため，最初から8週間隔で投与を行った．

　ベンラリズマブ投与に変更後も喘息のコントロールは安定していることに加え，2か月後には残存粘液栓も消失していた（図1c）．以降16か月間にわたり粘液栓や喘息症状の再燃なく経過している．

症例のポイント

―好酸球による気管支内粘液栓の形成・維持―

　ABPMにおける気管支内粘液栓は好酸球に富み〔好酸球性粘液栓（allergic mucin）〕，少数の真菌菌糸を認めることが病理学的な特徴である．さらに粘液栓内の好酸球は高度に活性化された状態であり，核内のクロマチン線維を細胞外トラップ（extracellular trap）として細胞外に放出し細胞死に至るextracellular trap cell death（ETosis）をしばしばきたしている．細胞外に放出されたクロマチン線維内の高分子DNAが凝縮した状態をとるため，粘液栓は粘稠（にかわ状，ピーナッツバター状ともいう）となる．さらにETosisの際に細胞質内のガレクチン10が結晶化することで形成されるCharcot-Leyden結晶も多数認められる．

このように，ABPMの粘液栓形成には気腔内へ遊走した好酸球とその高度な活性化が必須である．

抗IL-5抗体/抗IL-5受容体α鎖抗体治療による気管支内粘液栓の除去効果は80％以上とされる．特に末梢血好酸球数の減少効果が高いほど有効性が高く，IL-5受容体の阻害作用以外に好酸球に対するADCC活性を有し，血中のみでなく気道内好酸球の抑制効果が強い抗IL-5受容体α鎖抗体で有効性が高い．本症例でも抗IL-5抗体治療時よりも抗IL-5受容体α鎖抗体治療時に末梢血好酸球数がより減少し，さらに残存粘液栓も消失した．ほかにも同様の症例報告があり，好酸球の気腔内遊走が粘液栓の形成のみならず，すでに気管支内に形成された粘液栓の維持にも必要であることを示唆している．

このような好酸球性粘液栓の形成・維持は，IgE免疫応答ならびにそれを介する臨床症状と乖離することがある．本症例でも，喘息のコントロール改善と気管支内粘液栓に乖離がみられた．また，抗IL-5抗体/抗IL-5受容体α鎖抗体投与の前後で血清総IgE値を評価したABPA症例28例での検討[1]では，高率に臨床症状，呼吸機能，画像所見の改善効果が認められるにもかかわらず，血清総IgE値については有意な変化がみられなかったと報告されている．「アレルギー性肺真菌症」研究班の前向き登録研究に登録されたABPA106例の因子分析[2]では，末梢血好酸球数，気管支内粘液栓，高吸収粘液栓を反映する好酸球コンポーネントと，血清総IgE値，アスペルギルス・フミガーツス特異的IgE抗体価，肺浸潤影を反映するアレルギーコンポーネントは独立した因子として検出されており，異なる病態形成機序が関与すると考えられる．

このような病態を反映して，粘液栓があっても臨床症状が乏しい場合があり，そのような症例では治療介入がなされずに経過観察されることがある．しかし，粘液栓を放置すると粘液栓内の真菌に対するアレルギー反応が遷延しうる．逆に限局性の粘液栓を伴う症例では，気管支鏡で粘液栓を除去するのみで病態が改善したとの報告もある．さらに粘液栓が残存すると，気管支拡張が不可逆化する危険性がある．気管支拡張はステロイド薬の長期投与と併せ，緑膿菌や非結核性抗酸菌による慢性下気道感染を誘発するリスクがあり，不可逆的な気管支構造の変化をきたす前に粘液栓をなるべく速やかに除去するべきである．

文献

1) Tomomatsu K, Yasuba H, Ishiguro T, et al：Real-world efficacy of anti-IL-5 treatment in patients with allergic bronchopulmonary aspergillosis. *Sci Rep* **13**：5468, 2023 (PMID：37015988)
2) Okada N, Yamamoto Y, Oguma T, et al：Allergic bronchopulmonary aspergillosis with atopic, nonatopic, and sans asthma-Factor analysis. *Allergy* **78**：2933-2943, 2003 (PMID：37458287)

［友松克允］

索引

主要な説明のある頁は太字で示した.

和 文

あ

アクティブサンプリング ················· 13
アジスロマイシン水和物 ·············· 192
アスペルギルス属 ·········· 3, 6, 14, 44, 142
── ，その他の ···················· 53
── の生活環 ······················ 6
── の皮膚テスト ················· 120
アスペルギルス，フミガーツス ········· 29
アスペルギルス関連疾患，気管支拡張症と ··· 158
アスペルギルス気管支炎 ·············· 31
アスペルギルス血清沈降抗体 ·········· 120
アスペルギルス属 ················· 3, 142
アスペルギルス・ウダガワエ ·········· 52
アスペルギルス・シュードビリジニュータンス
 ································· 52
アスペルギルス・テレウス ············· 54
アスペルギルス・ニゲル ··········· 47, 54
アスペルギルス・フェリス ············· 52
アスペルギルス・フミガーツス ··· 21, 47, **52**
アスペルギルス・フミガーツス感作率 ···· 58
アスペルギルス・フミガーツス特異的 IgE ··· 38
アスペルギルス・フラブス ··········· 47, 53
アスペルギルス・レントゥラス ········· 52
アゾール系経口抗真菌薬 ·············· 174
アトピー素因 ······················ 38
アフラトキシン ···················· 52
アムホテリシン B リポソーム製剤吸入 ······· 180
アルテルナリア ··········· 14, 16, 21, 28, 44
アルテルナリア属 ·················· 143
アレルギーコンポーネント ········· 38, 67
アレルギー性真菌性鼻副鼻腔炎 ····· 28, **149**
アレルギー性副鼻腔気管支真菌症 ······· 149
アレルギー病態，真菌 IgE と種々の ······· 27
アレルゲンコンポーネント解析 ········· 82
アレルゲン蛋白質吸入曝露型 ········· 27, 29

い

意義，気管支鏡検査の ················ 109
イサブコナゾール ·················· 181
遺伝子解析法 ····················· 106
イトラコナゾール ·················· 180
イムノキャップ法 ··················· 85
隠蔽種 ·························· 52

え

エアコン，パッケージ型 ·············· 14
エアコン清掃の効果 ················· 203
エアコン内真菌 ···················· 14
エアコン保守管理に関する推奨，ABPA/ABPM
 患者居宅における ················ 204
エアサンプラー ···················· 13
エアハンドリングユニット ············· 14
エリスロマイシン ·················· 192
エルゴステロール ···················· 5

お

黄色肉芽腫性病変 ·················· 157
屋外真菌 ························ 16
オクタロニー二重免疫拡散法 ··········· 84
屋内真菌 ························ 12
屋内浮遊真菌濃度 ··················· 12
オクラトキシン ···················· 52
オピストコンタ ····················· 2
オマリズマブ ················· 187, 188

か

咳嗽 ···················· 208, 245, 251
掻き取り標本 ····················· 105
喀痰 ·························· 251
── ，楔状の ····················· 241
── ，茶褐色の ·············· 208, 216
かすがい連結 ····················· 54
画像所見 ························ 88
活性酸素 ························ 20
合併症例，ABPM と慢性肺アスペルギルス症の
 ······························ 147

合併の実際，ABPA と慢性肺アスペルギルス症 ……………………………………… 147

合併の治療，ABPA と慢性肺アスペルギルス症 ……………………………………… 148

合併の病態生理，ABPA と慢性肺アスペルギルス症 ……………………………… 146

ガラクトマンナン ……………………………… 5

ガラクトマンナン抗原 ………………………… 78

顆粒蛋白 ………………………………………… 41

換気の実施 …………………………………… 197

環境真菌 ………………………………………… 12

環境整備 ……………………………………… 195

環境内真菌叢 …………………………………… 9

感作率，アスペルギルス・フミガーツス …… 58

カンジダ属 …………………………………… 142

カンジダ・アルビカンス ……………………… 47

間質性肺炎 …………………………………… 231

感染防御免疫応答 ……………………………… 19

鑑別 …………………………………… 94, 116

き

気管支拡張 …………………………… 235, 248

気管支拡張症 ………………………………… 157

── とアスペルギルス関連疾患 …………… 158

── の原因疾患 ……………………………… 157

気管支鏡，ABPA/ABPM の診断基準と …… 108

気管支鏡検査 ………………………………… 108

── の意義 …………………………………… 109

気管支鏡検査所見 …………………………… 109

気管支喘息 …………………………… 64, 241, 245

気管支中心性肉芽腫，好酸球浸潤を伴う …… 157

気管支内粘液栓 ……………………………… 251

──，HAM を伴う ………………………… 212

気管支粘液栓 ………………………………… 216

──，茶褐色の ……………………………… 216

気管支壁の肥厚 ……………………………… 238

器質化肺炎 …………………………………… 112

基礎疾患 ………………………………………… 34

──，ABPA の ……………………………… 64

気道内真菌叢，ABPA/ABPM 患者の ……… 10

気道内真菌叢，喘息患者の …………………… 11

気道内腐生真菌 ………………………………… 29

気道腐生型 ……………………………………… 28

機能抑制，貪食細胞の ………………………… 45

揮発性有機化合物 …………………………… 107

吸引痰 ………………………………………… 102

急性肺アスペルギルス症 …………………… 145

吸入アレルゲン，真菌以外の ………………… 38

強皮症 ………………………………………… 231

胸部 X 線所見 ………………………………… 88

居住環境 ……………………………………… 196

── における真菌汚染 …………………… 196

菌塊 …………………………………………… 227

菌糸 ……………………………………………… 36

菌種同定 ……………………………………… 105

く

空気清浄機の設置 …………………………… 198

空中浮遊真菌サンプリング …………………… 13

空調機，業務用の ……………………………… 14

空調機器 ……………………………………… 201

── の清掃方法 …………………………… 202

空調システムのメンテナンス ……………… 198

空洞影 ………………………………………… 235

クラドスポリウム …………………… 14, 16, 29, 44

クラリスロマイシン ………………………… 192

クランプ・コネクション ……………………… 54

グリオトキシン ………………………………… 8

クリプト菌門 …………………………………… 2

クロカビ ………………………………………… 16

クロマチン線維 ………………………………… 41

け

経過中に原因真菌が変化した ABPM ……… 220

経口抗真菌薬の特徴 ………………………… 185

経口副腎皮質ステロイド薬 ………… 174, **177**

形態学的同定法 ……………………………… 105

ケカビ門 ………………………………………… 2

血液生化学検査 ………………………………… 76

血清診断法 ……………………………………… 80

血清総 IgE 値 ………………………… **77**, 135

血清沈降抗体，糸状菌に対する …………… 136

血清特異的 IgE 抗体陽性 …………………… 136

血清特異的 IgG 抗体陽性 …………………… 136

血痰 ································· 248
血中アレルゲン特異的 IgE 抗体検査 ····· 81
血中アレルゲン特異的 IgG 抗体検査 ····· 85
結露防止対策 ······················ 198
原因疾患，気管支拡張症の ··········· 157
原因真菌，ABPA/ABPM の ·········· 49
原因真菌の特性 ····················· 44
原因真菌判定における問題点，ABPA/ABPM の
 ································· 50

こ

高 IgE 血症 ························· 38
抗 IgE 抗体 ················ 175, 187, **188**
抗 IL-4 受容体抗体 ············· 175, **189**
抗 IL-5/抗 IL-5 受容体抗体 ······· 175, 188
抗 IL-5 抗体 ······················ 187
抗 IL-5 受容体α抗体 ················ 187
抗 TSLP 抗体 ················· 175, **189**
効果，エアコン清掃の ··············· 203
抗菌コーティング剤塗布 ············· 199
抗菌薬，マクロライド系 ············· 192
好酸球 ···························· 22
好酸球浸潤を伴う気管支中心性肉芽腫 ··· 157
好酸球性粘液栓形成 ················· 41
好酸球性粘液栓の細胞診所見 ········· 115
好酸球性粘液栓の病理像 ············· 113
好酸球性肺炎 ······················ 112
好酸球性副鼻腔炎 ·················· 224
好酸球増多 ························ 212
好酸球由来の細胞外トラップ ·········· 22
好酸球コンポーネント ··············· 67
抗真菌薬 ·························· 180
構造，真菌の ························ 4
酵素免疫測定法 ····················· 85
抗体医薬 ·························· 187
好中球細胞外トラップ ··············· 20
酵母 ······························ 4
　──，好湿性真菌の ··············· 14
後方鞭毛生物 ························ 2
厚膜嚢菌門 ························· 2
コウモリ ·························· 224
呼気 NO ·························· 100

呼吸機能検査 ······················ 99
コクシジオイデス症 ················ 103
黒色真菌 ··························· 47
コロニー，スエヒロタケの ··········· 49

さ

細胞外トラップ，好酸球由来の ········ 22
細胞死 ···························· 20
細胞小器官 ························· 5
細胞診所見，好酸球性粘液栓の ······· 115
細胞壁 ····························· 5
細胞膜 ····························· 5
サブロー寒天培地 ·················· 103
3 次リンパ組織 ····················· 39
サンプリング，真菌の ··············· 13

し

糸状菌 ····························· 4
糸状菌染色陽性，粘液栓内の ········· 137
糸状菌特異的 IgE 陰性で原因真菌不明な ABPM
 ································ 224
糸状菌培養陽性，喀痰・気管支洗浄液で ··· 137
次世代シークエンサー ··············· 14
次世代シークエンシング技術 ·········· 9
湿度の管理 ························ 197
室内空気の攪拌 ···················· 198
室内真菌汚染 ······················ 202
失敗リスク，臨床寛解 ··············· 167
質量分析装置 ······················ 106
子嚢菌門 ·························· 2, 6
子嚢胞子 ··························· 2
車載エアコン ······················ 15
重症喘息，真菌感作 ················ 143
小葉中心性粒状影 ··········· 92, 235, 248
症例 ····························· 207
所見，気管支鏡検査 ················ 109
除湿機の使用 ······················ 199
真菌 IgE ·························· 28
　──，患者集団における ··········· 25
　──，日本人一般集団における ······ 25
　── と種々のアレルギー病態 ······· 27
真菌 IgE 陽性率の地域差 ············· 26

真菌アレルギー …………………………… 38
真菌汚染，居住環境における ……………… 196
真菌感作重症喘息 ……………………… 29, **143**
真菌感作喘息 …………………………… 142
　── の治療 ………………………………… 143
真菌コンポーネント ………………… 38, 68
真菌叢解析 …………………………………… 9
真菌特異的 IgG/沈降抗体 ………………… 38
真菌
　── の構造 ………………………………… 4
　── のサンプリング …………………… 13
　── の清掃 ……………………………… 198
　── の生物学 …………………………… 2
　── の定着 ……………………………… 36
　── の病原因子 ………………………… 7
　── の分類 ……………………………… 2
　── のライフサイクル ………………… 6
真菌培養 …………………………………… 9
真菌培養・同定法 ……………………… 102
侵襲性肺アスペルギルス症 …………… 145
浸潤影 ………………… **92**, 227, 231, 241
　──，広範な ……………………………… 208
診断，AFRS の …………………………… 149
診断基準
　──，ABPA complicating asthma ISHAM
　　working group ……………………… 125
　──，ABPA の ………………………… 133
　──，ABPA/ABPM の包括的な ……… 126
　──，ABPM の ………………………… 133
　──，AFRS の ………………………… 150
　──，Greenberger らの ……………… 123
　──，Henderson の …………………… 121
　──，Knutsen らの …………………… 125
　──，Rosenberg らの ………………… 122
　──，Safirstein らの ABPA ………… 121
　──，従来の …………………………… 118
　──，囊胞性線維症（cystic fibrosis：CF）例に
　　おける ABPA ………………………… 124
　── の問題点，従来の ABPA/ABPM ……… 128

す

水疱性類天疱瘡 …………………………… 235

スエヒロタケ ……………… 6, 44, 47, **54**
　── による ABPM ……………………… 72
　── による喘息非合併 ABPM ………… 216
　── のコロニー …………………………… 49
ススカビ …………………………………… 16
ステロイド薬 …………………………… 177
スパイロメトリー ………………………… 99
スライドカルチャー法 ………………… 106
すりガラス陰影 …………………………… 92

せ

生活環，アスペルギルス属の ……………… 6
生活環，担子菌類の ……………………… 7
清掃方法，空調機器の ………………… 202
静電ホコリ取り布 ………………………… 13
生物学，真菌の …………………………… 2
性別，ABPA の ………………………… 65
接合胞子 …………………………………… 2
線維化 …………………………………… 93
喘息 ……………… 11, 34, 158, 224, 238, 248, 251
　──，真菌感作 ………………………… 142
　── の既往 ……………………………… 134
喘息患者の気道内真菌叢 ………………… 11
喘息非合併 ABPA ……………………… 64
喘息非合併 ABPM，スエヒロタケによる …… 216
喘息様症状 ……………………………… 134
喘鳴 ……………………………………… 248

そ

増悪 ……………………………………… 169
　── の定義 ……………………………… 169
　── の頻度 ……………………………… 170
　── の要因 ……………………………… 170
増多症，Crofton らによる ……………… 119
即時型皮膚反応，糸状菌に対する ……… 136

た

第 1 回全国調査（2013 年）における ABPM と
　慢性肺アスペルギルス症の合併症例 ……… 147
体内真菌 ………………………………… 10
体内真菌叢 ………………………………… 9
多孔式インパクター法 …………………… 13

担子菌門 ·· 2, 6
担子菌類の生活環 ····································· 7
担子胞子 ·· 2
単純性肺アスペルギローマ ················· 145

ち

地域差，真菌 IgE 陽性率の ················· 26
中枢気管支内粘液栓あり，CT・気管支鏡で
 ··· 138
中枢気道病変 ··· 88
中枢性気管支拡張 ··· 22, 41, 112, 216, 224, 241, 251
 ──，CT で ·································· 137
 ──，数珠状の ···························· 227
腸管内真菌叢 ··· 11
長期予後 ······································ 169, **171**
治療
 ──，ABPA/ABPM の ················· 173
 ──，AFRS の ····························· 151
 ──，真菌感作喘息の ··················· 143
沈降抗体検査 ··· 84

つ・て

ツボカビ門 ··· 2
定義
 ──，増悪の ································· 169
 ──，臨床的寛解の ····················· 166
 ──，真菌の ······························· 36
テゼペルマブ ··· 189
デュピルマブ ··· 189
典型的な ABPA（急性期）················· 208
典型的な ABPA（進行期）················· 212

と・な

特異的 IgE 抗体検査 ···························· 80
 ──，血中アレルゲン ··················· 81
特異的 IgG 抗体検査，血中アレルゲン ····· 85
特性，原因真菌の ································· 44
特徴，経口抗真菌薬の ························· 185
トリコフィトン（白癬菌）··················· 29
トリモチカビ門 ····································· 2
貪食細胞の機能抑制 ····························· 45
内視鏡下鼻副鼻腔手術 ························· 152

ね

粘液栓 ············· **90**, 112, 216, 224, 227, 238, 238, 241
 ──，HAM を伴う ······················· 245
 ──，茶色の ······························· 238
 ── の濃度上昇，CT で ················· 138
粘液栓喀出の既往 ································· 138
粘液栓子，茶褐色の ····························· 208

の

囊胞性陰影 ··· 93
囊胞性線維症 ····················· 34, 103, 124, 153, 158
囊胞性病変 ··· 231
囊胞壁の肥厚 ··· 231

は

肺 MAC 症 ··· 220
肺好酸球症，Crofton らによる ··········· 119
肺非結核性抗酸菌症 ····················· 154, 235
培養法 ·· 9
ハウスダストサンプリング ················· 13
白癬（菌）····································· 28, 143
白癬喘息 ··· 29
発現調節，Toll-like receptor（TLR）-4 の ····· 45
パッシブサンプリング ························· 13
発症年齢，ABPA の ···························· 65
発熱 ·· 208, 241

ひ

非結核性抗酸菌 ··························· 153, **154**
微細構造 ··· 5
皮内テスト，真菌による ····················· 81
皮膚テスト，真菌による ····················· 81
微胞子虫門 ··· 2
病原因子，真菌の ································· 7
表面サンプリング ································· 13
病理 ·· 112
病理診断基準 ··· 124
病理像，好酸球性粘液栓の ················· 113

ふ

フィブリン析出 ····································· 41
フェノタイプ，ABPA ·························· 67

浮遊真菌濃度，屋内 ……………… 12
プラテリア法 ……………………… 85
プリックテスト，真菌による ……… 81
分生子 ……………………………… 36
分類，真菌の ……………………… 2
分類，放射線画像学的な ………… 163

へ

米国アレルギー・喘息・免疫学会 …… 126
閉塞性換気障害 …………………… 99
ペニシリウム（属） ……………… 14, 142
ペリオスチン ……………………… 78
ベンラリズマブ …………………… 187, 188

ほ

胞子 ………………………………… 36
放射線画像学的な分類 …………… 163
蜂巣肺 ……………………………… 231
ポサコナゾール …………………… 180
補体結合試験 ……………………… 86
ポテトデキストロース寒天培地 … 103
ボリコナゾール …………………… 180

ま

マクロライド系抗菌薬 …………… 192
末梢気道病変 ……………………… 92
末梢血好酸球数 …………………… **76**, 135
マラセチア ………………………… 28
慢性下気道感染症 ………………… 153
慢性進行性肺アスペルギルス症 … 145
慢性肺アスペルギルス症 ………… 145
マンナン …………………………… 5

む

無気肺 ……………………………… 238
無性型 ……………………………… 3
無性胞子 …………………………… 6
ムチン産生 ………………………… 45
ムチンの重合 ……………………… 41

め・も

メタゲノム解析 …………………… 9

メポリズマブ ……………………… 187, 188
モミの木様構造 …………………… 113

ゆ

有性型 ……………………………… 3
有性胞子 …………………………… 3, 6
有病率，ABPA の ………………… 60

よ

予後，ABPA/ABPM の …………… 161
予後，長期 ………………………… 171

ら

ライフサイクル，真菌の ………… 6
落下菌法 …………………………… 13

り

粒状影 ……………………………… 227
緑膿菌 ……………………………… 153
臨床寛解失敗リスク ……………… 167
臨床コンポーネント，ABPA の … 67
臨床症状，ABPA の ……………… 66
臨床診断基準，ABPA/ABPM の … 134
臨床像，ABPA の ………………… 64
臨床像と診断，ABPM の ………… 71
臨床的寛解 ………………………… 166
　── の定義 …………………… 166
臨床病期 …………………………… 162
臨床病期分類，ISHAM-ABPA ワーキング
　グループの ABPA ……………… 163
臨床病期分類，Patterson らの ABPA ……… 163

ろ・わ

労作時呼吸困難 …………………… 251
わが国の ABPA/ABPM 臨床診断基準 ……… 134

数字・欧文

数字

I 型アレルギー …………………… 38
24 時間換気システム …………… 197

2 型炎症 ································· 23

2 型炎症，上皮傷害を伴う ······ 21

2 型免疫応答 ························ 21

Ⅲ型アレルギー ···················· 38

ギリシャ文字

βグルカン ··················· 5, 21, 78

A

A. felis ····························· 52

A. lentulus ························· 52

A. pseudoviridinutans ·········· 52

A. udagawae ····················· 52

AAAAI ····························· 126

ABPA ······························ 145

ABPA/ABPM 患者の気道内真菌叢 ··· 10

ABPA/ABPM の原因真菌 ·········· 49

ABPA/ABPM の原因真菌判定における問題点
··································· 50

ABPA/ABPM の診断基準と気管支鏡 ······ 108

ABPA/ABPM の治療 ··············· 173

ABPA/ABPM の予後 ··············· 161

ABPA/ABPM 臨床診断基準，わが国の ··· 134

ABPA-B ···························· 164

ABPA-CB ····················· 123, 164

ABPA-CB の Minimal essential criteria ······ 124

ABPA-CB with other radiological findings
··································· 164

ABPA-CB-high attenuation mucus（HAM）
··································· 164

ABPA-central bronchiectasis ··· 123, 164

ABPA-CPF ························· 164

ABPA-HAM ························ 164

ABPA-MP ·························· 164

ABPA-S ······················ 123, 163

ABPA sans asthma ················ 64

ABPA-serologic ··················· 123

ABPA-seropositive ················ 163

ABPA with bronchiectasis ········· 164

ABPA-with chronic pleuropulmonary fibrosis
··································· 164

ABPA with mucus plugging but without
high-attenuation musus ········· 164

ABPA と慢性肺アスペルギルス症合併の治療
··································· 148

ABPA と慢性肺アスペルギルス症合併の実際
··································· 147

ABPA と慢性肺アスペルギルス症合併の病態
生理 ····························· 146

ABPA の基礎疾患 ················· 64

ABPA の診断基準 ················ 133

ABPA の性別 ····················· 65

ABPA の発症年齢 ················· 65

ABPA の有病率 ··················· 60

ABPA の臨床コンポーネント ········ 67

ABPA の臨床症状 ················· 66

ABPA の臨床像 ··················· 64

ABPA フェノタイプ ··············· 67

ABPM，スエヒロタケによる ········· 72

ABPM 診断基準，新しい ·········· 131

ABPM と慢性肺アスペルギルス症の合併症例
··································· 147

ABPM の診断基準 ················ 133

ABPM の臨床像と診断 ············· 71

AFAD ······························· 30

AFRS ·························· 28, **149**

AFRS の診断 ····················· 149

AFRS の診断基準 ················· 150

AFRS の治療 ····················· 151

air-trapping ······················· 93

allergic fungal airway disease ······ 30

allergic fungal rhinosinusitis ······ 149

Alternaria ························· 14

Alternaria spp. ·················· 142

American Academy of Allergy, Asthma &
Immunology ··················· 126

anamorph ··························· 3

Ascomycota ························· 2

Aspergillus flavus ················ 47

Aspergillus fumigatus ············ 52

Aspergillus niger ················· 47

Aspergillus spp. ··················· 3

260 　索引

B

B-cell-activating factor …… 21
B 細胞活性化因子 …… 21
BAFF …… 21
BALF …… 102
Basidiomycota …… 2
Bipolaris 属 …… 47
BLAST search …… 106
Blastocladiomycota …… 2
BrCG-Eo …… 112, 157
bronchocentric granulomatosis with tissue
　eosinophilia …… 112, 157
brushing …… 102

C

Candida albicans …… 47
Candida spp. …… 142
CEA …… 78
cell membrane …… 5
cell wall …… 5
central bronchiectasis …… 22, 41
centrilobular nodules, tree-in-bud
　appearance …… 92
CF …… 158
CF 法 …… 86
CFTR 遺伝子変異 …… 38
CFTR モジュレーター …… 35
Charcot-Leyden 結晶 …… 23, 42, 113
chronic progressive pulmonary aspergillosis
　…… 145
chronic pulmonary aspergillosis …… 145
Chytridiomycota …… 2
Cladosporium …… 14
conidia …… 36
CPA …… 145
CPPA …… 145
Cryptomycota …… 2
CT 所見 …… 88
curdlan …… 21
cystic fibrosis …… 103, 158

D・E

ductless mini-split 型エアコンディショナー
　…… 201
EDC …… 13
EETs …… 22, 41
electrostatic dust collector …… 13
endoscopic sinus surgery …… 152
eosinophil extracellular traps …… 22, 41
ergosterol …… 5
ESS …… 152
ETosis …… 20
　——, 好酸球の …… 41
Eurotium, 好乾性真菌の …… 14

F

FeNO …… 100
filamentous fungus …… 4
FSK1 Aspergillus Immuno diffusion System
　…… 85
Fusarium …… 14

G

GenBank …… 106
gliotoxin …… 8

H

HAM …… 23, **90**, 138, 208, 224, 241
　—— を伴う気管支内粘液栓 …… 212
　—— を伴う粘液栓 …… 245
Heating, Ventilation, and Air Conditioning
　…… 198
high attenuation mucus …… 23, 91, 241
HVAC システム …… **198**, 201
hyphae …… 36

I

iBALT …… 39
IgE 感作 …… 28
inducible bronchus-associated lymphoid
　tissues …… 39
invasive pulmonary aspergillosis …… 145
IPA …… 145

ISHAM-ABPA2013 の ABPA
　臨床病期分類 ……………………………… 163
ISHAM2013 診断基準改訂版 ……………… 131
ISHAM2024 診断基準 ……………………… 132

L・M

Löffler 症候群 ……………………………… 118
MAC ………………………………………… 192
MALDI-TOF MS …………………………… 106
Microsporidiomycota ………………………… 2
Minimal essential criteria，ABPA-CB の … 124
Mosaic perfusion …………………………… 93
MUC5AC 遺伝子発現 ……………………… 45
mucoid impaction ……………………… 208, 245
mucoid impaction of bronchi ……………… 112
Mucoromycota ………………………………… 2
Mycobacterium avium complex …………… 192

N

NETosis ……………………………………… 41
NETs ……………………………………… 20, 41
neutrophil extracellular traps ………… 20, 41
NGS ………………………………………… 14
non-tuberculous mycobacterial-pulmonary
　disease ………………………………… 235
non-tuberculousis mycobacteria ………… 153
NTM ………………………………………… 153

O

Opisthokonta ………………………………… 2
Ouchterlony double immunodiffusion method
　……………………………………………… 84

P

PAMP ………………………………………… 19
pathogen-associated molecular pattern …… 19
Patterson らの ABPA 臨床病期分類 ……… 163
PDA 培地 …………………………………… 103
Penicillium ………………………………… 14
Penicillium spp. …………………………… 142
PIE 症候群，Reeder らによる ……………… 119

potato dextrose agar medium …………… 103
pulmonary infiltration with eosinophilia
　症候群 …………………………………… 119

R

reactive oxygen species …………………… 20
ROS ………………………………………… 20

S

Sabouraud dextrose agar medium ………… 103
SAFS …………………………………… 29, **143**
SAM ………………………………………… 149
Schizophyllum commune …………………… 6
SDA 培地 …………………………………… 103
severe asthma with fungal sensitization
　………………………………………… 29, **143**
simple pulmonary aspergilloma …………… 145
sinobronchial allergic mycosis …………… 149
slide culture 法 …………………………… 106
SPA ………………………………………… 145
spore ………………………………………… 36

T

teleomorph …………………………………… 3
Toll-like receptor（TLR）-4 の発現調節 …… 45
Trichophyton spp. ………………………… 143

V

VOC ………………………………………… 107
volatile organic compound ……………… 107

W

Wallemia …………………………………… 14
wheezes …………………………………… 248

X・Y・Z

xanthogranulomatous lesion ……………… 157
yeast ………………………………………… 4
ZNF77 ……………………………………… 44
Zoopagomycota ……………………………… 2